病院・保健センター・福祉施設・保健室・薬局…あらゆる現場で使える

医療と健康イラストカット CD-ROM

マール社編集部 編

マール社

使い方いろいろ！便利なカット集

★おたより・パンフレットに

つい文字が多くなりがちなおたより…。「高齢者」「体操」「注射」「保険証」…など、伝えたい内容を本書のイラストに置き換えるだけで、より利用者がイメージしやすい配布物になります。イラストを使って効果的な情報伝達を！

☆重要なお知らせや掲示物など点数を多く作らず目立たせたい場合 → カラー

☆コピーしてたくさん配布する場合 → 白黒

…などがおすすめ！ 目的によって、カラーと白黒を使い分けて下さい。

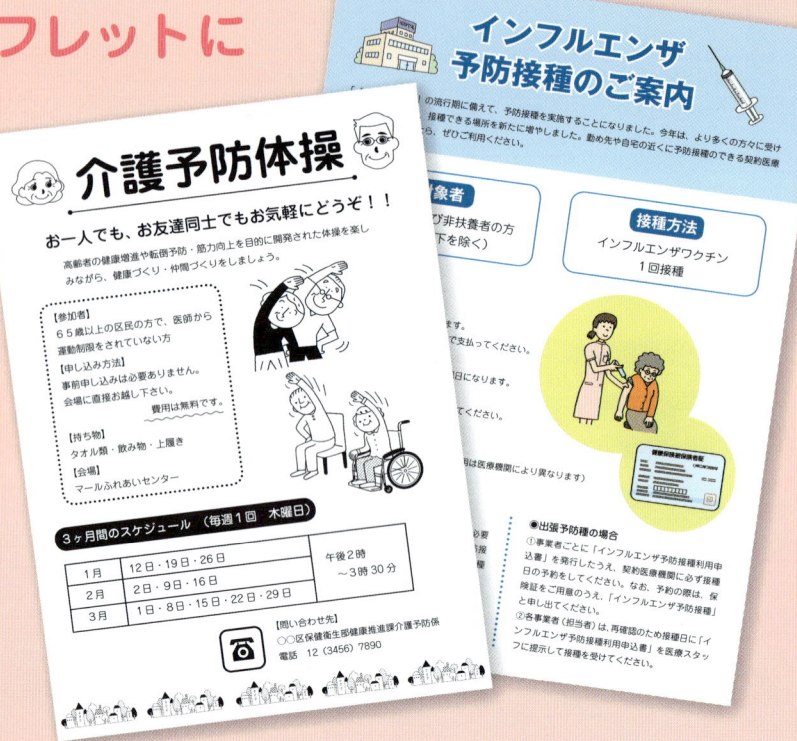

★ポスターに

目を引く掲示物を作りたい！ イラストを使えば、文字を加えただけのシンプルなデザインでも、十分に目立たせることができます。

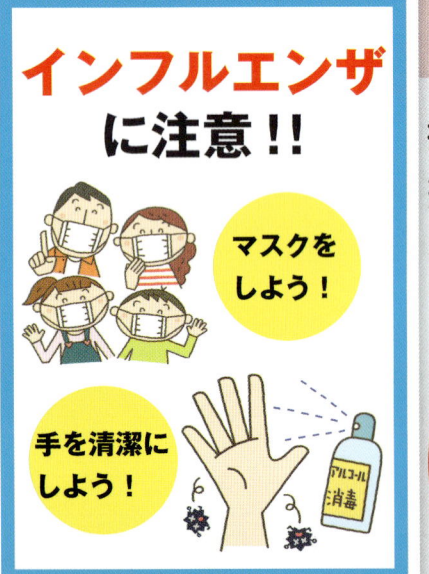

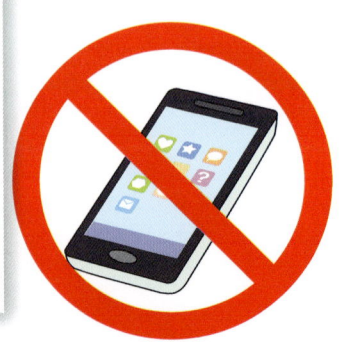

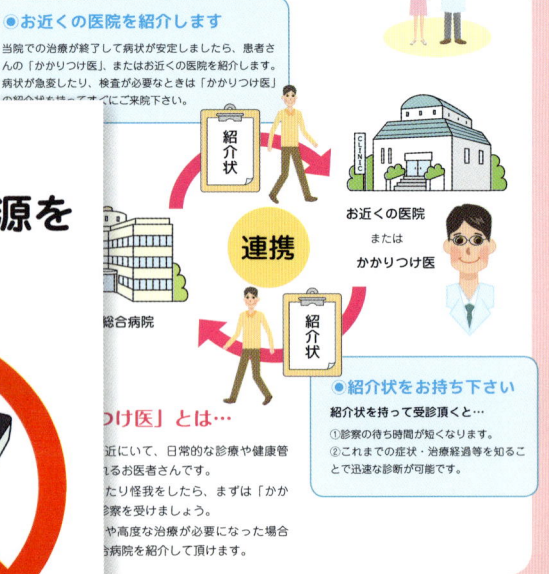

★クリニカルパスに

本書のイラストはクリニカルパスにも効果的。患者さんにとってよりわかりやすい診療スケジュール表を作成できます。

肺の手術を受けられる方へ（入院診療計画書）

主治医　　　　　　　　　患者氏名　　　　　　　　様

看護師　　　　　　　　　家族等氏名　　　　　　　様

（続柄：　　　）

● 病名等は現時点で考えられるものであり、今後検査などを進めていくにしたがって変わり得るものです。
● 入院期間については、現時点で予測されるものです。
● 入院当日は午前10時に受付①で入院受付をされてから、1階ロビーでお待ち下さい。
● 入院の際はこの用紙を持参して下さい。

	外来	入院	手術当日（手術前）	手術後
月／日	／	／	／	／
達成目標	治療について、心配なことや不明な点を主治医や看護師に伝えられる。治療についてご本人もご家族も理解できる。		発熱がなく、手術に向かうことができる。	痛みや不快を主治医や看護師に伝えることができる。傷口からの出血がおこらない。
治療・処置	お薬を飲んでいる方は、他院の薬も含めてすべて持参して下さい。その際、お薬手帳があれば一緒にお持ち下さい。また、抗血小板薬を飲んでいる方は、お話し下さい。	手術前日に手術部位の確認をします。手術前日に血栓予防のためのストッキングをはいて頂きます。夜21時に下剤を内服して頂きます。	麻酔科の指示により必要な薬を飲んで頂くことがあります。朝、排便がなかったら、坐薬を使い排便を促します。	点滴、酸素吸入をします。痛いときは痛み止めをします。ドレーン（胸に溜まった血液などを外に出す管）が1本入ります。心電図モニターがつきます。
検査	手術に必要な血液検査・心電図・胸部X線写真・呼吸機能等の検査があります。			
食事		手術前日、午後9時以降は何も食べられません。水分は、手術当日、朝まで飲んでも構いません。	食事は食べられませんが、午前7時までは、お茶・お水は飲んでも構いません。	飲んだり食べたりできません。
清潔		入浴することができます。	お化粧はしないで下さい。手術前に歯磨きをして下さい。	麻酔が覚めたら、うがいができます。看護師が洗面をお手伝いします。
排泄			手術前にトイレを済ませておいて下さい。	手術後はフォーレ（尿を出す管）が入ります。排便時は看護師の介助でベッド上で便器を使用します。
安静度		院内でお過ごし下さい。	病棟内でお過ごし下さい。	ベッド上で安静にお過ごし下さい。体の向きを変えることができます。
説明	医師から、入院、手術治療についての説明があります。看護師から、入院の準備について説明があります。	主治医から手術の詳細な説明があります。入院や手術に対して心配なことがありましたら、看護師にお話し下さい。麻酔科医師の診察があります。禁煙は必ず守って下さい。	手術前までに、ご家族の方は来院して下さい。義歯、貴金属類、コンタクトレンズ、ピアス、ヘアピン等は外しておいて下さい。貴重品はご家族に預けて下さい。詳しいことは、追って説明致します。	主治医からご家族の方へ、手術結果の説明を致します。手術の間、ご家族の方はデイルームか、病室でお待ち下さい。

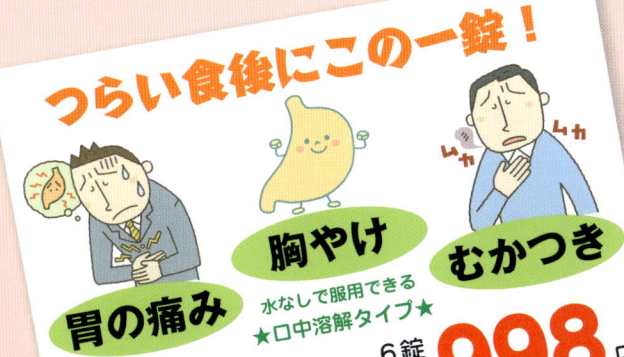

★POPに

POP作りはスピード勝負！ イラストを使うことで、短時間で目を引くPOPが作れます。販促ツールとして、日々のお仕事を力強くサポート！

つらい食後にこの一錠！
胃の痛み　胸やけ　むかつき
水なしで服用できる
★口中溶解タイプ★
6錠　998円　税込
●お買い上げの際には販売員にご相談ください
マール胃腸薬S錠

まある歯科医院
〒113-0033 東京都文京区本郷1-20-X
ご予約・お問い合わせは
TEL 03-3812-54XX
診療時間：午前10:00～13:00／午後15:00～19:00
休診日：水曜・日曜・祝祭日
歯の健康を第一に。安心の治療を致します。
HOME　当院のご案内　診療案内
INFORMATION
▼3月の臨時休診のお知らせ
3月5日　講習会のため午後は休診します。

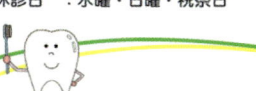

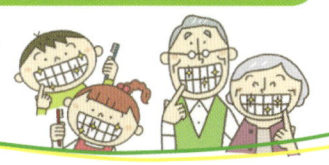

★ホームページに

イラストを使うことで、楽しく、親しみやすい雰囲気のホームページに。各科のイラストを収録しているので、幅広いページ制作に対応できます！

目次

使い方いろいろ！ 便利なカット集	…… 2
目次	…………………………………… 4
フォルダ構成	………………………… 5
付属の CD-ROM について	………… 6
本を使って画像を探す	……………… 6

CD-ROM をセットする
Windows XP の場合 ………………… 7
Windows 7 ・
　Windows Vista の場合 …………… 8

Word 2003 で使ってみよう
(Word 2003 + Windows XP)
☆画像を挿入する……………………… 9
☆画像を動かす………………………… 11

Word 2010 で使ってみよう
(Word 2010 + Windows 7)
☆画像を挿入する……………………… 12
☆画像を動かす………………………… 14
☆文字を入力する……………………… 15
☆吹き出しを挿入する………………… 17

使用許諾範囲について………………… 18

項目別一覧……………………………… 171
参加イラストレーター………………… 172

健康編

　　　　　　　　　　　　　　　カラー　白黒
- 01 衛生と予防 …………………… P20 … P96
- 02 健康生活 ……………………… P23 … P99
- 03 いきいき高齢者 ……………… P28 … P104
- 04 妊娠と育児 …………………… P29 … P105
- 05 運動と美容 …………………… P31 … P107
- 06 栄養管理 ……………………… P34 … P110
- 07 不健康生活 …………………… P36 … P112
- 08 さまざまな症状1 …………… P39 … P115
- 09 さまざまな症状2 …………… P43 … P119
- 10 自宅療養 ……………………… P48 … P124
- 11 福祉・介護 …………………… P51 … P127
- 12 在宅診療・救急救命 ほか （在宅診療／救急救命／献血／ドナー登録） P53 … P129

病院編

- 13 外来風景 ……………………… P56 … P132
- 14 検査 …………………………… P58 … P134
- 15 各科 （外科・整形外科／内科／歯科／眼科／耳鼻咽こう科／産婦人科／婦人科・外科／小児科） P60 … P136
- 16 入院風景 ……………………… P64 … P140
- 17 病院その他 （治療・結果説明／手術／リハビリ／医療相談／退院／通院／薬局） P69 … P145

人物ポーズ編

- 18 一般の人々 …………………… P72 … P148
- 19 患者と医療スタッフ ………… P75 … P151
- 20 表情集 ………………………… P81 … P157

ミニカット編

- 21 医療器具・薬 ほか （医療器具／入院用品／介護・福祉用品／育児用品／その他小物・建物・車・薬） P86 … P162
- 22 キャラクター ………………… P90 … P166
- 23 マーク・案内 ………………… P91 … P167
- 24 イメージカット ……………… P94 … P170

フォルダ構成

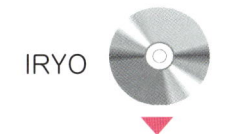

IRYO

※ここではカラー JPEG フォルダを例に説明していますが、カラー PNG ／白黒 JPEG ／白黒 PNG フォルダも階層は同様です。

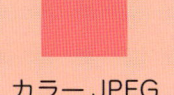

1階層目
- カラー JPEG
- カラー PNG
- 白黒 JPEG
- 白黒 PNG

2階層目
- J1 健康編
- J2 病院編
- J3 人物ポーズ編
- J4 ミニカット編

3階層目

J1 健康編
- J01 衛生と予防
- J02 健康生活
- J03 いきいき高齢者
- J04 妊娠と育児
- J05 運動と美容
- J06 栄養管理
- J07 不健康生活
- J08 さまざまな症状1
- J09 さまざまな症状2
- J10 自宅療養
- J11 福祉・介護
- J12 在宅診療・救急救命ほか

J2 病院編
- J13 外来風景
- J14 検査
- J15 各科
- J16 入院風景
- J17 病院その他

J3 人物ポーズ編
- J18 一般の人々
- J19 患者と医療スタッフ
- J20 表情集

J4 ミニカット編
- J21 医療器具・薬ほか
- J22 キャラクター
- J23 マーク・案内
- J24 イメージカット

4階層目（イラストデータ）

J12 在宅診療・救急救命ほか
- zaitaku_01.jpg
- zaitaku_02.jpg
- zaitaku_03.jpg
- ⋮
- zaitaku_25.jpg

J17 病院その他
- sonota_01.jpg
- sonota_02.jpg
- sonota_03.jpg
- ⋮
- sonota_29.jpg

J20 表情集
- hyojo_01.jpg
- hyojo_02.jpg
- hyojo_03.jpg
- ⋮
- hyojo_60.jpg

J24 イメージカット
- image_01.jpg
- image_02.jpg
- image_03.jpg
- ⋮
- image_10.jpg

＜フォルダ名について＞

PNG データの場合、フォルダ名の頭には「J」ではなく「P」がつきます。また、白黒データの場合は、フォルダ名とデータ名の後に「_B」がつきます。

P01 衛生と予防_B ― 白黒 PNG データ

付属の CD-ROM について

★ **このCD-ROMが使えるパソコン：**
Windows ／ Macintosh

★ 収録データ形式は便利な4パターン：

カラーでプリントアウトしたい、ポスター・チラシに！		白黒でコピーして配布するおたより・プリントに！	
カラー JPEG（白い地色あり）画像解像度：200dpi RGBフルカラー	**カラー PNG**（背景が透ける）画像解像度：200dpi インデックスカラー	**白黒 JPEG**（白い地色あり）画像解像度：200dpi RGBフルカラー	**白黒 PNG**（背景が透ける）画像解像度：200dpi インデックスカラー

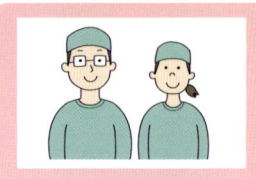

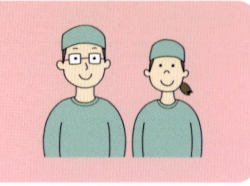

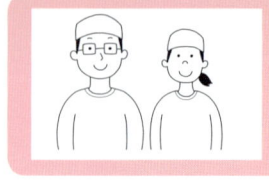

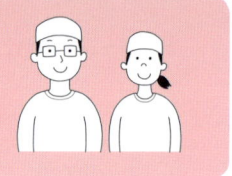

　本書付属のCD-ROMは、画像データを収録した素材集です。**インストールして使うものではありません。**使うときにCDを挿入し、画像を開いてください。何度も使いたいお気に入りの素材や、加工して使いたい素材はパソコンにコピーしておくと便利です（Windowsの場合はデスクトップに画像をドラッグ、Macintoshの場合はデスクトップにoption＋ドラッグでコピーできます）。

　収録してある素材を開くためには、画像を扱うことのできるソフトが必要です。Microsoft Word（ワード）、一太郎などが代表的なソフトですが、年賀状作成ソフトなどもほとんどが画像を扱えます。

※ Adobe Illustrator などはバージョンによって、PNGデータの背景が透明にならない場合があります。

本を使って画像を探す

　付属のCD-ROMには、JPEG形式・PNG形式のカラー・白黒イラストの画像データが各1133点、合計で4532点収録されています。また、イラストはすべて本にもカラーと白黒で掲載されています。本書は、CD-ROMの画像データを探すときのカタログのように使うことができます。

- データのファイル名です。同じ絵柄がJPEGとPNGの2つの形式で収録されています。パソコンの設定によって「.jpg」「.png」という拡張子が表示される場合とされない場合があります。
- 同じイラストで白黒を探す場合は、このページを見てください。白黒のデータ名には、カラーのデータ名の後に「_B」が付きます。
- データが入っているフォルダを表します。このページのデータを使いたい時は、この順番にファイルを開いて下さい。

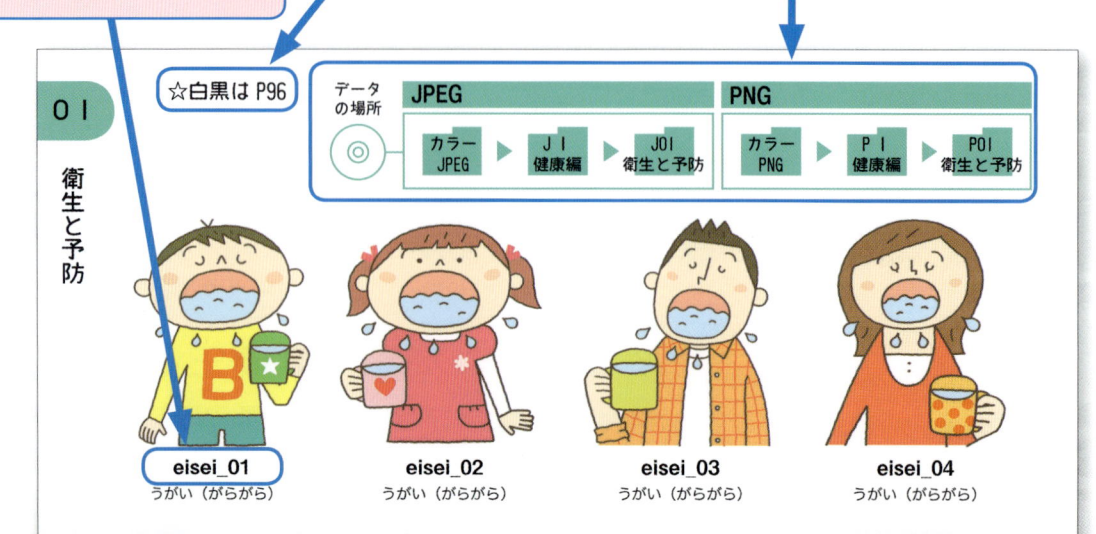

01　衛生と予防

☆白黒は P96

データの場所：
JPEG ▶ カラーJPEG ▶ J1 健康編 ▶ J01 衛生と予防
PNG ▶ カラーPNG ▶ P1 健康編 ▶ P01 衛生と予防

- eisei_01　うがい（がらがら）
- eisei_02　うがい（がらがら）
- eisei_03　うがい（がらがら）
- eisei_04　うがい（がらがら）

CD-ROM を
セットする

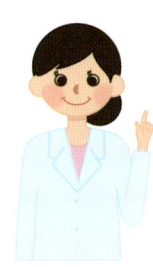

Windows XP の場合：
CD-ROM は「マイコンピュータ」の中です

1 パソコンを立ち上げて、本書の巻末に付いている CD-ROM を入れます。

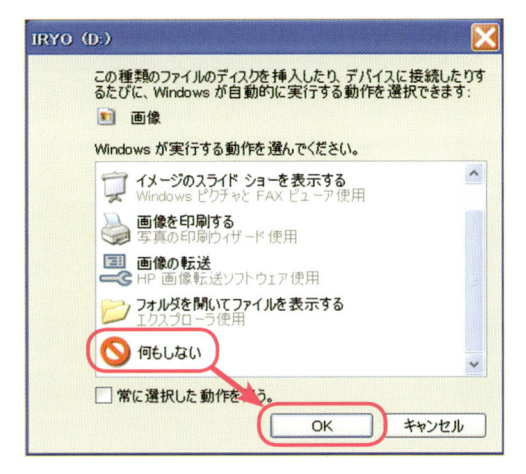

上のような画面が現れたら、「何もしない」を選択して「OK」をクリックしてください。（上のような画面が現れない場合は、次の手順②から実行してください）

2 画面左下の「スタート」から「マイコンピュータ」を選択します。

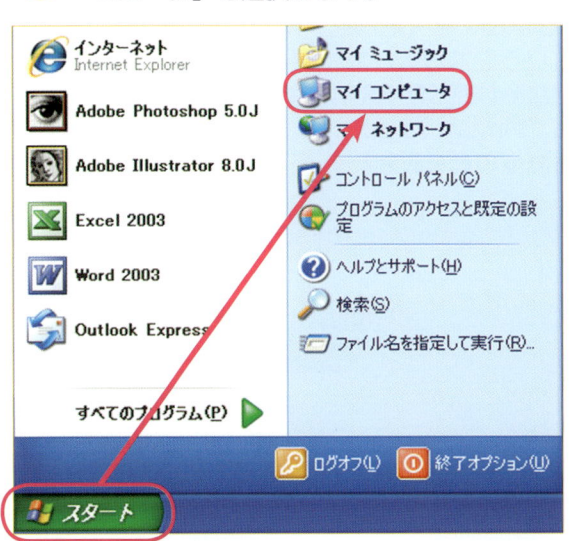

3 マイコンピュータの中に「IRYO」という名前で CD が表示されています。

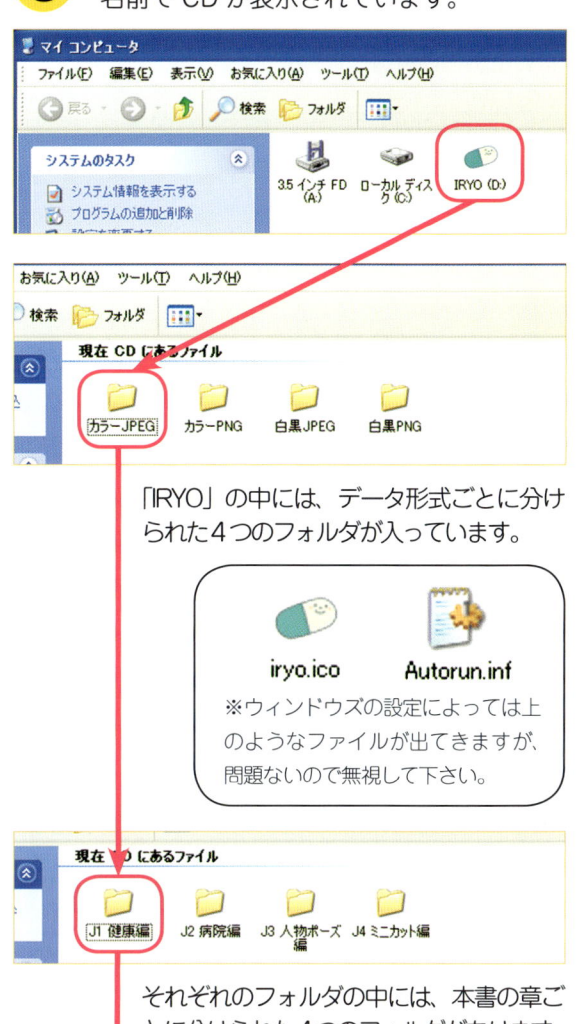

「IRYO」の中には、データ形式ごとに分けられた4つのフォルダが入っています。

※ウィンドウズの設定によっては上のようなファイルが出てきますが、問題ないので無視して下さい。

それぞれのフォルダの中には、本書の章ごとに分けられた4つのフォルダがあります。

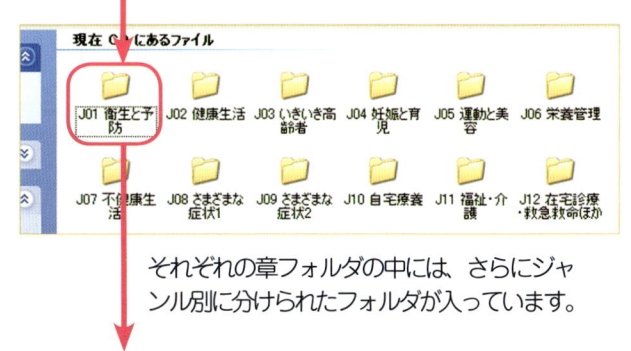

それぞれの章フォルダの中には、さらにジャンル別に分けられたフォルダが入っています。

このようにフォルダを順々に開いていくと、イラストが出てきます。（ウィンドウズの設定によっては、イラストではなくデータ名のみ出てくる場合もあります。）

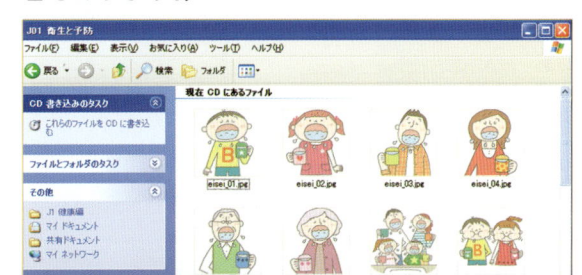

WIndows 7 Windows Vista の場合：

CD-ROMは「コンピューター」、「コンピュータ」の中です
（解説画面は WIndows 7）

1 パソコンを立ち上げて、本書の巻末に付いている CD-ROM を入れます。

下のような画面が現れたら、どこも選択せず「×」ボタンをクリックしてください。

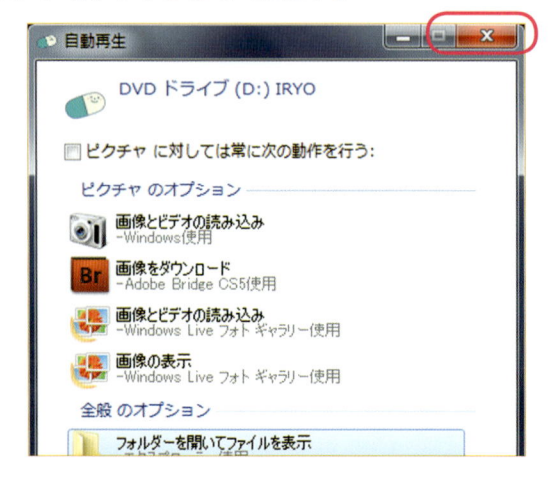

2 画面左下の「スタート」から「コンピューター」を選択します。
デスクトップにある「コンピューター」のアイコンをダブルクリックして開くこともできます。

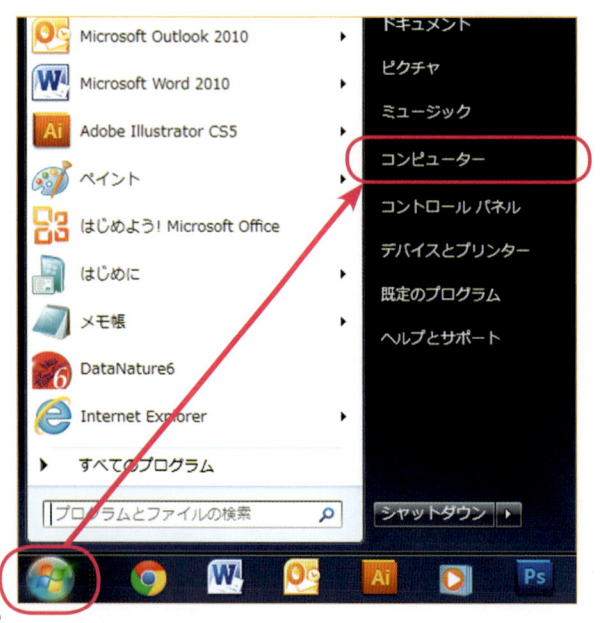

3 「コンピューター」の中に「IRYO」という名前で CD が表示されています。

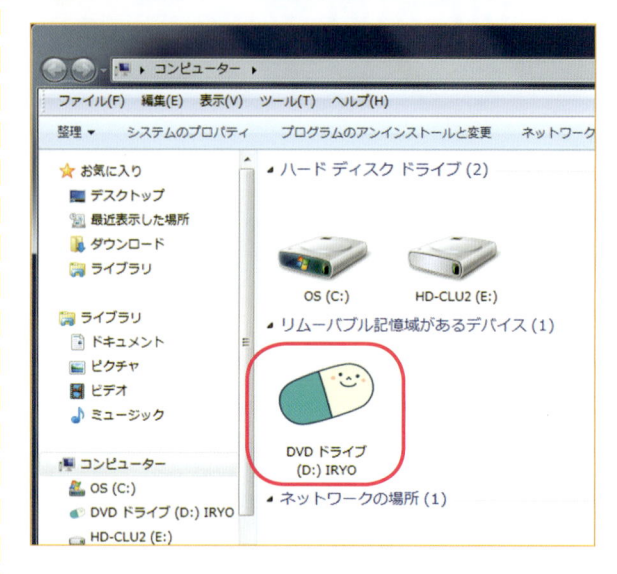

このあとは、前ページの「Windows XP」の例と同じように、フォルダを順々に開いていくと、イラストが出てきます。

Macintosh の場合：

CD-ROM はデスクトップに表示されます

CD-ROM を入れると、デスクトップに「IRYO」という名前のカプセル薬のアイコンが表示されます。それが CD-ROM です。
※「Finder」の設定によっては、HD の中に表示されることもあります。

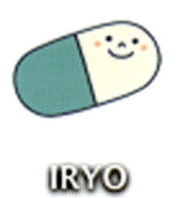

IRYO

Word2003 で使ってみよう

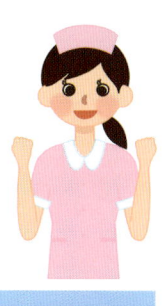

画面は Word2003 + WindowsXP の例です

★画像を挿入する

1 CD-ROM を挿入します。
ワードを立ち上げ、文書を用意します。

2 メニューバーから「挿入」を選択し、「挿入」のサブメニューから、「図」→「ファイルから」の順に選択します。

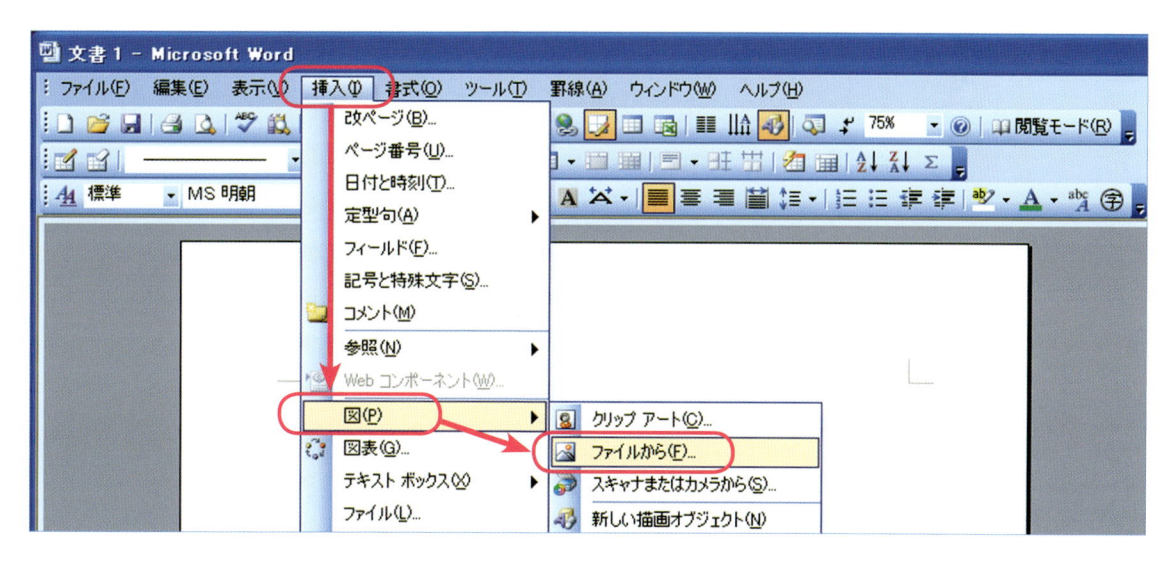

3 「図の挿入」ウィンドウが開くので、続いて「マイコンピュータ」の中の「IRYO」を開きます。

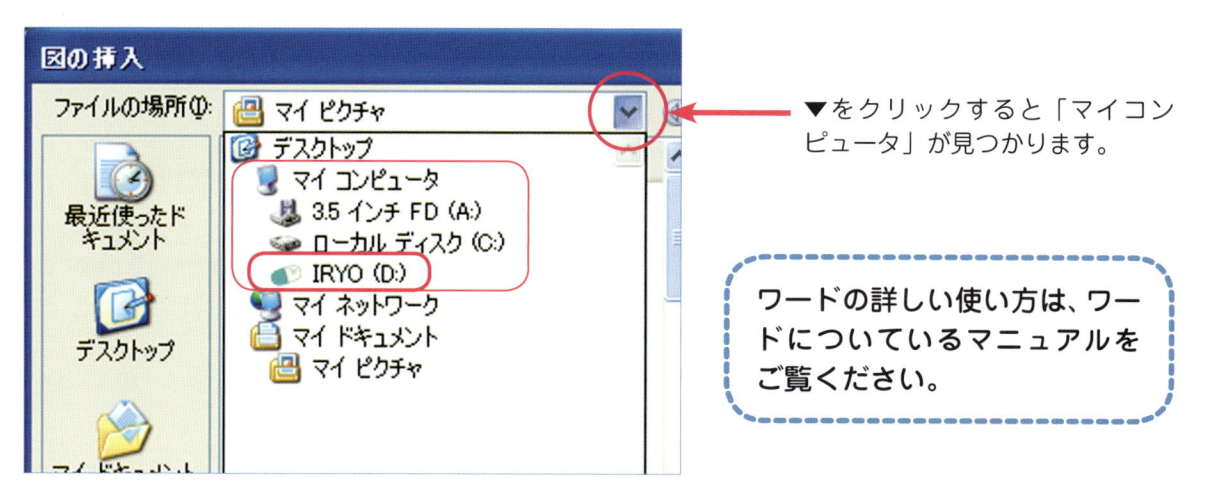

▼をクリックすると「マイコンピュータ」が見つかります。

> ワードの詳しい使い方は、ワードについているマニュアルをご覧ください。

❹ 本の「データの場所」を見ながら、選んだカットのデータがある
フォルダを順にダブルクリックして開いていきます。

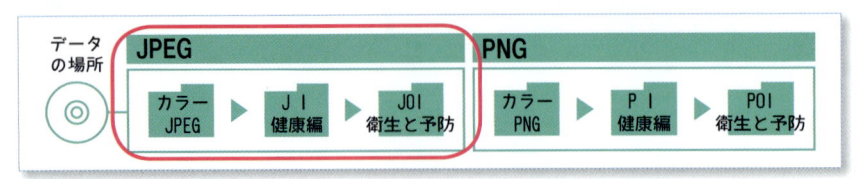

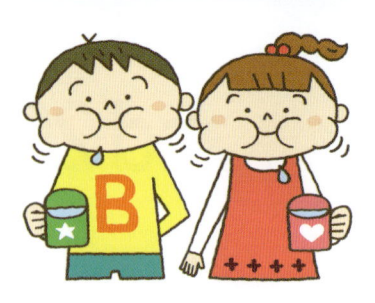

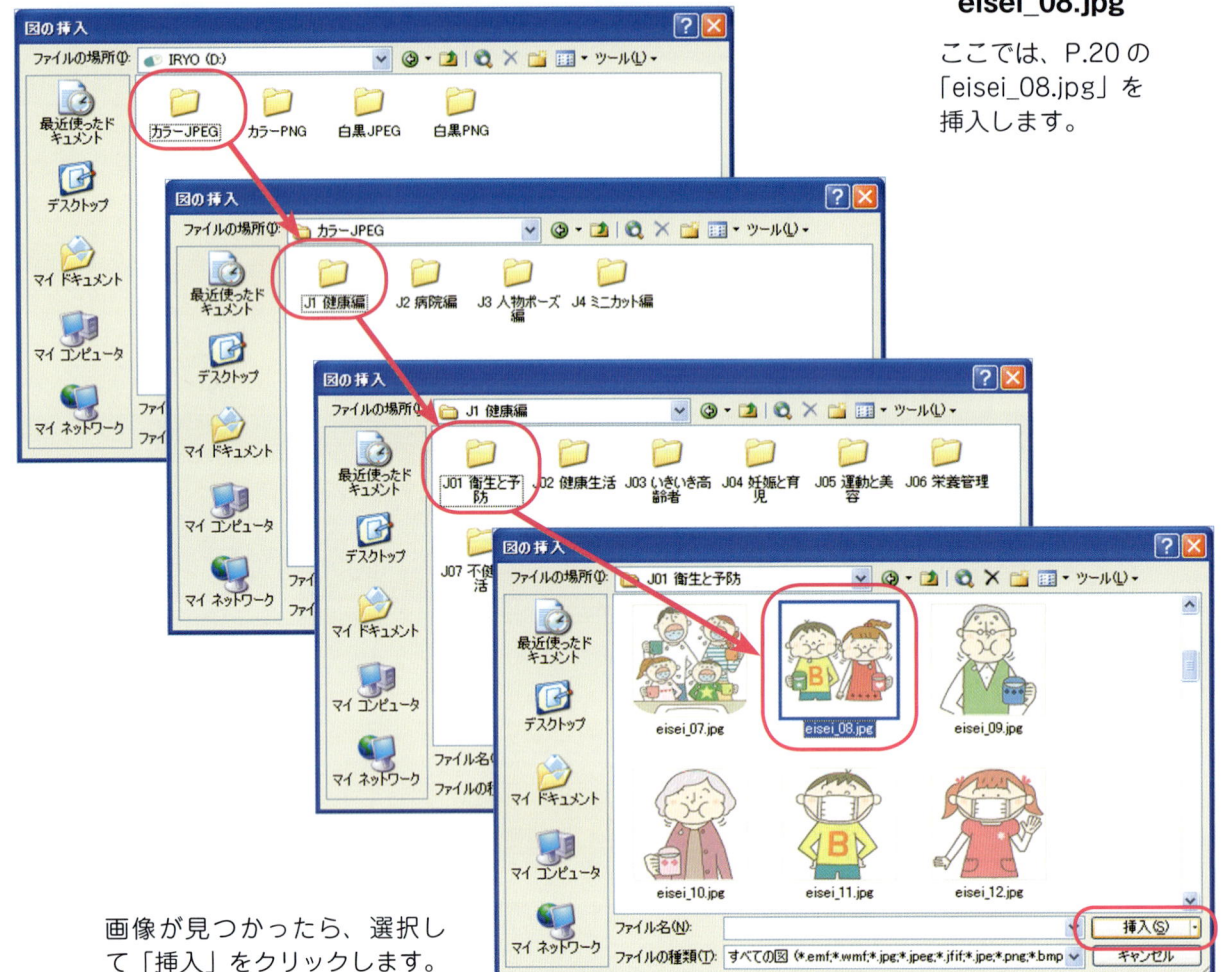

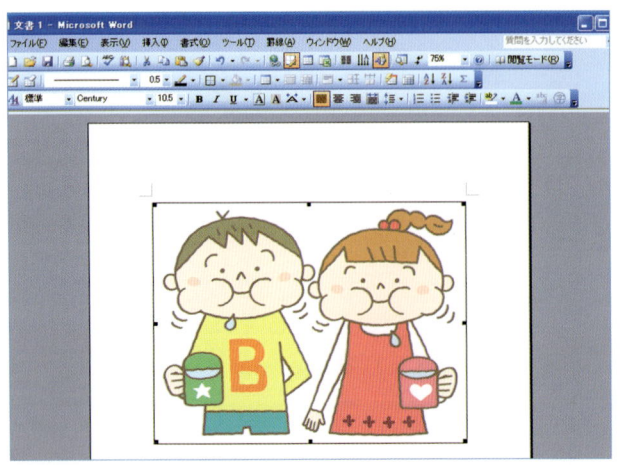

データの場所	JPEG			PNG		
💿	カラーJPEG ▶	J1 健康編 ▶	J01 衛生と予防	カラーPNG ▶	P1 健康編 ▶	P01 衛生と予防

eisei_08.jpg

ここでは、P.20 の
「eisei_08.jpg」を
挿入します。

画像が見つかったら、選択し
て「挿入」をクリックします。

❺ ワードの文書に、選んだカットが挿入され
ました。

挿入した画像をクリックすると、このよう
な枠がつきます。この枠は画像が行内（文
字の中）に組み込まれていることを表しま
す。この状態では、自由に画像を動かすこ
とができません。画像の動かし方について
は、次のページを見てください。

★画像を動かす

1 自由に動かすために「図の書式設定」をします。

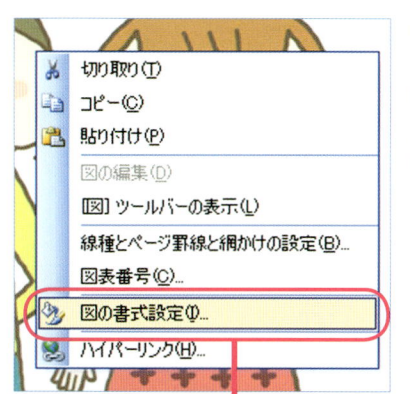

画像の上で「右クリック」し、現れたメニューから「図の書式設定」を選択します。

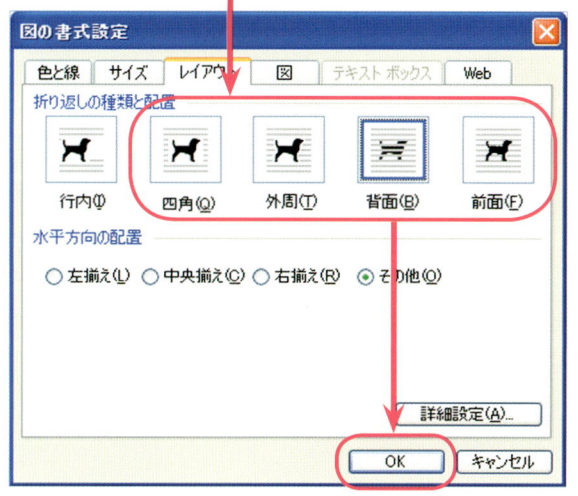

「図の書式設定」ウィンドウが開きました。
「レイアウト」タブで**「行内」以外を選択**し、「OK」をクリックします。
上に文字などをのせる場合は「背面」を選択するとよいでしょう。

2 画像の枠が「○」に変わりました。これで画像は自由に動かせます。

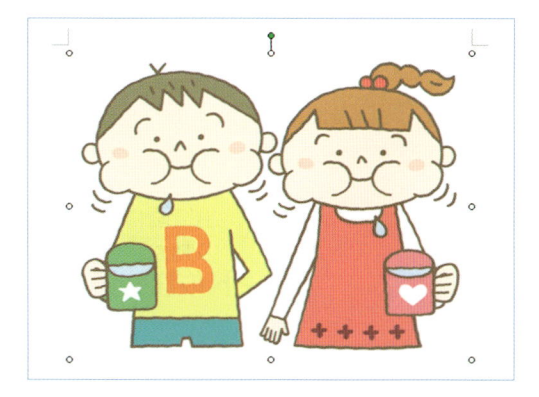

ワードのバージョンによっては、「□」がつくこともあります。

画像の移動

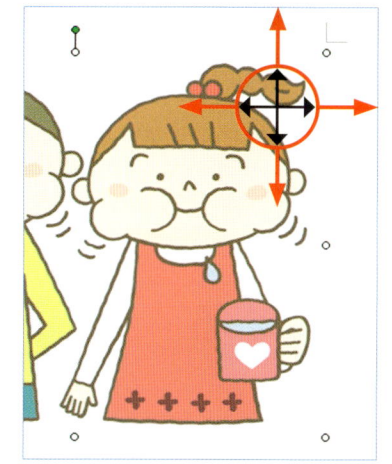

移動

画像の上にポインタをのせると、このようなマークに変わります。ドラッグして画像を移動します。

画像の拡大・縮小・回転

回転

この「●」を左右・上下にドラッグすると画像が回転します。「●」が出ないバージョンの場合は、メニューから回転を行います。

拡大／縮小

角の「○」を内側にドラッグすると縮小、外側にドラッグすると拡大できます。

横幅の変更

縦の長さは変わらず、横幅のみの拡大・縮小を行います。

縦の長さの変更

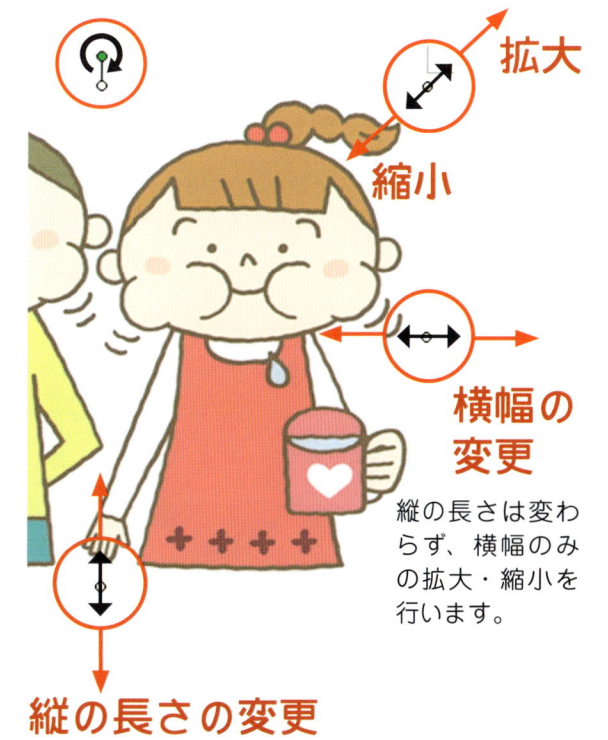

横幅は変わらず、縦の長さのみの拡大・縮小を行います。

Word2010 で使ってみよう

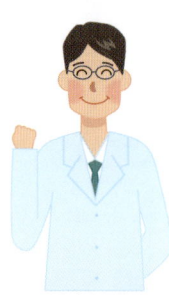

画面は Word2010 ＋ Windows 7 の例です

★画像を挿入する

1 CD-ROM を挿入します。
ワードを立ち上げ、文書を用意します。

2 リボンから「挿入」タブをクリックし、「挿入」の図グループから、「図」を選択します。

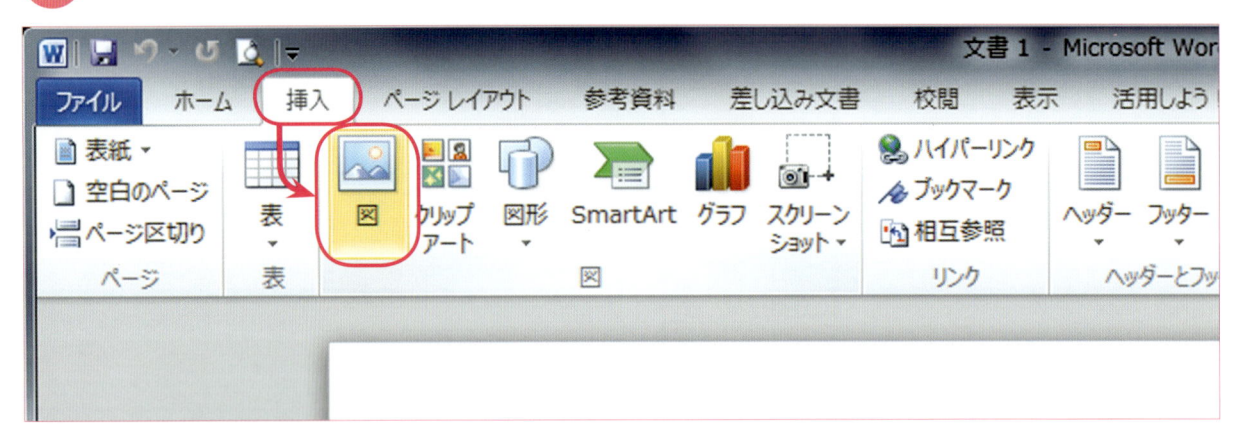

3 「図の挿入」ウィンドウが開くので、続いて「コンピューター」の中の「IRYO」という名前で表示されているアイコンをダブルクリックします。

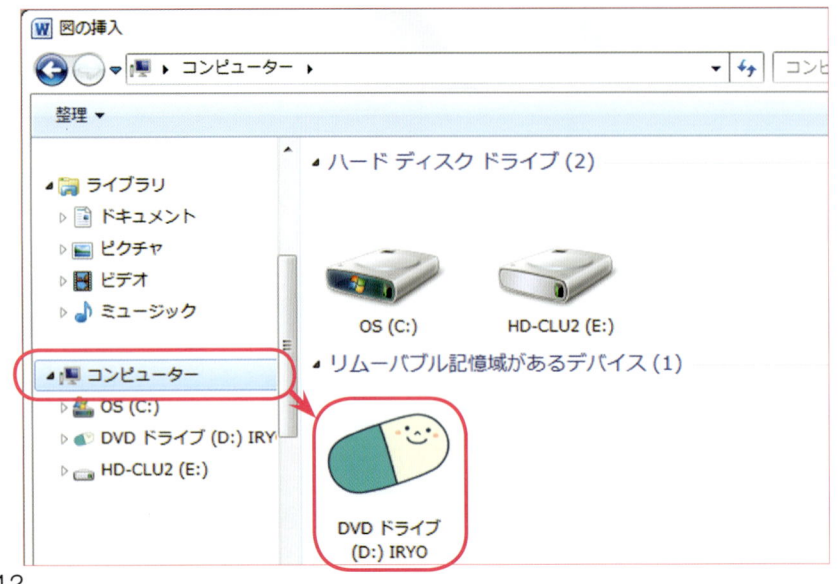

> ワードの詳しい使い方は、ワードについているマニュアルをご覧ください。

④ 本の「データの場所」を見ながら、選んだカットのデータがある
フォルダを順にダブルクリックして開いていきます。

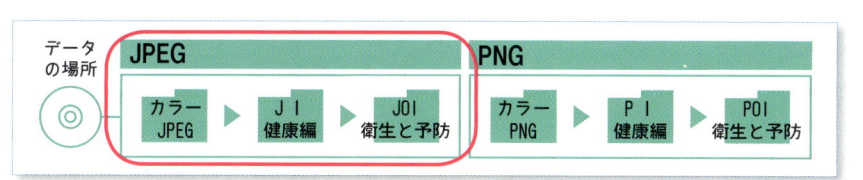

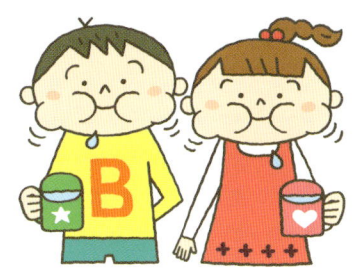

データの場所	JPEG			PNG		
	カラーJPEG	J1 健康編	J01 衛生と予防	カラーPNG	P1 健康編	P01 衛生と予防

eisei_08.jpg

ここでは、P.20 の「eisei_08.jpg」を挿入します。

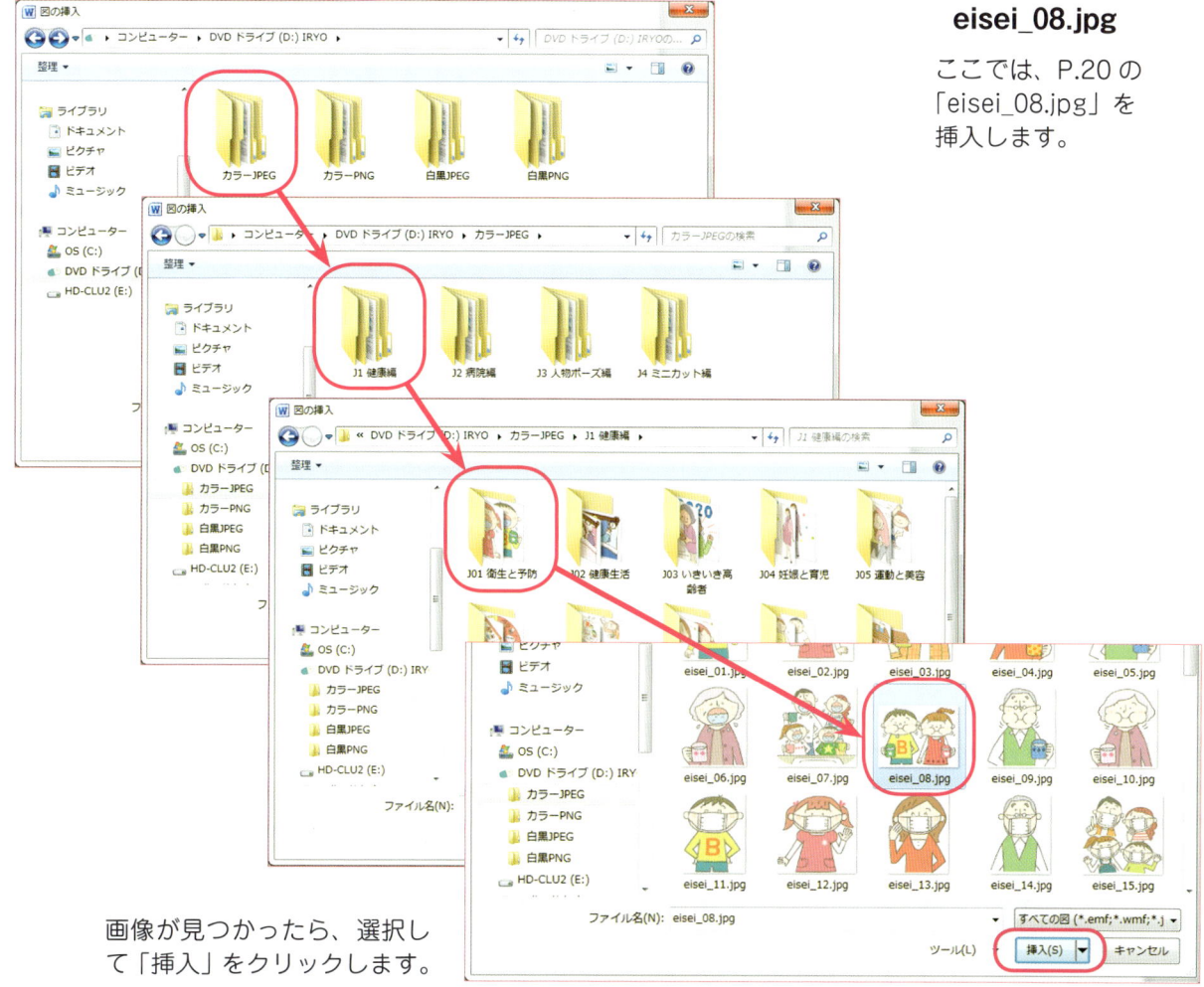

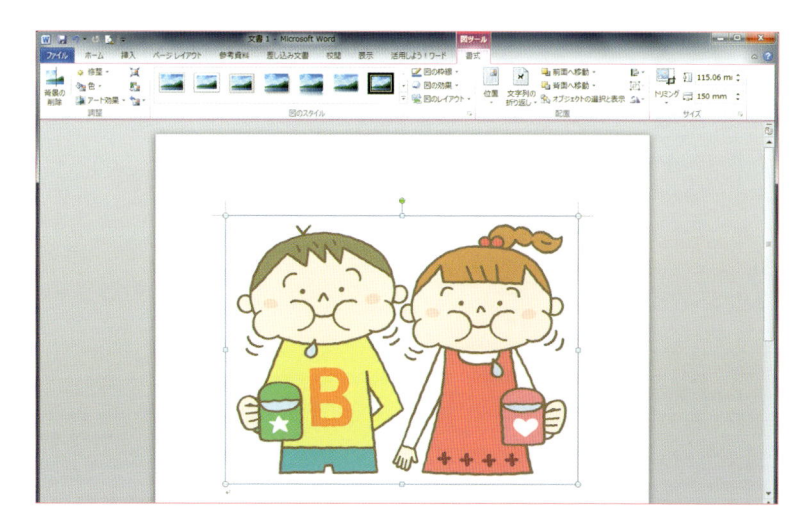

画像が見つかったら、選択して「挿入」をクリックします。

⑤ ワードの文書に、選んだカットが挿入されました。

挿入したイラストは、そのままでは自由に画像を動かすことができません（拡大・縮小は可能です）。動かし方については次のページを見てください。

★ 画像を動かす

① 自由に動かすために「図の書式設定」をします。

リボンから「書式」タブを選択し、配置グループの「文字列の折り返し」をクリックします。

② 現れたメニューから**「行内」以外を選択**します。上に文字などをのせる場合は「背面」を、下に色などを入れる場合は「前面」を選択するとよいでしょう。

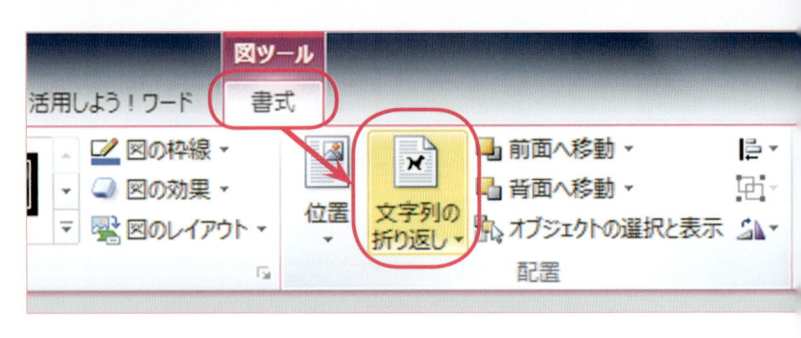

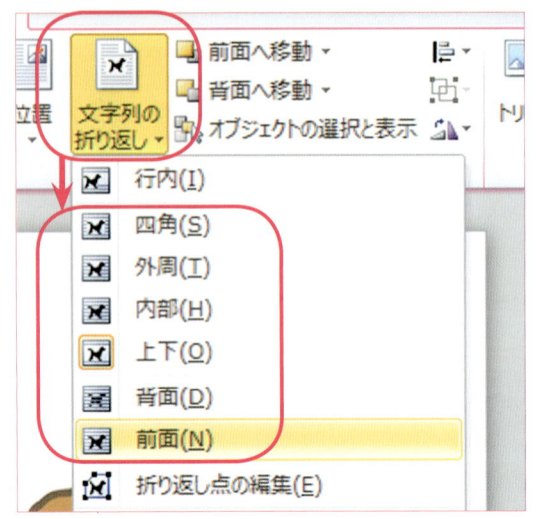

画像の移動と拡大・縮小・回転

移動
画像の上にポインタをのせると、このマークに変わります。ドラッグして画像を移動します。

回転
この「📍」を左右・上下にドラッグすると画像が回転します。「📍」が出ないバージョンの場合は、メニューから回転を行います。

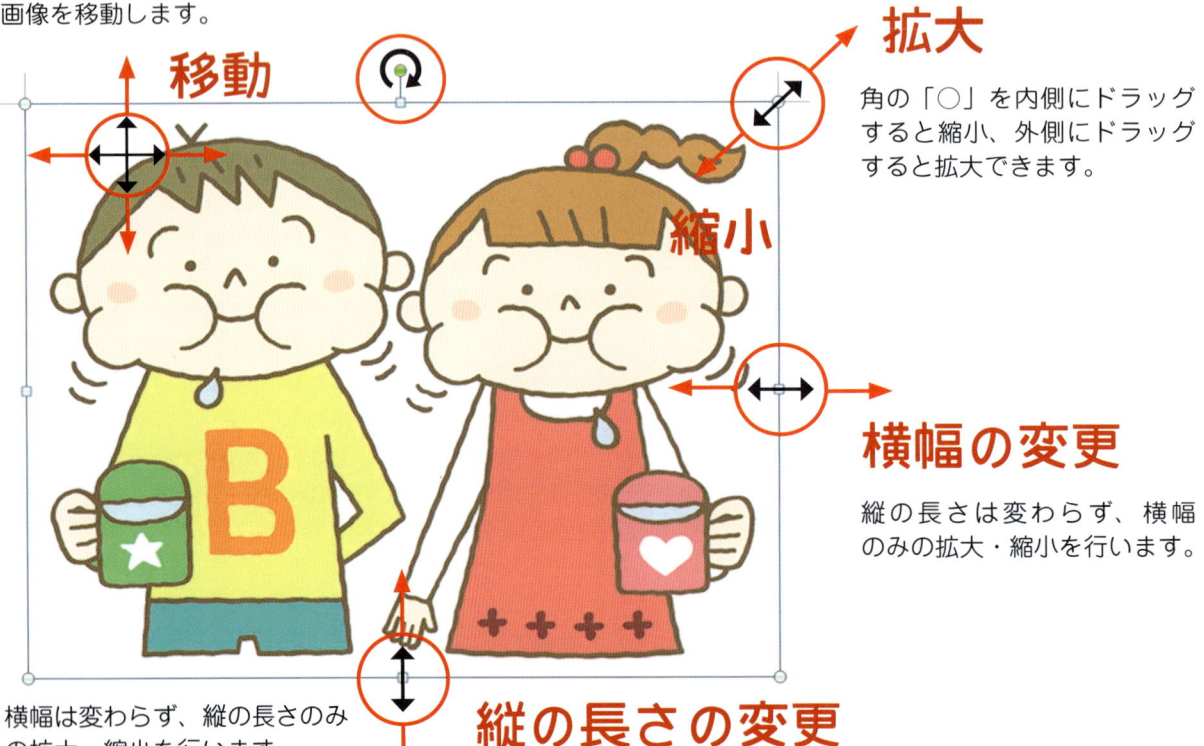

拡大
角の「○」を内側にドラッグすると縮小、外側にドラッグすると拡大できます。

縮小

横幅の変更
縦の長さは変わらず、横幅のみの拡大・縮小を行います。

縦の長さの変更
横幅は変わらず、縦の長さのみの拡大・縮小を行います。

★ 文字を入力する　画面は Word 2010 + Windows 7 の例です

❶ 画像の上に文字をのせるなど、自由にレイアウトしたい場合は「テキストボックス」を使うと便利です。
ここでは、青い囲み枠の中に文字を入れます。

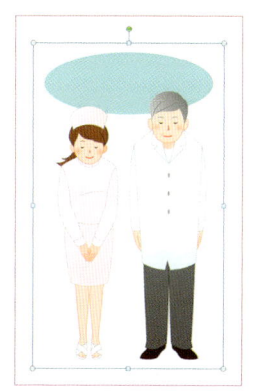

まず P12 〜 14 を参照して、P93 のイラスト（mark_69b.jpg）を挿入しました。

mark_69b.jpg

❷ 「挿入」タブの「テキスト」グループから、「テキストボックス」を選択し、「横書きテキストボックスの描画」（縦書きのときは「縦書き〜」）をクリックします。

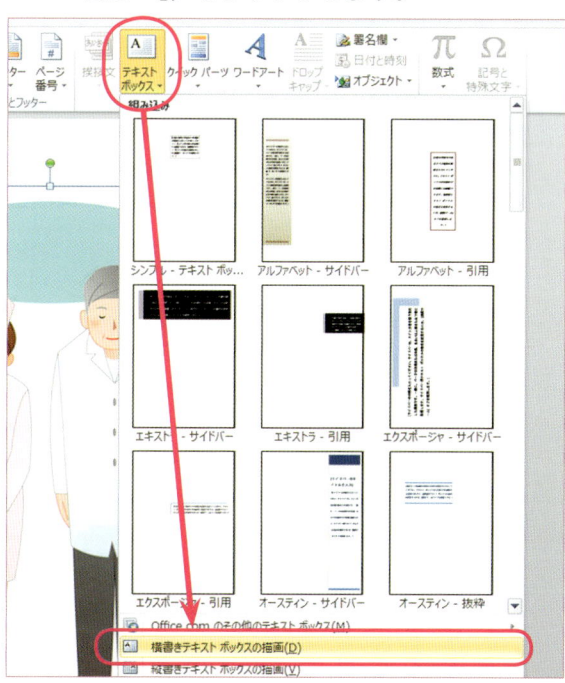

ポインタの形がこのように変わったら、囲み枠の上に対角線を書くようにドラッグします。

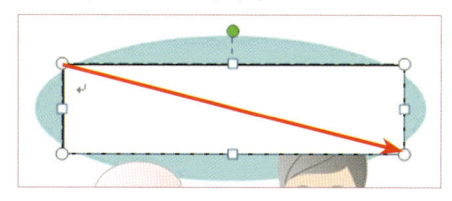

このボックスの大きさや位置は、後から変更できます。

❸ 「テキストボックス」に文字を入力します。

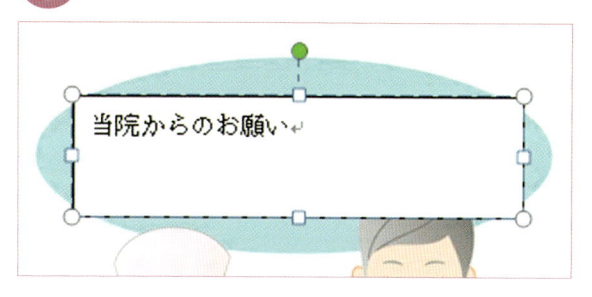

❹ 文字の書体や大きさ、色などを「書式設定」のツールバーで変更します。

変更したい文字をドラッグして選択します。

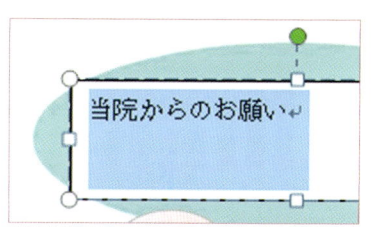

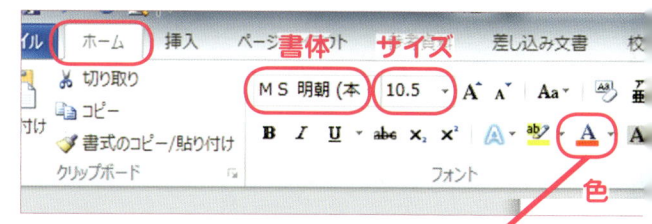

リボンの「ホーム」タブの「フォント」グループの中に、書体や文字のサイズを選ぶボタンがあります。

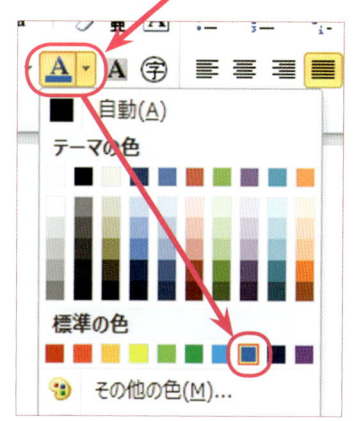

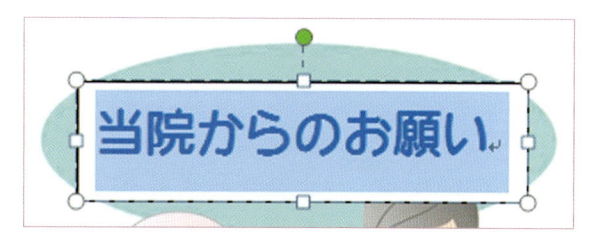

それぞれの▼をクリックすると、下に選択メニューが表示されます。好きな書体、サイズ、色をそれぞれ選んでクリックします。

文字の書体、サイズ、色が変更されました。

15

❺ 「テキストボックス」の枠の線と白窓をなくします。

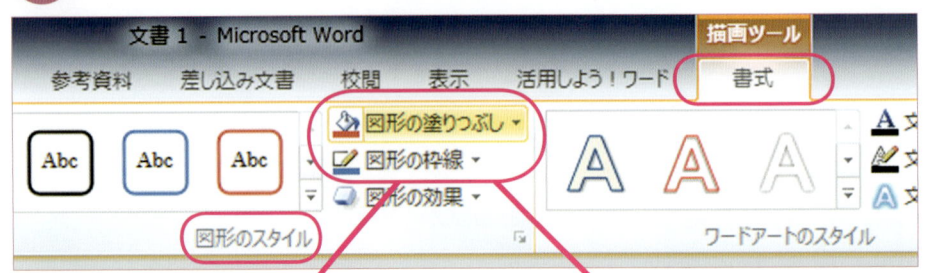

「テキストボックス」の中を一度クリックしてカーソルを点滅させたまま、リボンの「書式」タブをクリックします。

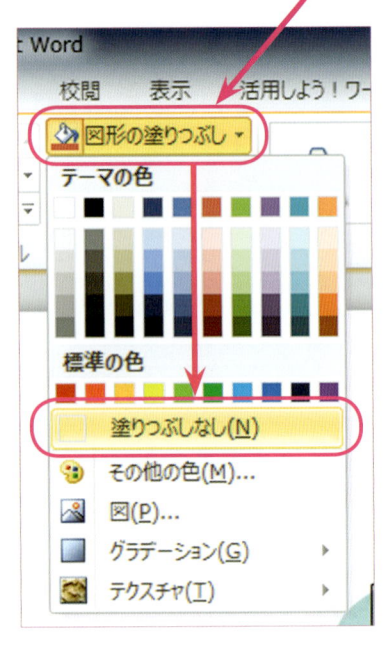

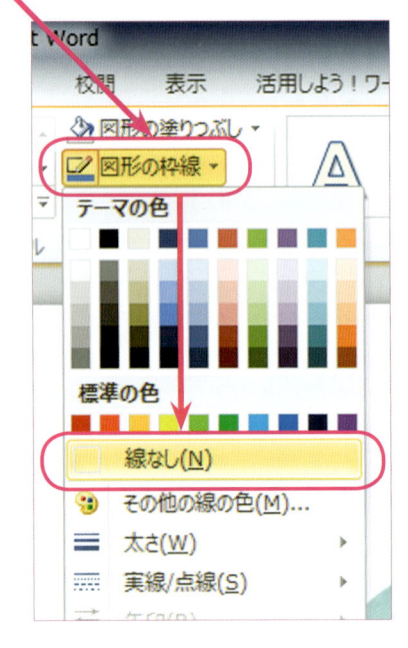

白窓を透明にするには、「図形のスタイル」グループから「図形の塗りつぶし」をクリックし、「塗りつぶしなし」を選択してください。

枠の線をなくすには、「図形のスタイル」グループから「図形の枠線」をクリックし、「線なし」を選択してください。

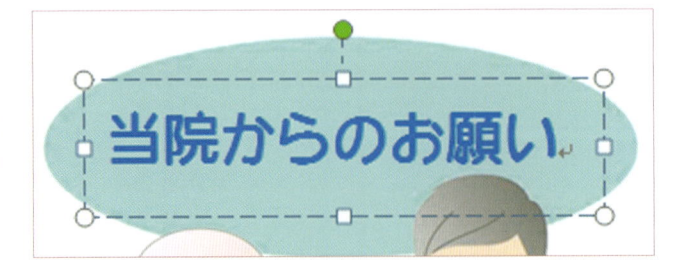

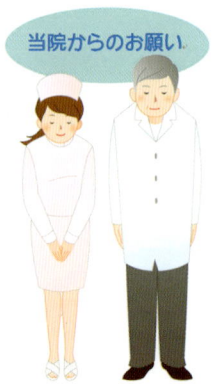

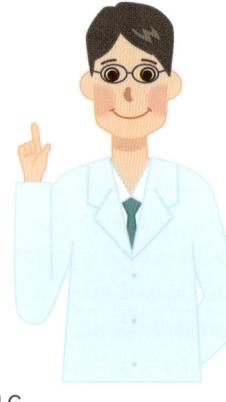

❻ 上の2つの作業を両方行うと、枠の線と白窓が消えて右のようになります。

★ワンポイント

文字の上でダブルクリックすると、テキストボックスが選択されます。テキストボックスの枠をドラッグして枠全体を移動させるようにすると、文字の位置を動かすことができます。
また、後から文字をたくさん入れる場合など、テキストボックスのサイズを変えたくなったときは、枠の上でクリックしてテキストボックスを選択し、角をドラッグして拡大・縮小します。

★吹き出しを挿入する

画面は Word2010 ＋ Windows 7 の例です

① 挿入したイラストに吹き出しや枠を加えることもできます。

ここでは、挿入したP78のイラスト（staff_64.jpg）に吹き出しを加えます。

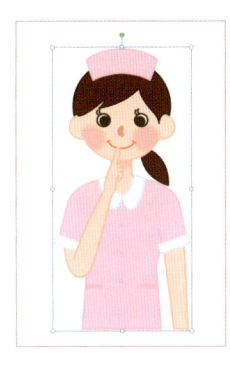

② 「挿入」タブ内の「図」グループから、「図形」を選択します。現れた図形パターンのメニューの中の「吹き出し」から、「円形吹き出し」をクリックします。

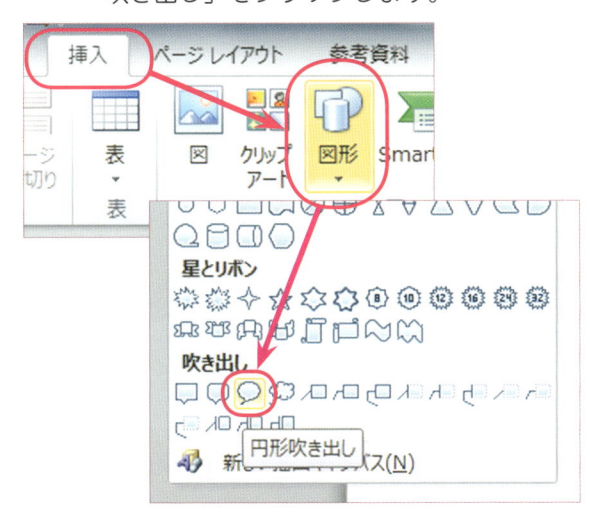

ポインタの形がこのように替わったら、吹き出しを挿入したい場所でドラッグします。

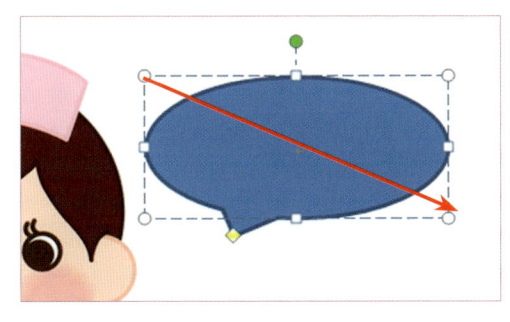

「書式」タブの「図形のスタイル」グループの中から、好みの枠の色を選択します。

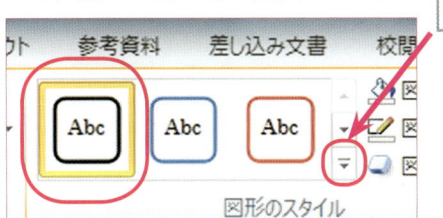

▼をクリックすると様々なパターンが現れます。

③ 吹き出しの大きさや位置は、P14「画像の移動と拡大・縮小・回転」と同じ方法で変更しましょう。

吹き出し元の位置を調整します。この黄色の「◆」を左右・上下にドラッグすると位置が変わります。

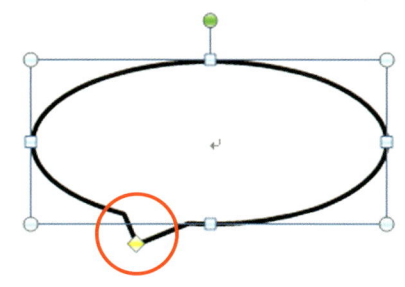

④ 吹き出しの中に文字を入力します。

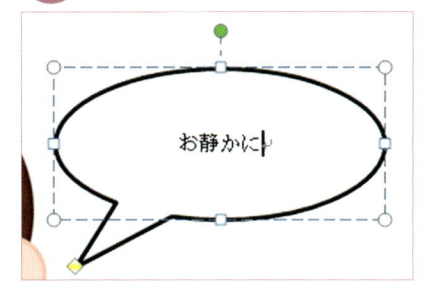

吹き出しの中をクリックすると、カーソルが現れるので、その位置から文字を入力します。

P15を参照して、文字の書体や大きさ、色などを変更します。

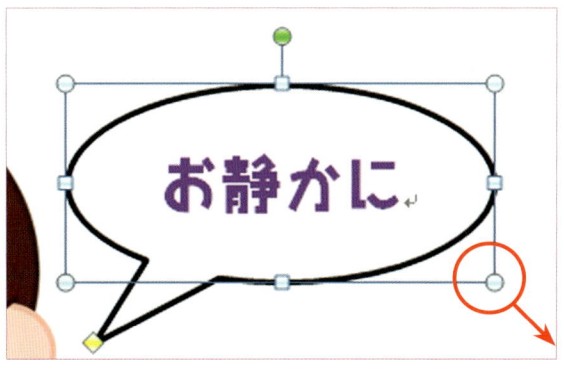

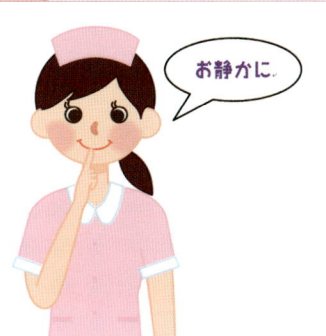

文字が入りきらない場合は、吹き出しを大きくして入力範囲を広げます。

17

使用許諾範囲について

このたびは弊社発行の『医療と健康イラストカット CD-ROM』をお買い求め頂き、誠にありがとうございます。本書付属の CD-ROM に収録されているデータは、下記の使用許諾の範囲内であれば、ご自由にお使い頂けます。配布物・掲示物・その他の制作に、幅広くご活用下さい。

🔴 使用許諾事項

- 本書をお買い上げ頂いた方に限り、下記の禁止事項を除き、個人、法人を問わず、そのまま、もしくは加工して、自由に何度でもお使い頂けます。
- コンテンツの著作権、または使用を許諾する権利はすべて「株式会社マール社」に帰属します。

＜使用許諾範囲＞
自己利用の目的として　⇒　収益の発生しない媒体への使用に限り可
他者への提供目的として　⇒　収益の発生しない媒体への使用に限り可
【例】・パンフレットやお知らせ、ちらし、はがき、ポスター等の、収益の発生しない印刷物
　　　・ホームページやブログ等マルチメディアコンテンツの、収益の発生しないデザインの一部

🚫 禁止事項

- データの複製、配布、譲渡、貸与、転売、送信すること。
- ネットを介した複数の利用者間でのシェア利用。
- 収録イラストを利用した印刷物（カレンダー、絵はがき、名刺など）の受注販売、また収録イラストの商品への流用。
- 収録イラストをそのまま、もしくは加工して商標登録・意匠登録したり、企業や団体のロゴやキャラクターとして利用すること。
- 収録データを公序良俗に反する目的、誹謗中傷目的で利用すること。

⚠️ ご注意

- 収録データはお客様本人の責任においてご利用下さい。収録データを使用した結果、損害や不利益が発生しても「株式会社マール社」はいっさい責任を負いません。
- データは十分注意を払って製作しておりますが、欠陥がないことを保証するものではありません。
- お客様が CD-ROM を開封した場合は、本使用許諾の注意書きを承諾したものと判断します。

🖥️ ソフトの解説について

本書では、CD-ROM の使い方を説明するにあたり、ソフトの解説を掲載しておりますが、ソフトの解説を目的とした本ではありません。ソフトについての個別のご質問にはお答えしかねますのでご了承下さい。

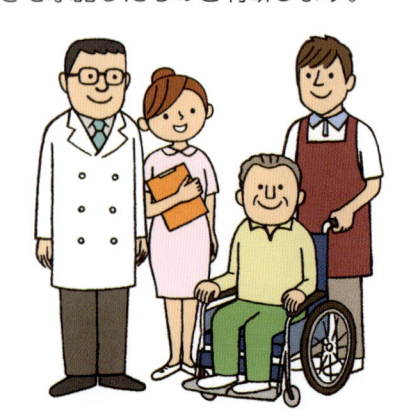

健康編

カラー

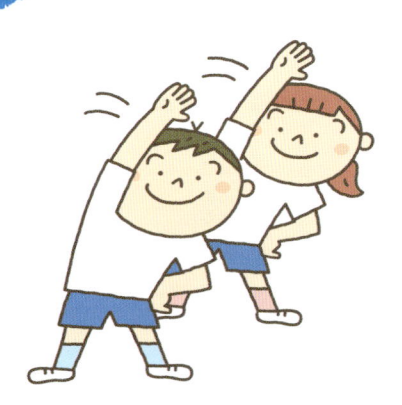

01 衛生と予防

☆白黒は P96

データの場所	JPEG			PNG		
◎	カラー JPEG	J1 健康編	J01 衛生と予防	カラー PNG	P1 健康編	P01 衛生と予防

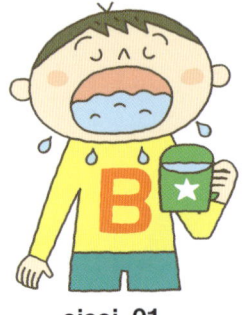

eisei_01 うがい（がらがら）

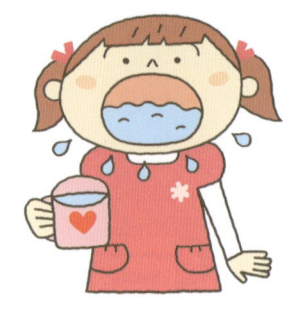

eisei_02 うがい（がらがら）

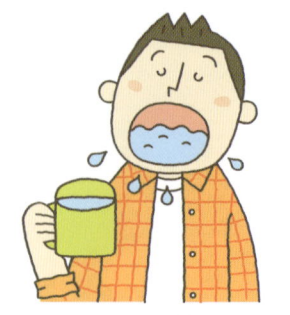

eisei_03 うがい（がらがら）

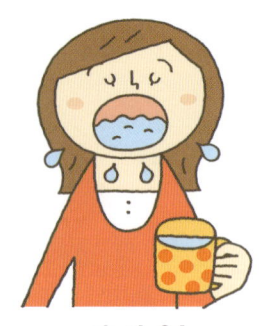

eisei_04 うがい（がらがら）

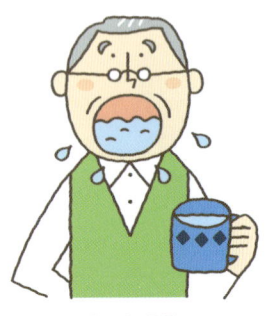

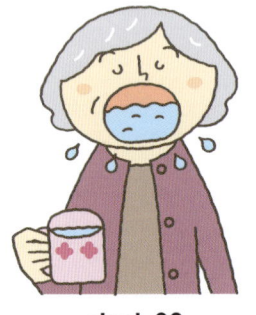

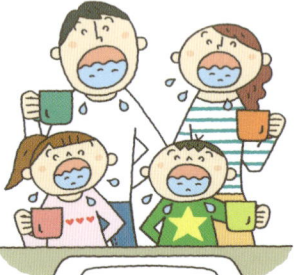

eisei_05 うがい（がらがら）

eisei_06 うがい（がらがら）

eisei_07 うがい（がらがら）

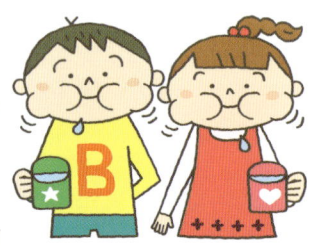

eisei_08 うがい（ぶくぶく）

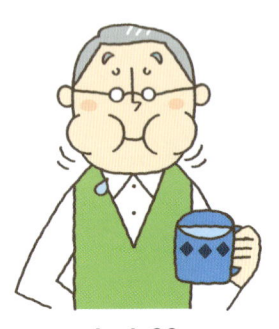

eisei_09 うがい（ぶくぶく）

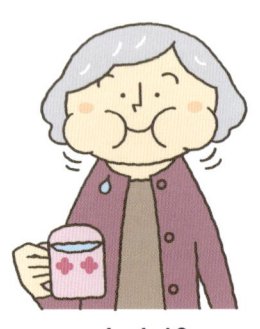

eisei_10 うがい（ぶくぶく）

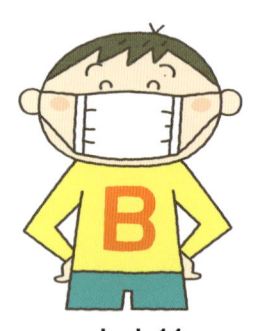

eisei_11 マスク

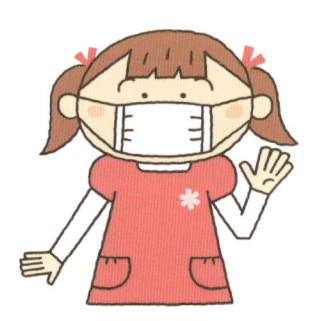

eisei_12 マスク

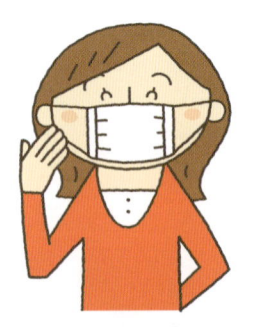

eisei_13 マスク

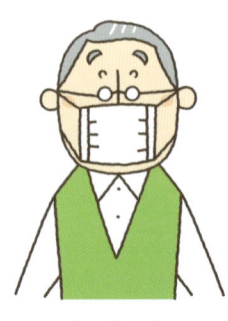

eisei_14 マスク

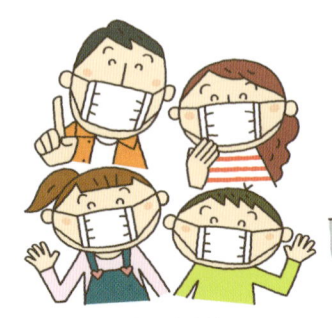

eisei_15 マスク

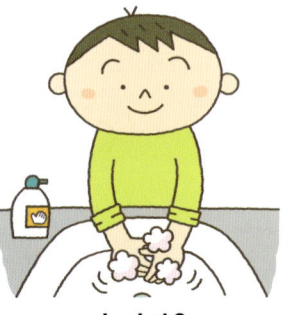

eisei_16 手洗い

データの場所	JPEG			PNG			☆白黒は P97
◎	カラーJPEG ▶	J1 健康編 ▶	J01 衛生と予防	カラーPNG ▶	P1 健康編 ▶	P01 衛生と予防	

01 衛生と予防

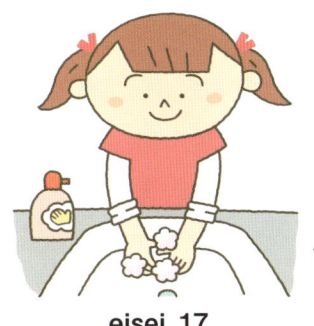

eisei_17
手洗い

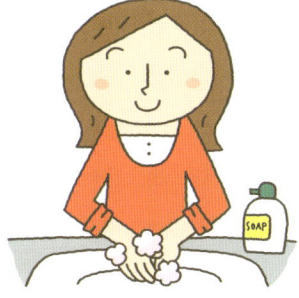

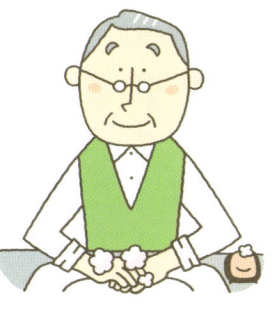

eisei_18
手洗い

eisei_19
手洗い

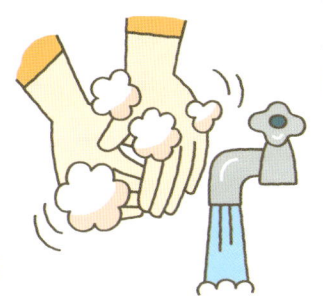

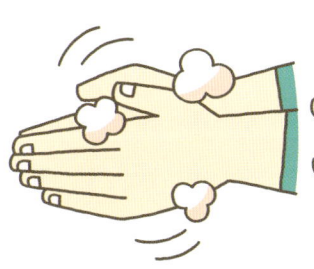

eisei_20
手洗い

eisei_21
手洗い手順：手の平

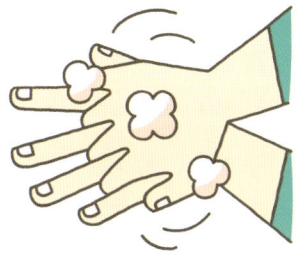

eisei_22
手洗い手順：手の甲

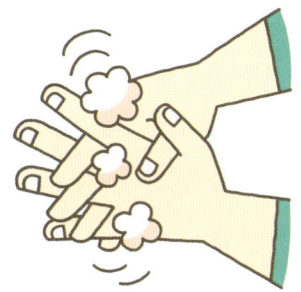

eisei_23
手洗い手順：指の間

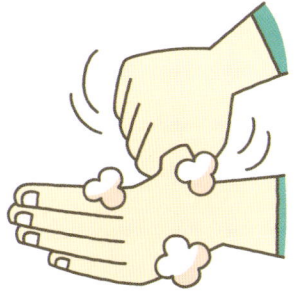

eisei_24
手洗い手順：親指

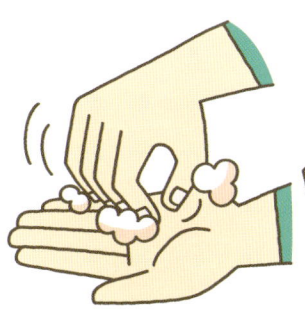

eisei_25
手洗い手順：指先・爪の間

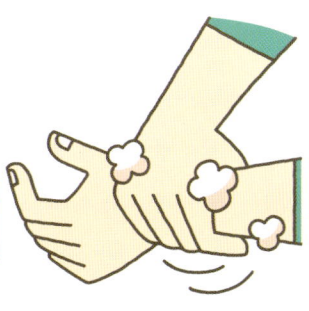

eisei_26
手洗い手順：手首

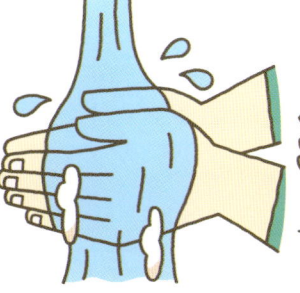

eisei_27
手洗い手順：すすぎ

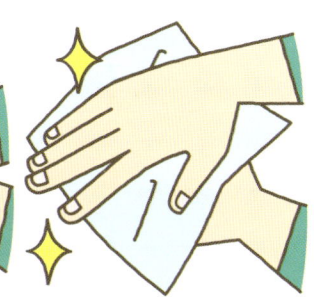

eisei_28
手洗い手順：清潔な布でふく

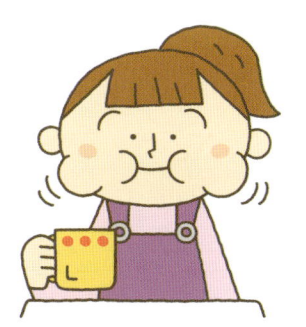

eisei_29
うがい手順：ぶくぶく

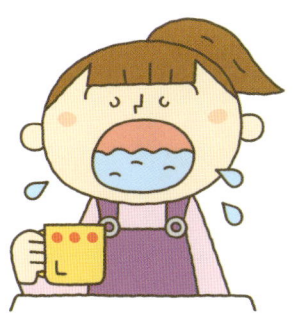

eisei_30
うがい手順：がらがら

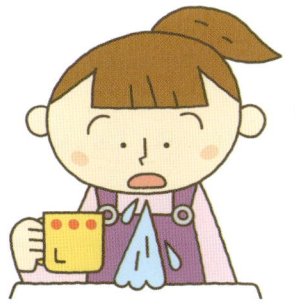

eisei_31
うがい手順：ぺっ

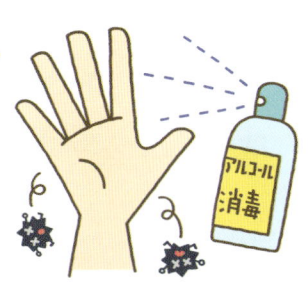

eisei_32
アルコール消毒

21

01 衛生と予防

☆白黒は P98

データの場所 ◎ JPEG → カラーJPEG ▶ J1 健康編 ▶ J01 衛生と予防　PNG → カラーPNG ▶ P1 健康編 ▶ P01 衛生と予防

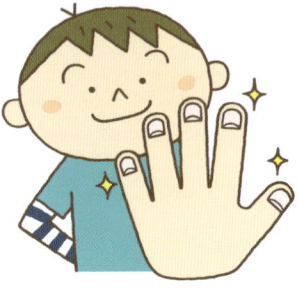

eisei_33 爪を清潔に

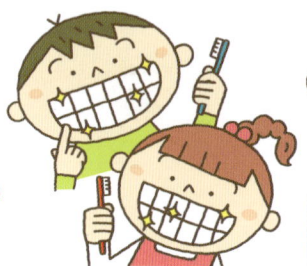

eisei_34 歯を清潔に

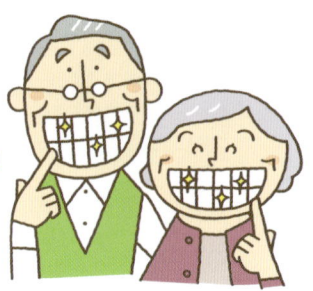

eisei_35 歯を清潔に

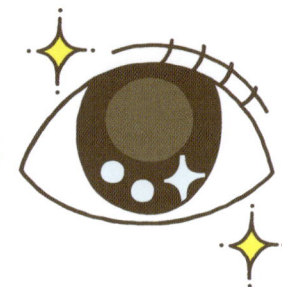

eisei_36 目を清潔に

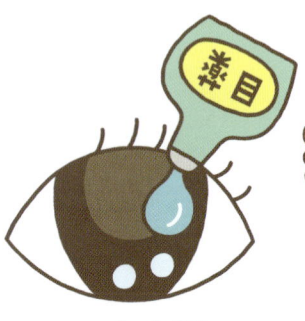

eisei_37 目薬

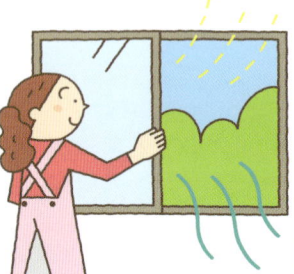

eisei_38 換気

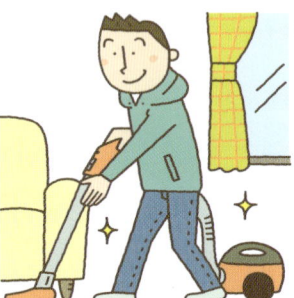

eisei_39 掃除

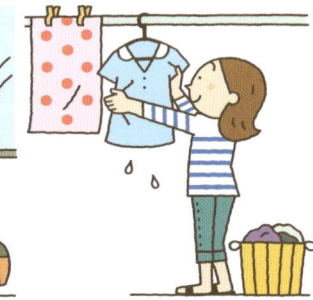

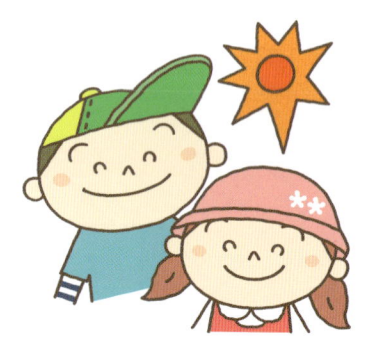

eisei_40 洗濯

eisei_41 熱中症予防

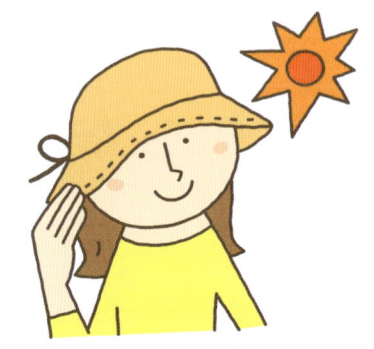

eisei_42 熱中症予防

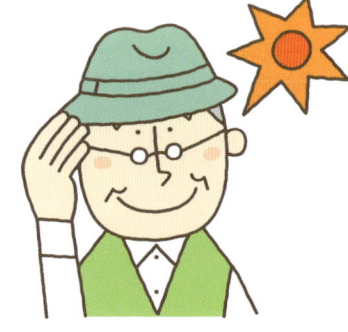

eisei_43 熱中症予防

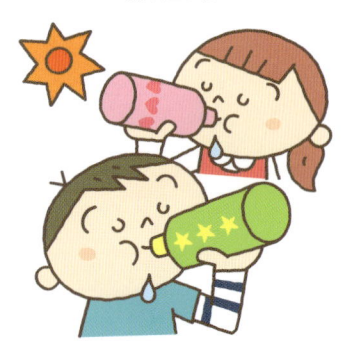

eisei_44 熱中症予防

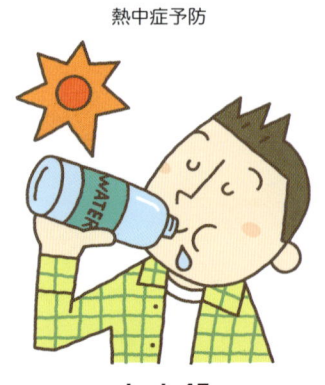

eisei_45 熱中症予防

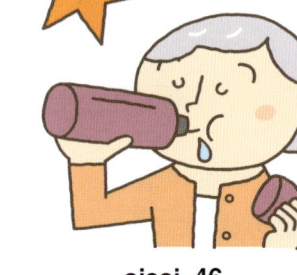

eisei_46 熱中症予防

| データの場所 | **JPEG** カラーJPEG ▶ J1 健康編 ▶ J02 健康生活 | **PNG** カラーPNG ▶ P1 健康編 ▶ P02 健康生活 | ☆白黒はP99 | 02 |

健康生活

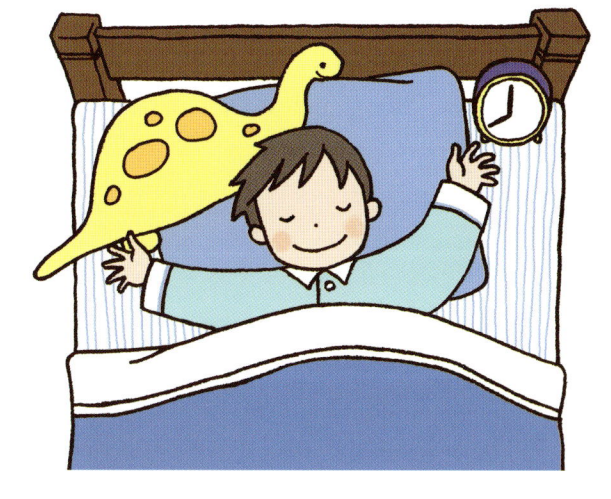

kenko_01
早寝

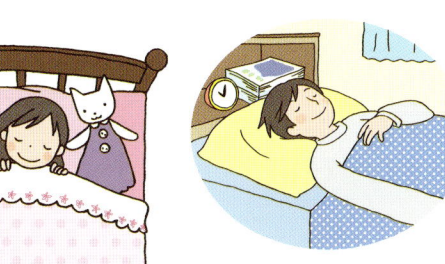

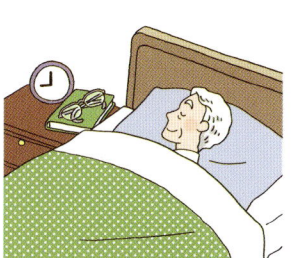

kenko_02
早寝

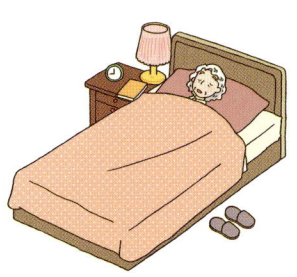

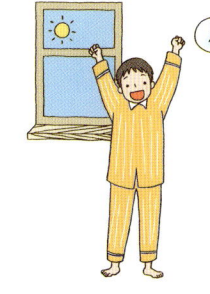

kenko_03
早寝

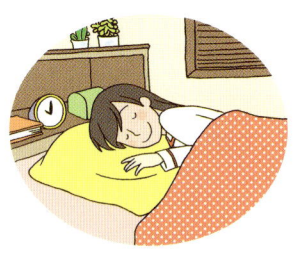

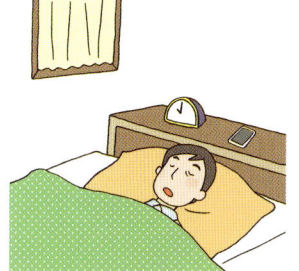

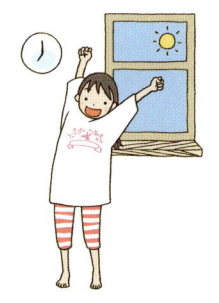

kenko_04
早寝

kenko_05
早寝

kenko_06
早寝

kenko_07
早寝

kenko_08
早寝

kenko_09
早起き

kenko_10
早起き

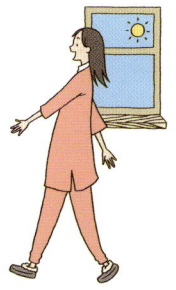

kenko_11
早起き

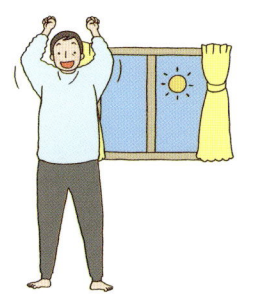

kenko_12
早起き

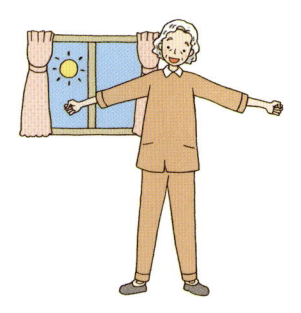

kenko_13
早起き

23

02 健康生活

☆白黒はP100

データの場所: JPEG → カラーJPEG ▶ J1 健康編 ▶ J02 健康生活 / PNG → カラーPNG ▶ P1 健康編 ▶ P02 健康生活

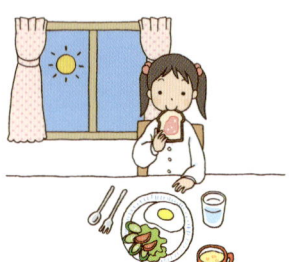

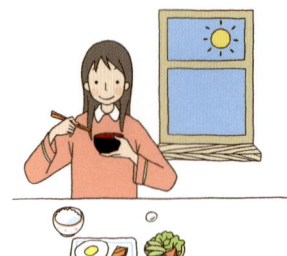

kenko_14 食事	**kenko_15** 食事	**kenko_16** 食事	**kenko_17** 食事
kenko_18 食事	**kenko_19** 食事	**kenko_20** 歯磨き	**kenko_21** 歯磨き
kenko_22 歯磨き	**kenko_23** 歯磨き	**kenko_24** 歯磨き	**kenko_25** 快便
kenko_26 快便	**kenko_27** 快便	**kenko_28** 入浴	**kenko_29** 入浴

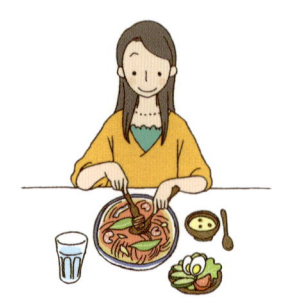

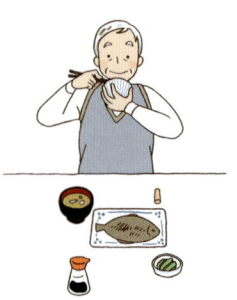

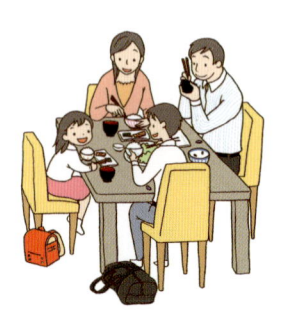

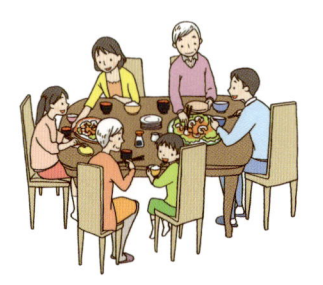

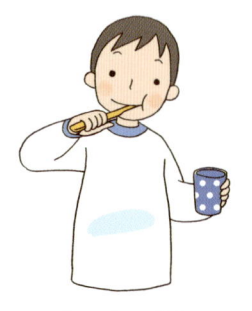

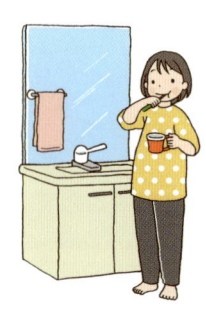

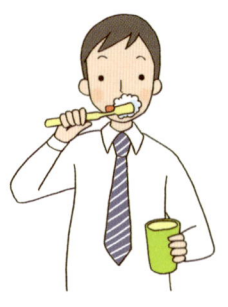

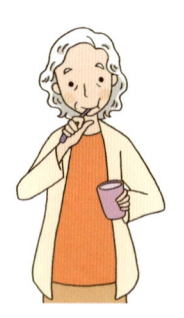

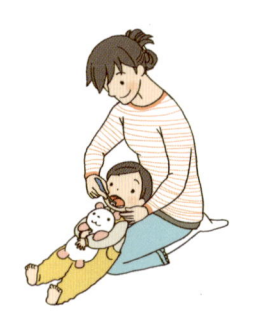

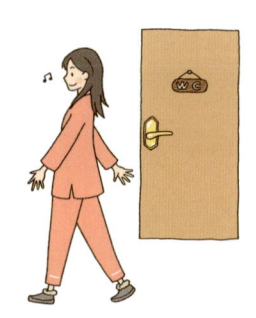

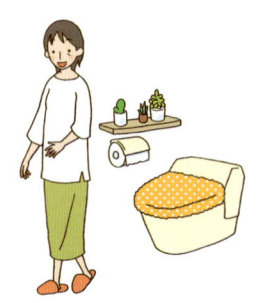

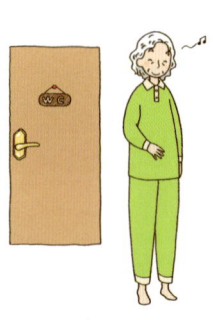

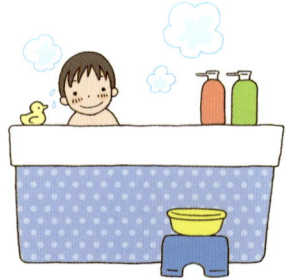

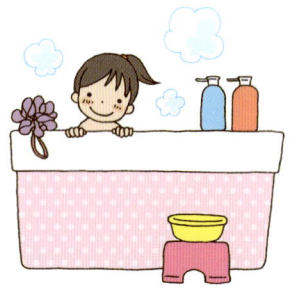

データの場所	JPEG			PNG			☆白黒は P101	02
◎	カラーJPEG ▶	J1 健康編 ▶	J02 健康生活	カラーPNG ▶	P1 健康編 ▶	P02 健康生活		健康生活

kenko_30 入浴

kenko_31 入浴

kenko_32 入浴

kenko_33 入浴

kenko_34 いきいき仕事

kenko_35 いきいき仕事

kenko_36 いきいき仕事

kenko_37 体重チェック

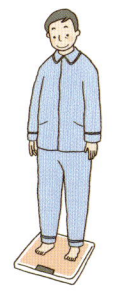

kenko_38 体重チェック

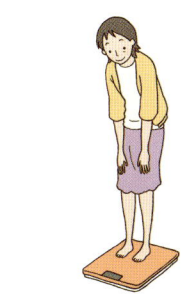

kenko_39 体重チェック

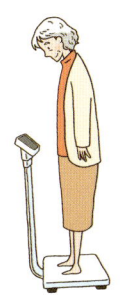

kenko_40 体重チェック

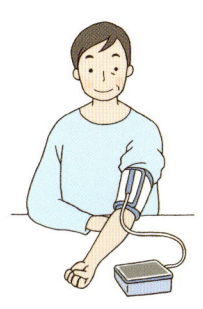

kenko_41 血圧管理

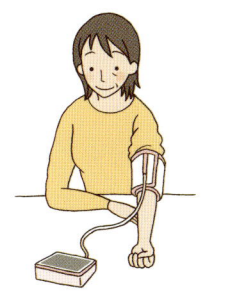

kenko_42 血圧管理

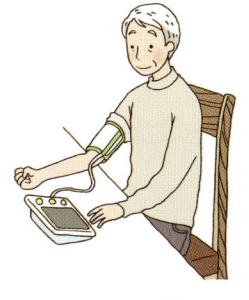

kenko_43 血圧管理

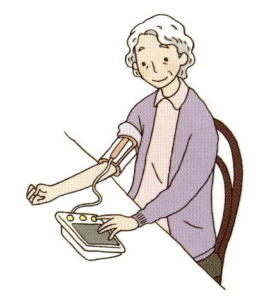

kenko_44 血圧管理

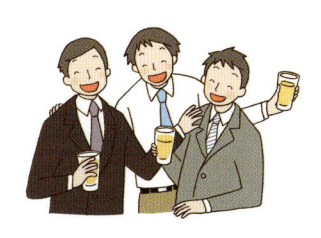

kenko_45 楽しく節度あるお酒

02 健康生活

☆白黒はP102

データの場所

JPEG		
カラーJPEG	J1 健康編	J02 健康生活

PNG		
カラーPNG	P1 健康編	P02 健康生活

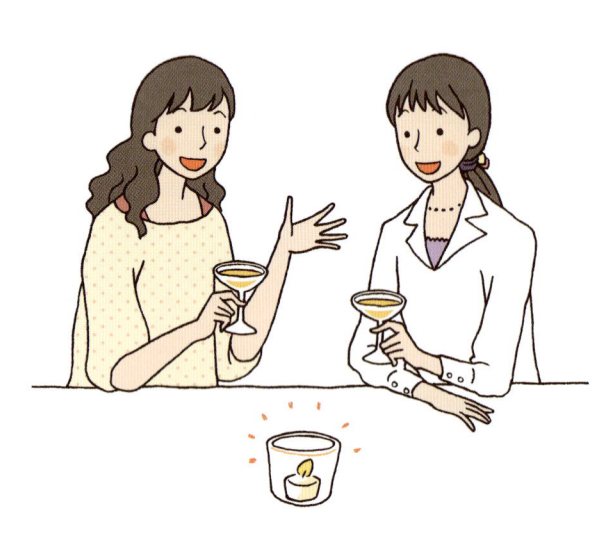

kenko_46
楽しく節度あるお酒

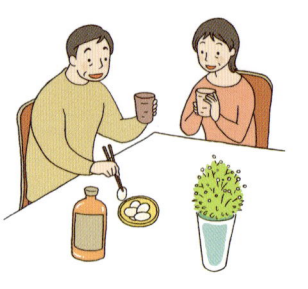

kenko_47
楽しく節度あるお酒

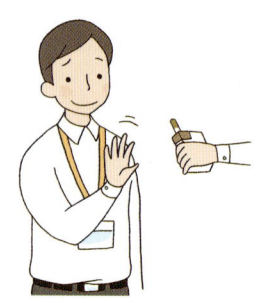

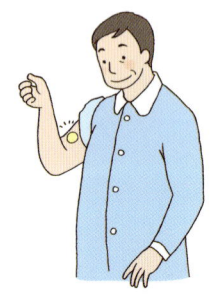

kenko_48
禁煙

kenko_49
禁煙

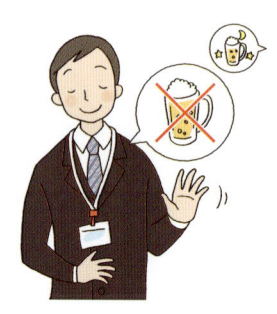

kenko_50
禁酒

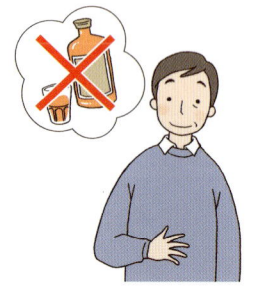

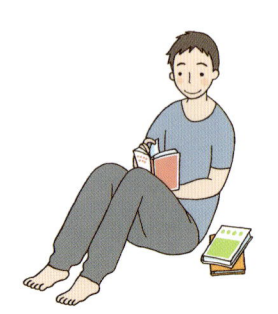

kenko_51
禁酒

kenko_52
ゆとりの時間

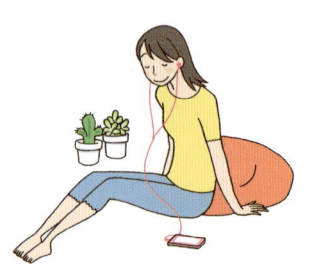

kenko_53
ゆとりの時間

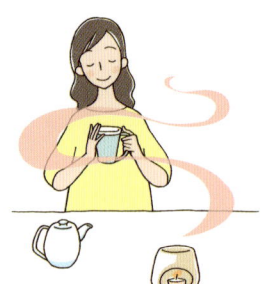

kenko_54
ゆとりの時間

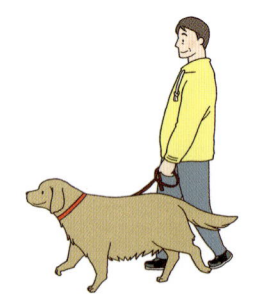

kenko_55
ゆとりの時間

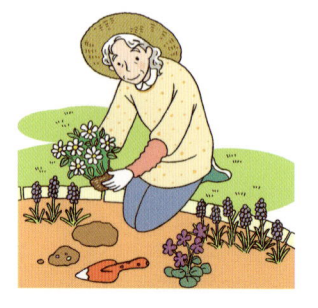

kenko_56
ゆとりの時間

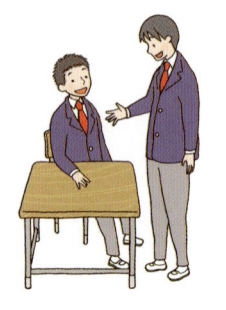

kenko_57
楽しい会話

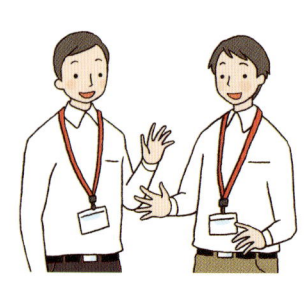

kenko_58
楽しい会話

26

データの場所	JPEG			PNG			☆白黒はP103	02
	カラーJPEG ▶	J1 健康編 ▶	J02 健康生活	カラーPNG ▶	P1 健康編 ▶	P02 健康生活		健康生活

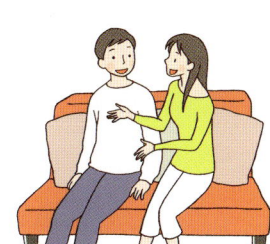

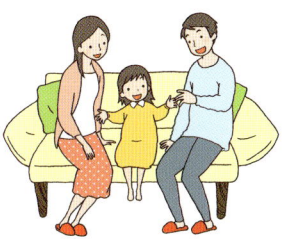

kenko_59 楽しい会話

kenko_60 楽しい会話

kenko_61 楽しい会話

kenko_62 楽しい会話

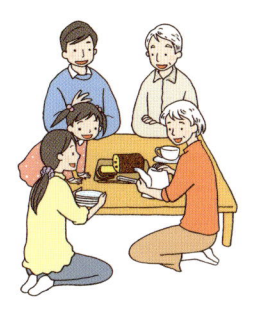

kenko_63 楽しい会話

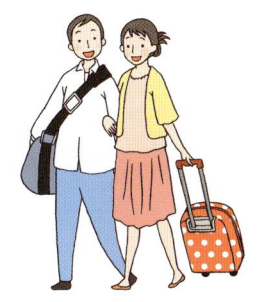

kenko_64 旅行

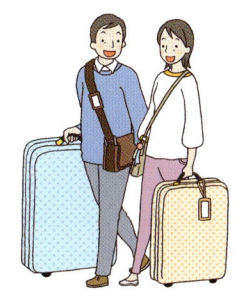

kenko_65 旅行

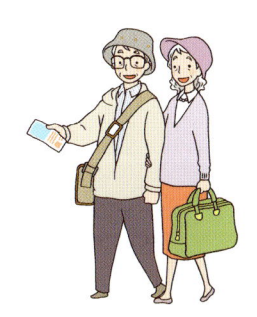

kenko_66 旅行

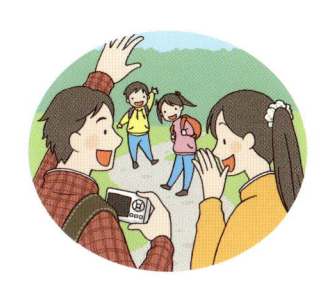

kenko_67 旅行

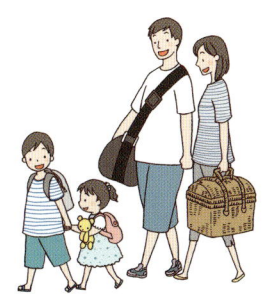

kenko_68 旅行

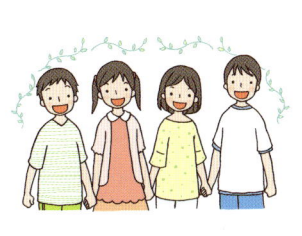

背景あり…**kenko_69a**
背景なし…**kenko_69b**
仲良し

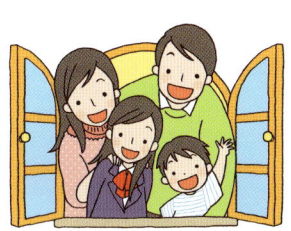

kenko_70 仲良し家族

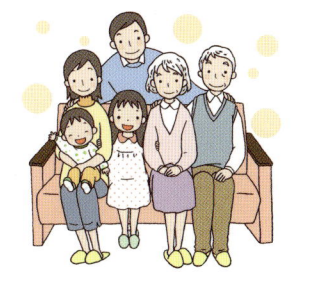

背景あり…**kenko_71a**
背景なし…**kenko_71b**
仲良し家族

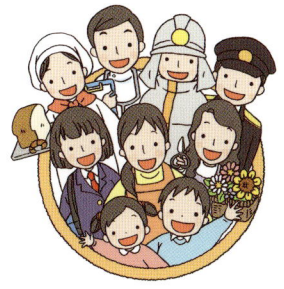

kenko_72 仲良しコミュニティー

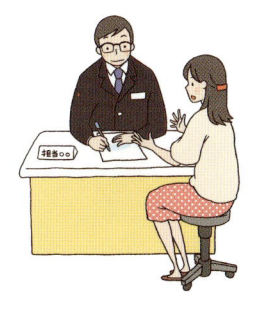

kenko_73 相談

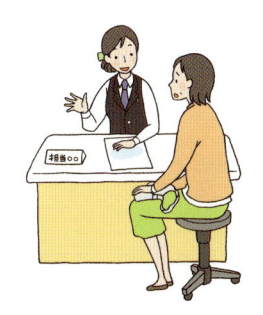

kenko_74 相談

27

03 いきいき高齢者

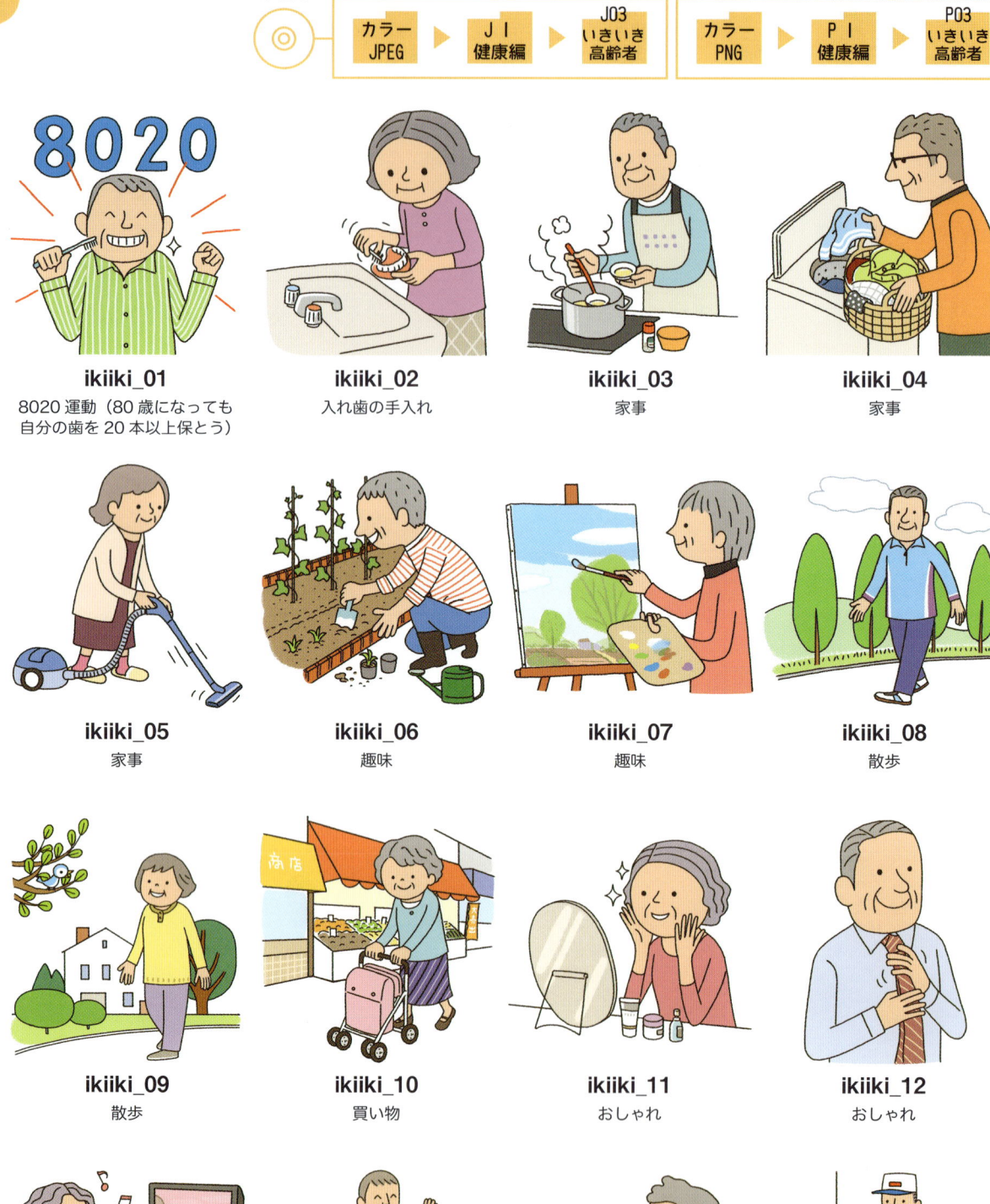

☆白黒は P104

| データの場所 | JPEG: カラーJPEG ▶ J1 健康編 ▶ J03 いきいき高齢者 | PNG: カラーPNG ▶ P1 健康編 ▶ P03 いきいき高齢者 |

ikiiki_01
8020運動（80歳になっても自分の歯を20本以上保とう）

ikiiki_02
入れ歯の手入れ

ikiiki_03
家事

ikiiki_04
家事

ikiiki_05
家事

ikiiki_06
趣味

ikiiki_07
趣味

ikiiki_08
散歩

ikiiki_09
散歩

ikiiki_10
買い物

ikiiki_11
おしゃれ

ikiiki_12
おしゃれ

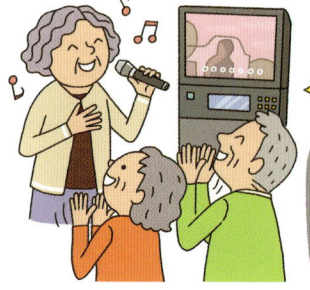

ikiiki_13
カラオケ

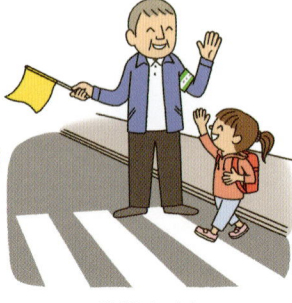

ikiiki_14
ボランティア

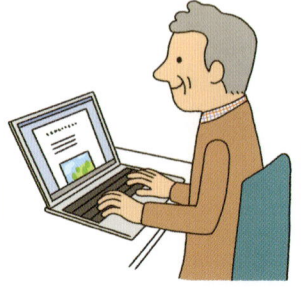

ikiiki_15
パソコンに挑戦

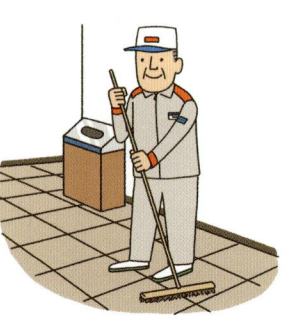

ikiiki_16
シルバー人材

データの場所

JPEG		
カラーJPEG	J1 健康編	J04 妊娠と育児

PNG		
カラーPNG	P1 健康編	P04 妊娠と育児

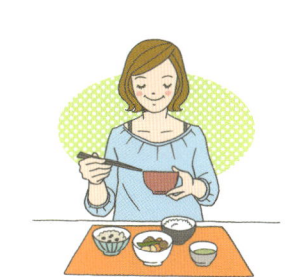

☆白黒は P105

04 妊娠と育児

背景あり…ninshin_01a
背景なし…ninshin_01b
妊婦

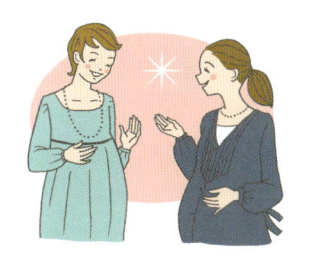

背景あり…ninshin_02a
背景なし…ninshin_02b
妊婦

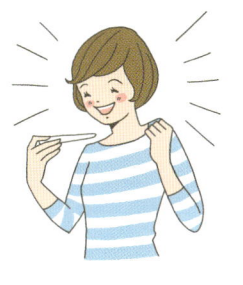

ninshin_03
妊娠

背景あり…ninshin_04a
背景なし…ninshin_04b
食事

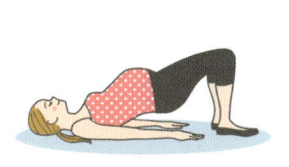

ninshin_05
体操

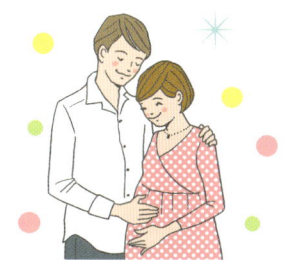

背景あり…ninshin_06a
背景なし…ninshin_06b
幸せ夫婦

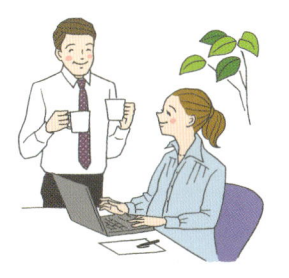

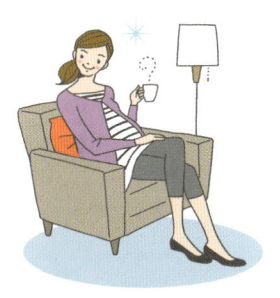

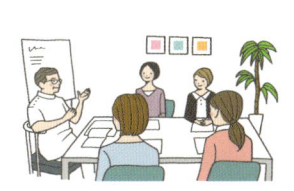

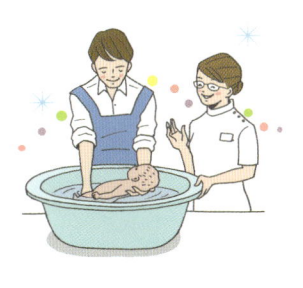

ninshin_07
仕事

背景あり…ninshin_08a
背景なし…ninshin_08b
リラックス

ninshin_09
講習会

背景あり…ninshin_10a
背景なし…ninshin_10b
講習会

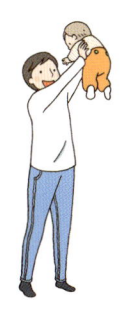

ninshin_11
スキンシップ

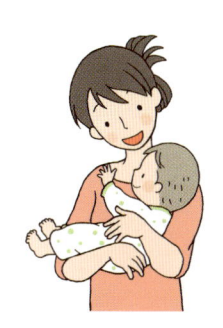

ninshin_12
スキンシップ

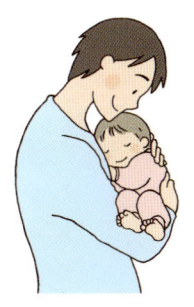

ninshin_13
スキンシップ

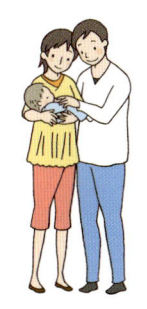

ninshin_14
幸せ親子

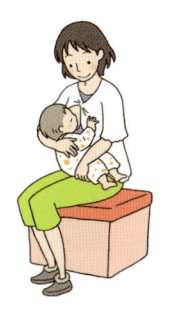

ninshin_15
授乳

ninshin_16
授乳

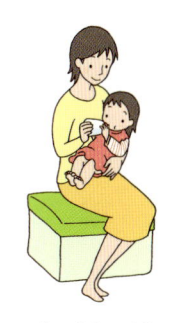

04 妊娠と育児

☆白黒はP106

データの場所

JPEG: カラーJPEG ▶ J1 健康編 ▶ J04 妊娠と育児

PNG: カラーPNG ▶ P1 健康編 ▶ P04 妊娠と育児

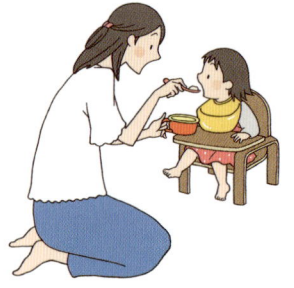

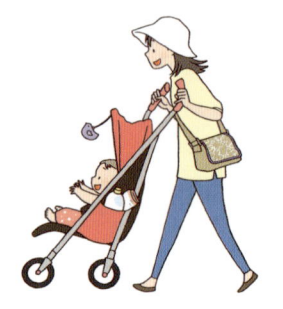

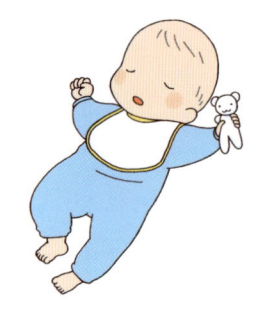

ninshin_17 離乳食

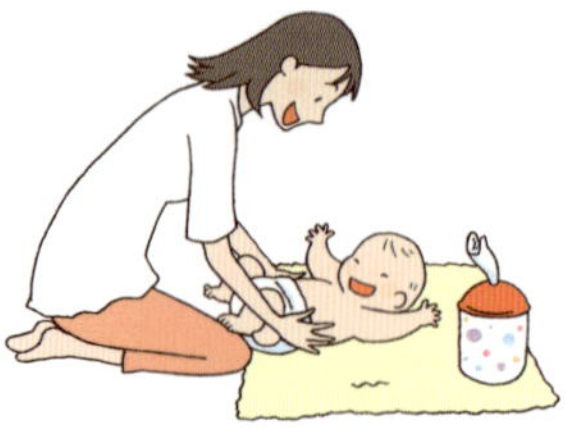

ninshin_18 おむつ替え

ninshin_19 散歩

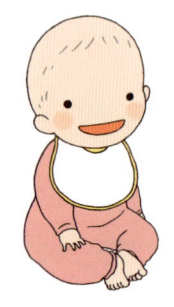

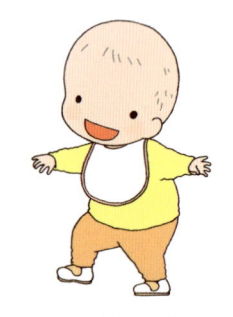

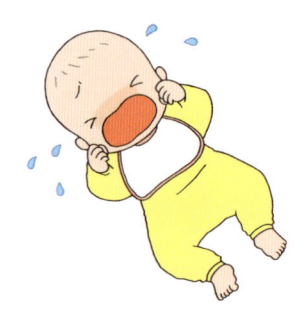

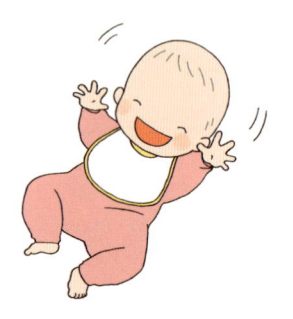

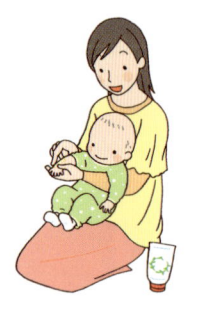

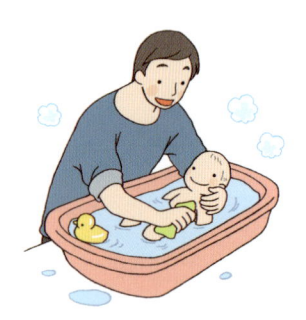

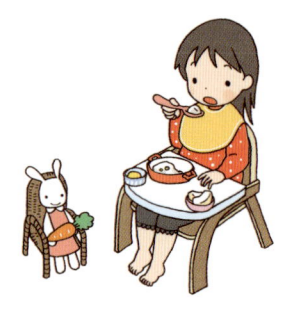

ninshin_20 睡眠

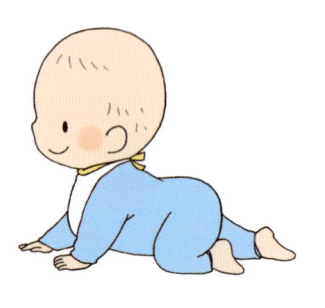

ninshin_21 はいはい

ninshin_22 おすわり

ninshin_23 あんよ

ninshin_24 泣く

ninshin_25 喜ぶ

ninshin_26 スキンケア

ninshin_27 スキンケア

ninshin_28 一人で食事

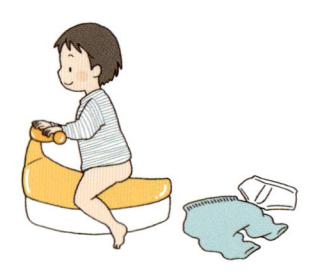

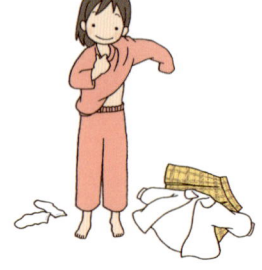

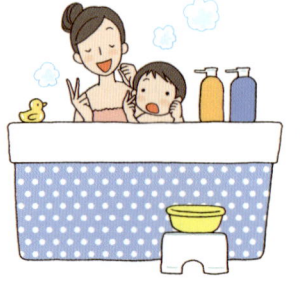

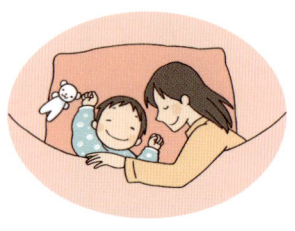

ninshin_29 一人でトイレ

ninshin_30 一人で着替え

ninshin_31 入浴

ninshin_32 睡眠

データの場所	JPEG			PNG			☆白黒は P107	05
	カラー JPEG ▶	J1 健康編 ▶	J05 運動と美容	カラー PNG ▶	P1 健康編 ▶	P05 運動と美容		

運動と美容

undo_01
体操

undo_02
体操

undo_03
体操

undo_04
体操

undo_05
ストレッチ

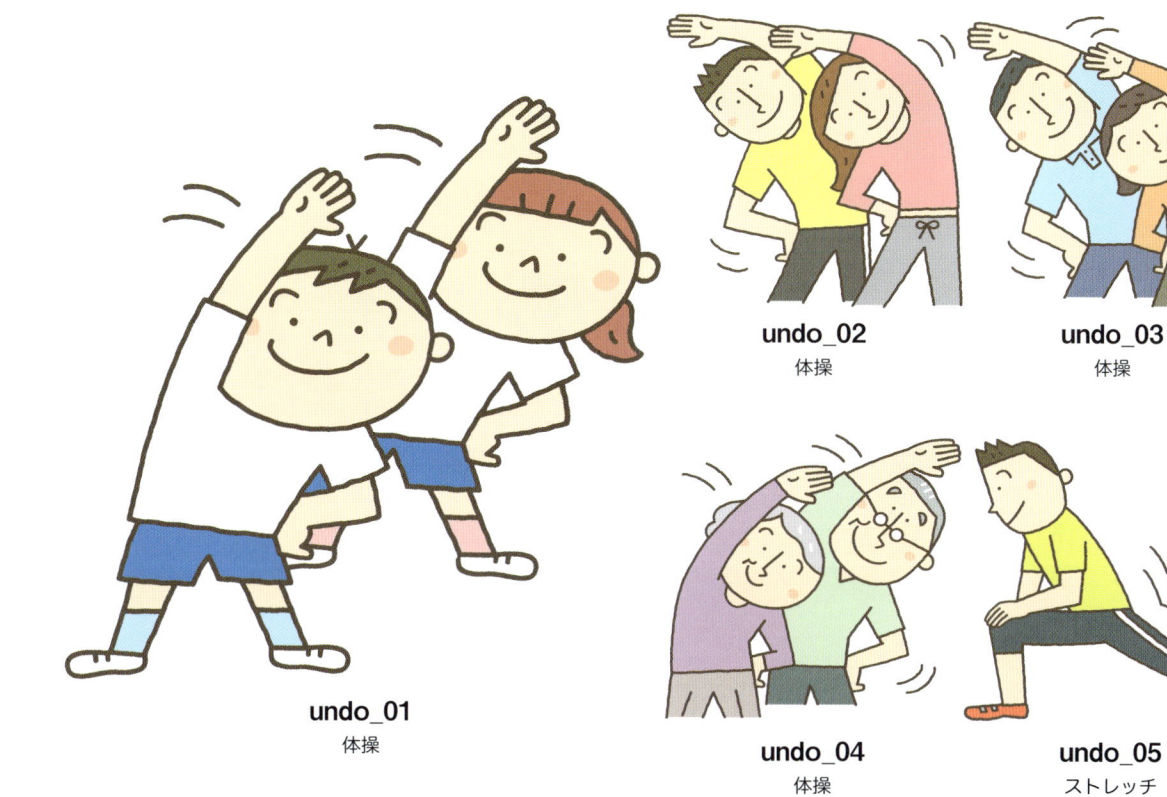

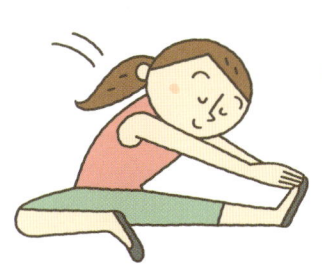

undo_06
ストレッチ

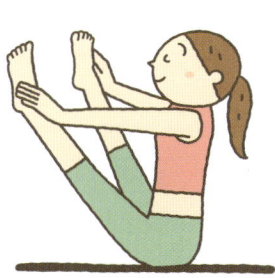

undo_07
ピラティス

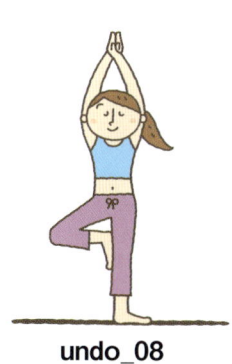

undo_08
ヨガ

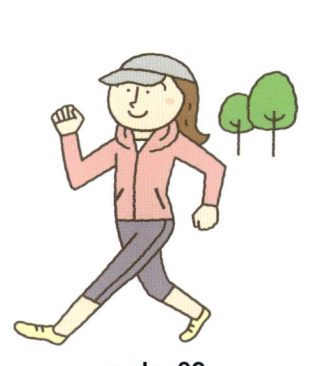

undo_09
ウォーキング

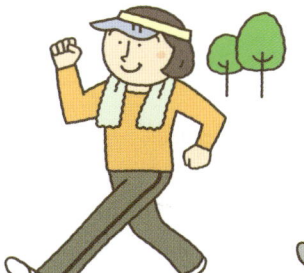

undo_10
ウォーキング

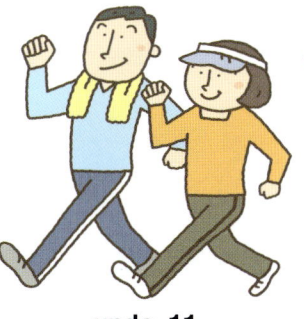

undo_11
ウォーキング

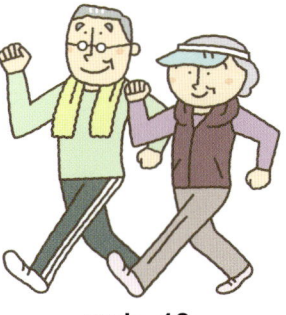

undo_12
ウォーキング

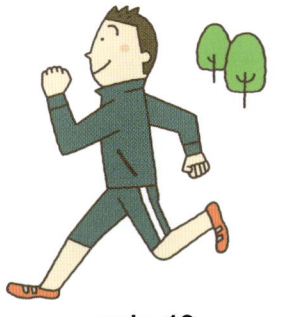

undo_13
ランニング

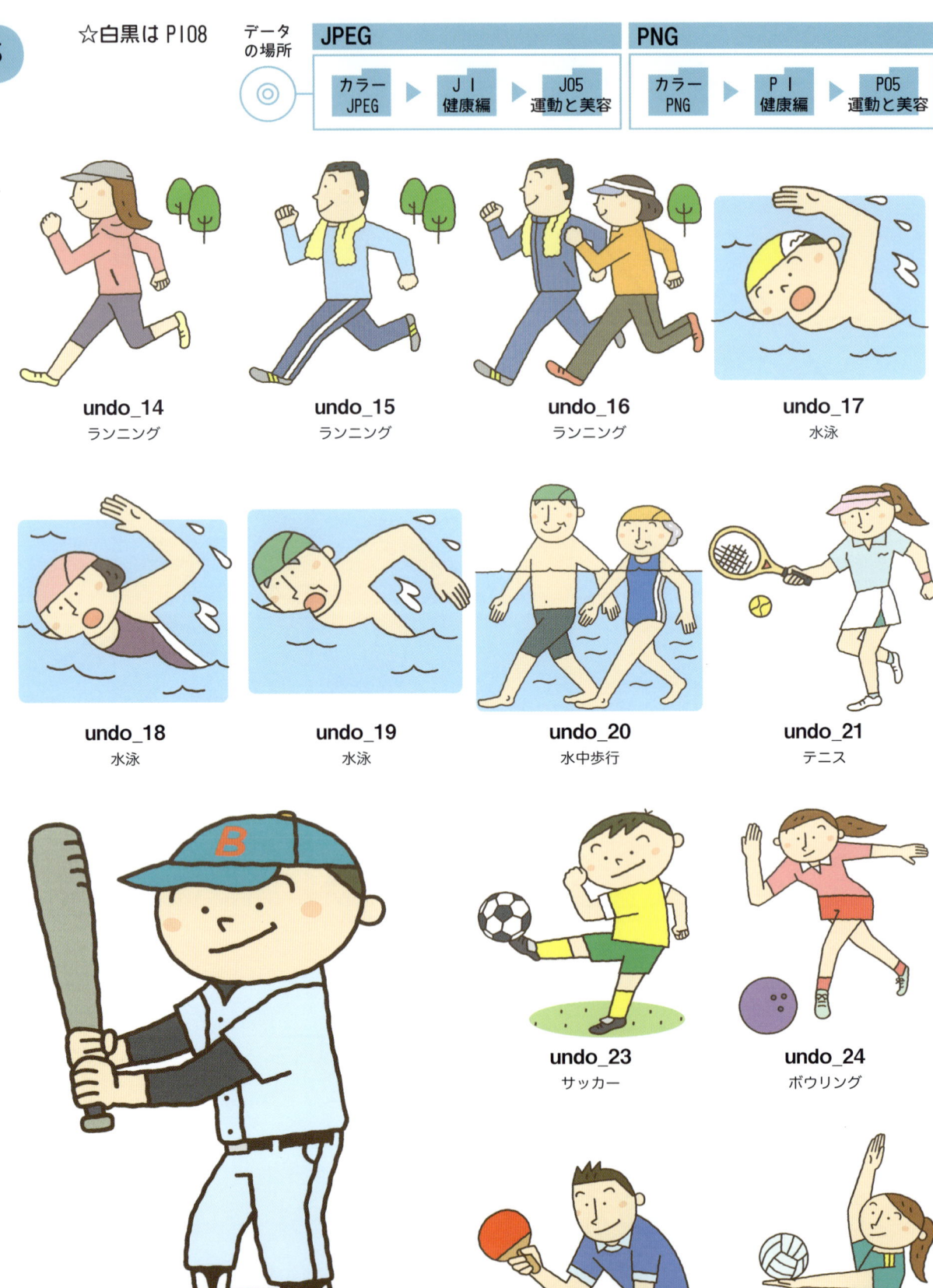

05 運動と美容

☆白黒はP108

データの場所

JPEG			PNG		
カラーJPEG	J1 健康編	J05 運動と美容	カラーPNG	P1 健康編	P05 運動と美容

undo_14 ランニング

undo_15 ランニング

undo_16 ランニング

undo_17 水泳

undo_18 水泳

undo_19 水泳

undo_20 水中歩行

undo_21 テニス

undo_22 野球

undo_23 サッカー

undo_24 ボウリング

undo_25 卓球

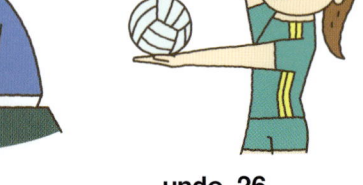

undo_26 バレーボール

32

データの場所 | **JPEG**: カラーJPEG ▶ J1 健康編 ▶ J05 運動と美容
PNG: カラーPNG ▶ P1 健康編 ▶ P05 運動と美容

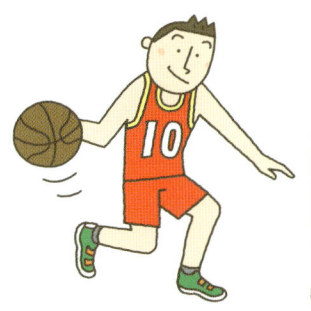

☆白黒はP109

05 運動と美容

undo_27
バスケットボール

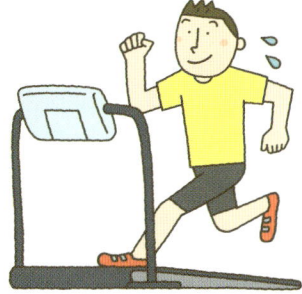

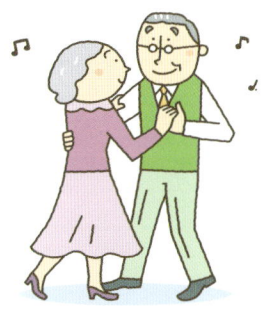

undo_28
ジム

undo_29
ダンス

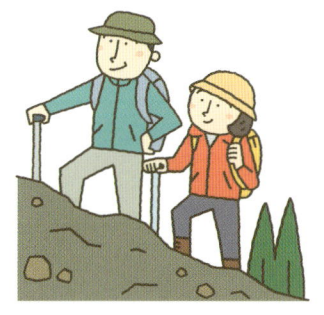

undo_30
登山

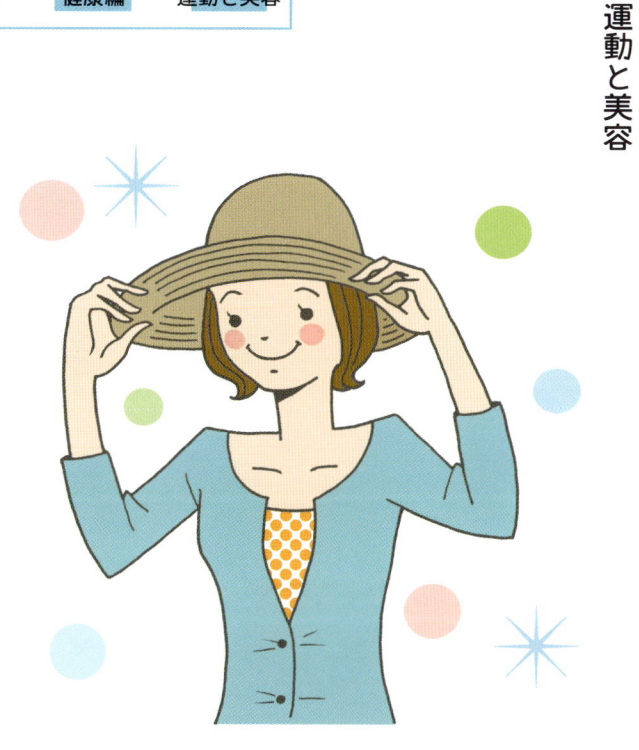

背景あり…**undo_31a**
背景なし…**undo_31b**
紫外線予防

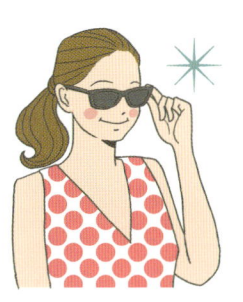

背景あり…**undo_32a**
背景なし…**undo_32b**
紫外線予防

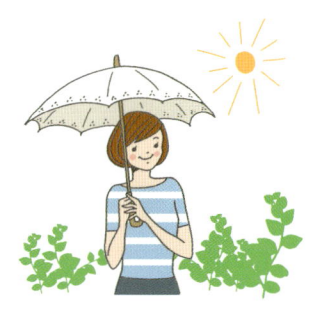

undo_33
紫外線予防

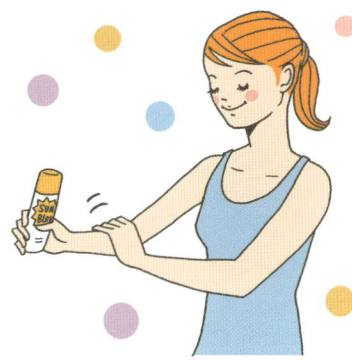

背景あり…**undo_34a**
背景なし…**undo_34b**
紫外線予防

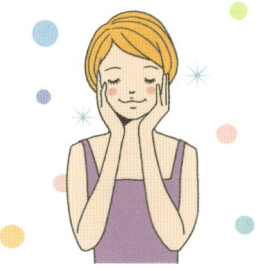

背景あり…**undo_35a**
背景なし…**undo_35b**
スキンケア

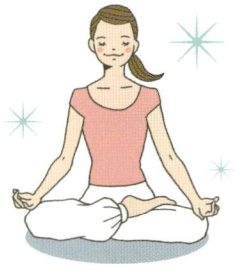

背景あり…**undo_36a**
背景なし…**undo_36b**
ヨガ

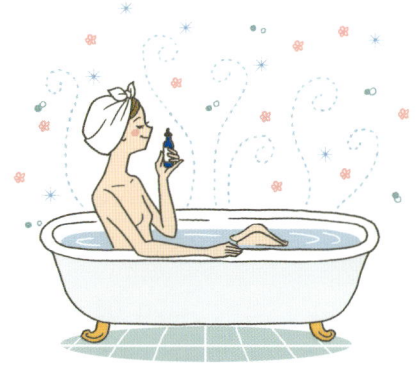

undo_37
半身浴

33

06 栄養管理

☆白黒はP110

データの場所: JPEG → カラーJPEG → J1 健康編 → J06 栄養管理 / PNG → カラーPNG → P1 健康編 → P06 栄養管理

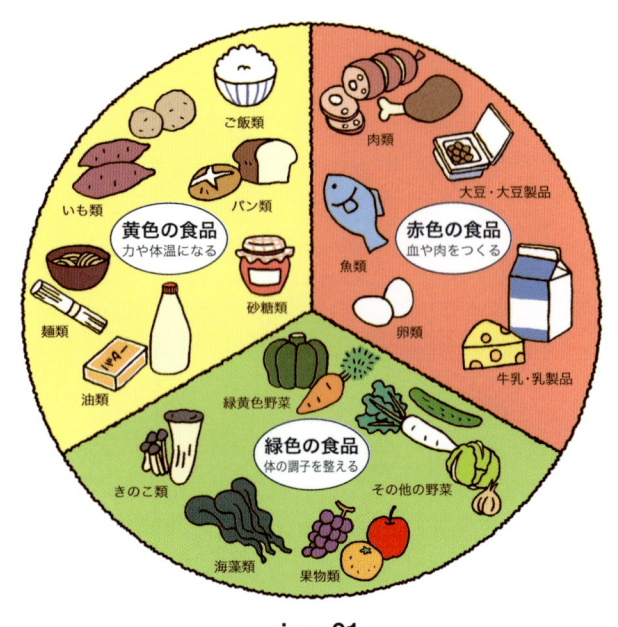

eiyo_01 三色食品群

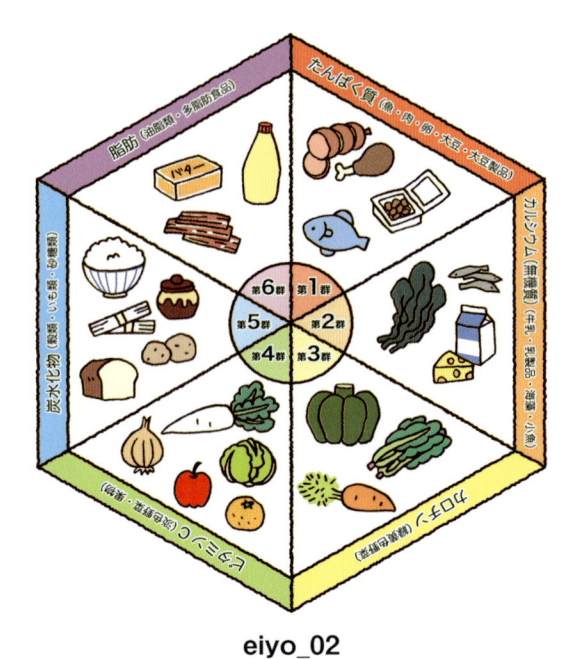

eiyo_02 六つの基礎食品群

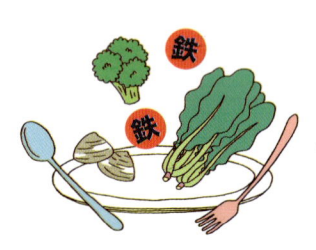

eiyo_03 鉄分をとろう

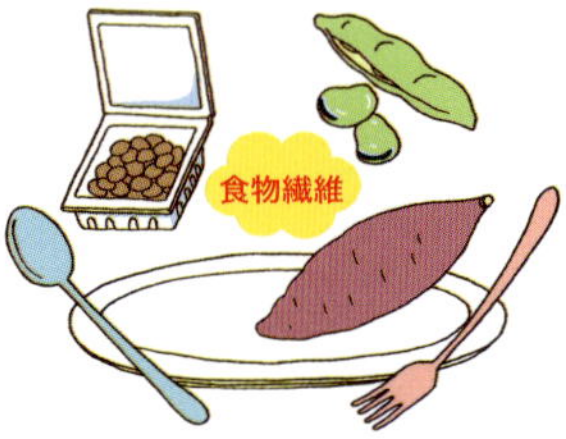

eiyo_04 食物繊維をとろう

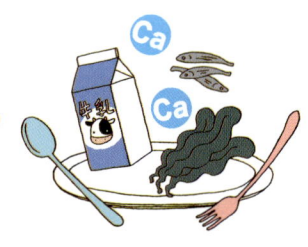

eiyo_05 カルシウムをとろう

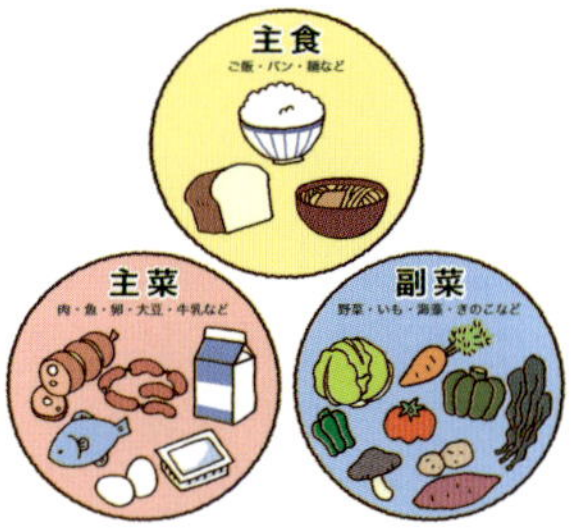

eiyo_06 主食・主菜・副菜

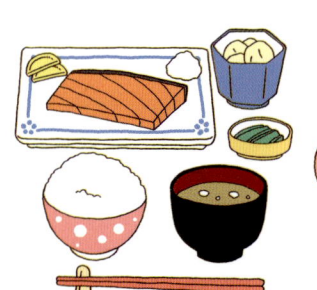

eiyo_07 主食・主菜・副菜

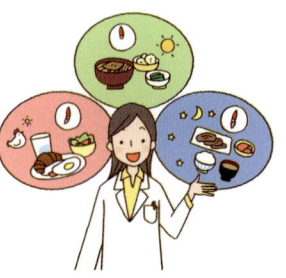

eiyo_08 規則正しい食事

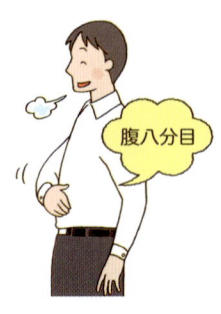

eiyo_09 腹八分目

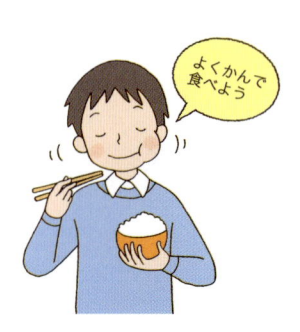

ふきだしあり…**eiyo_10a**
ふきだしなし…**eiyo_10b**
よくかんで食べよう

34

データの場所	JPEG			PNG			☆白黒はP111	06
◎	カラーJPEG ▶	J1健康編 ▶	J06栄養管理	カラーPNG ▶	P1健康編 ▶	P06栄養管理		栄養管理

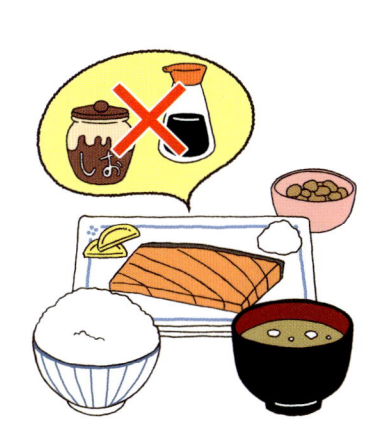

eiyo_11
塩分控えめ

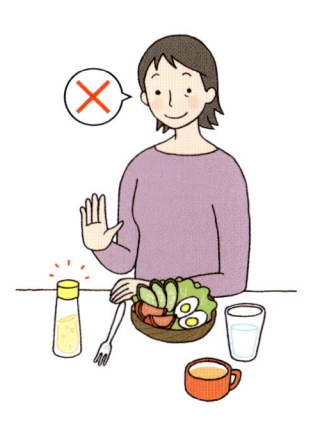

eiyo_12
塩分控えめ

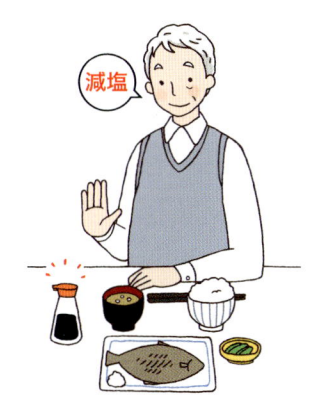

eiyo_13
塩分控えめ

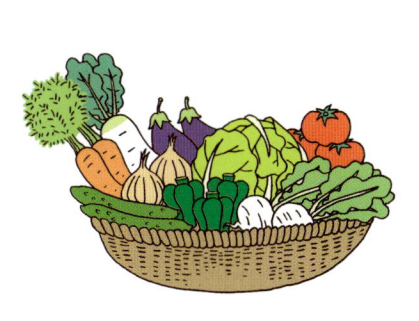

eiyo_14
野菜を食べよう

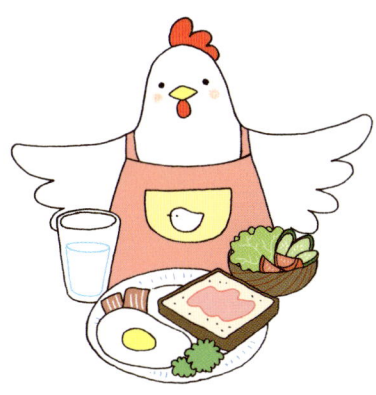

eiyo_15
朝食を食べよう

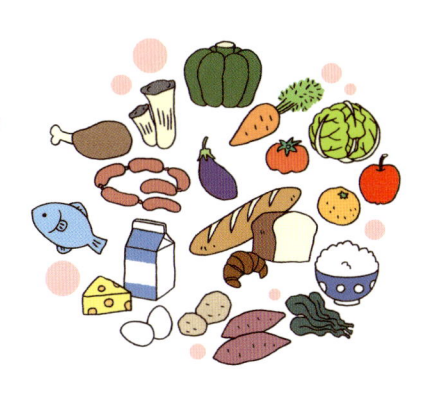

背景あり…**eiyo_16a**
背景なし…**eiyo_16b**
いろいろな食材を食べよう

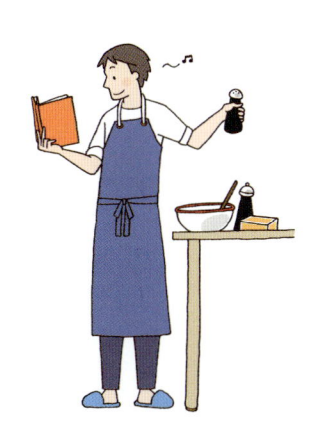

eiyo_17
手作りしよう

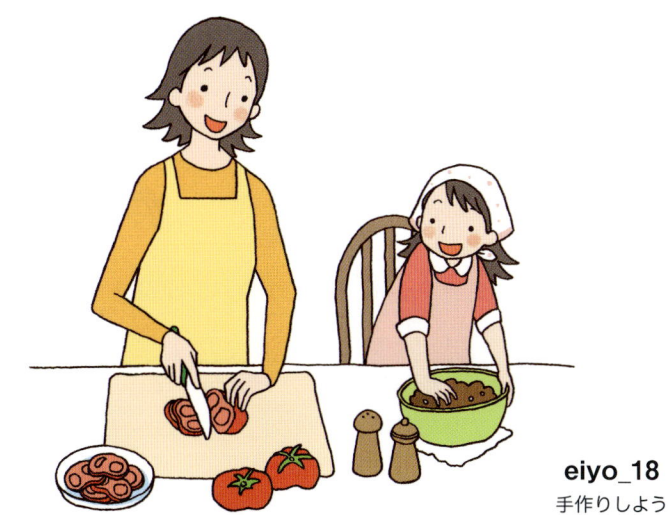

eiyo_18
手作りしよう

35

07 不健康生活

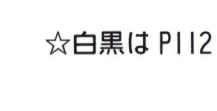

☆白黒はP112

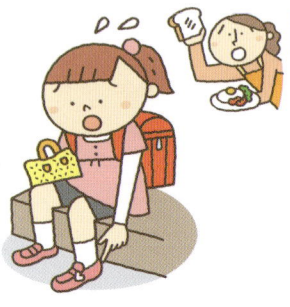

データの場所: カラーJPEG ▶ J1 健康編 ▶ J07 不健康生活 / カラーPNG ▶ P1 健康編 ▶ P07 不健康生活

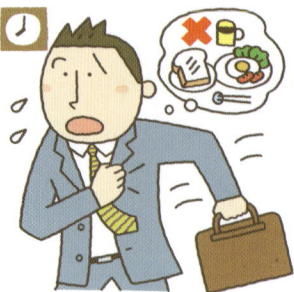

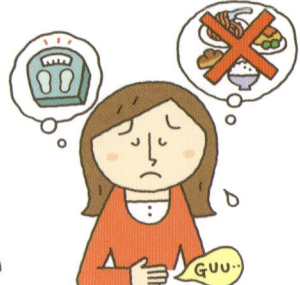

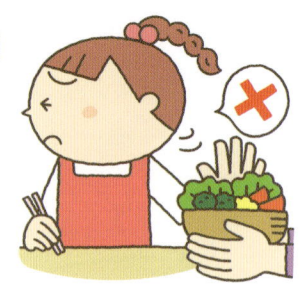

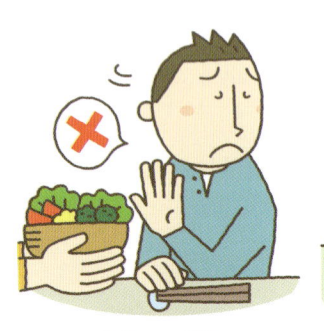

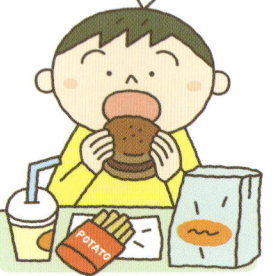

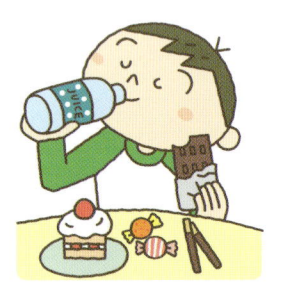

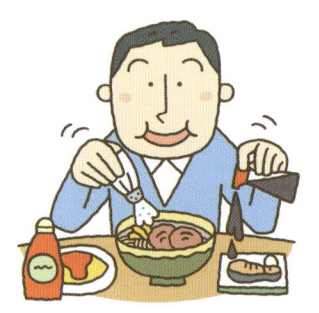

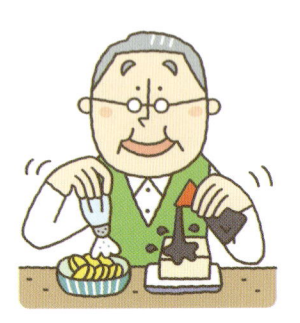

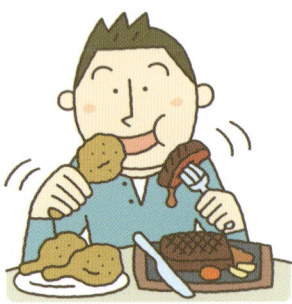

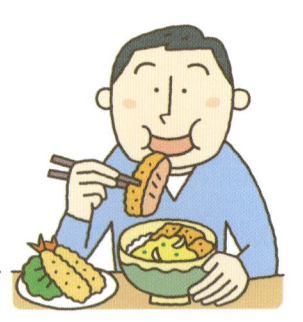

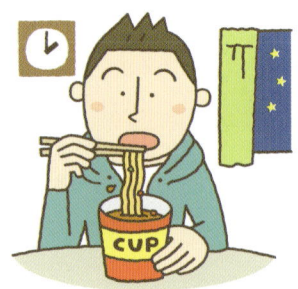

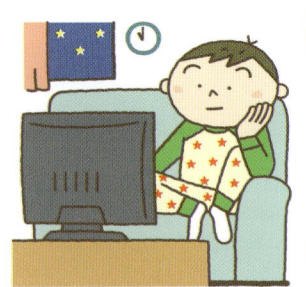

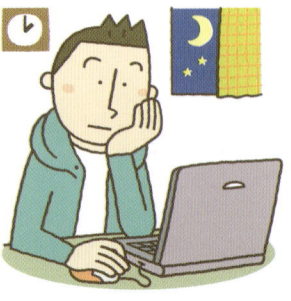

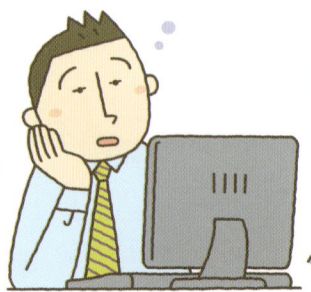

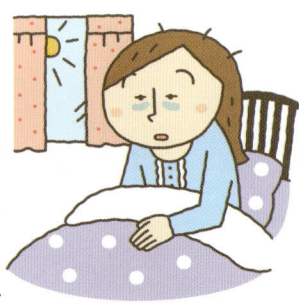

fuken_01 欠食	**fuken_02** 欠食	**fuken_03** 欠食	**fuken_04** 野菜嫌い
fuken_05 野菜嫌い	**fuken_06** ファストフード	**fuken_07** 甘いお菓子とジュース	**fuken_08** 塩分の摂り過ぎ
fuken_09 塩分の摂り過ぎ	**fuken_10** 肉の摂り過ぎ	**fuken_11** 脂肪の摂り過ぎ	**fuken_12** 不規則な食事
fuken_13 夜更かし	**fuken_14** 夜更かし	**fuken_15** 寝不足	**fuken_16** 寝不足

| データの場所 | JPEG | | | PNG | | | ☆白黒はP113 | 07 |

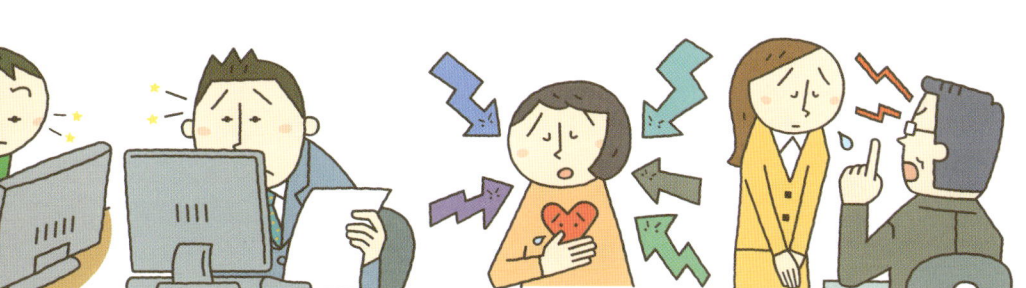

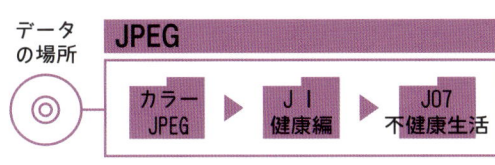

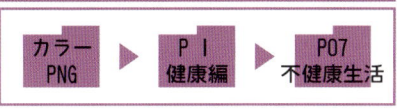

JPEG: カラーJPEG ▶ J1 健康編 ▶ J07 不健康生活
PNG: カラーPNG ▶ P1 健康編 ▶ P07 不健康生活

不健康生活

fuken_17
目の使い過ぎ

fuken_18
目の使い過ぎ

fuken_19
ストレス

fuken_20
ストレス

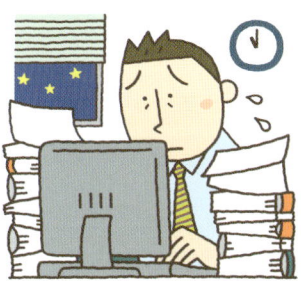

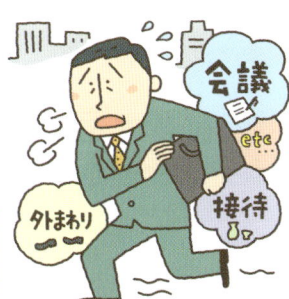

fuken_21
ストレス

fuken_22
ストレス

fuken_23
過労

fuken_24
過労

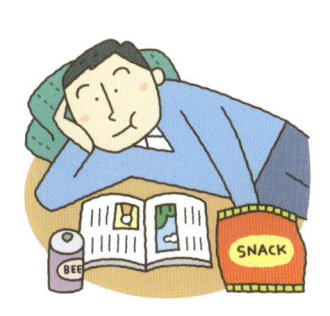

fuken_25
運動不足

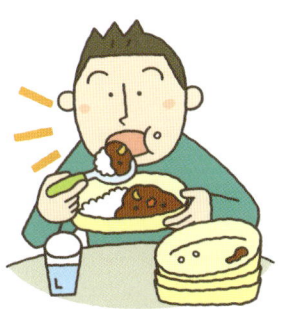

fuken_26
暴食

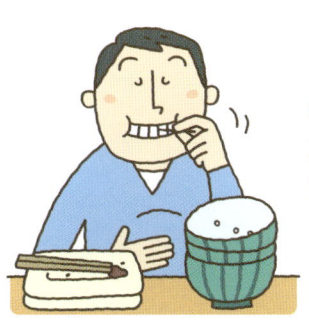

fuken_27
暴食

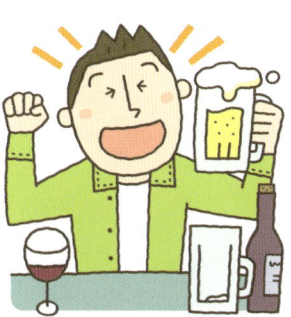

fuken_28
暴飲

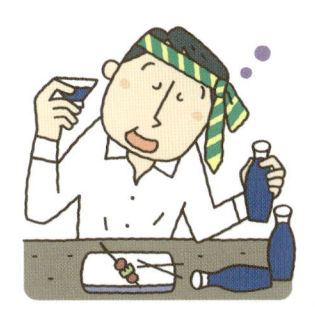

fuken_29
暴飲

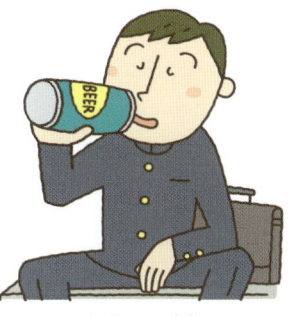

fuken_30
未成年の飲酒

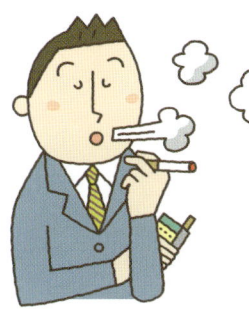

fuken_31
喫煙

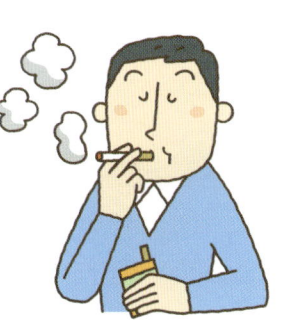

fuken_32
喫煙

07 不健康生活

☆白黒はP114

データの場所

JPEG: カラーJPEG ▶ J1 健康編 ▶ J07 不健康生活

PNG: カラーPNG ▶ P1 健康編 ▶ P07 不健康生活

fuken_33 未成年の喫煙	**fuken_34** 薬物	**fuken_35** 肌の露出	**fuken_36** 肌の露出
fuken_37 転倒	**fuken_38** 転倒	**fuken_39** 転倒・転落	**fuken_40** 転落
fuken_41 誤飲	**fuken_42** 窒息	**fuken_43** 窒息	**fuken_44** 溺水
fuken_45 溺水	**fuken_46** 交通事故	**fuken_47** 交通事故	**fuken_48** 交通事故

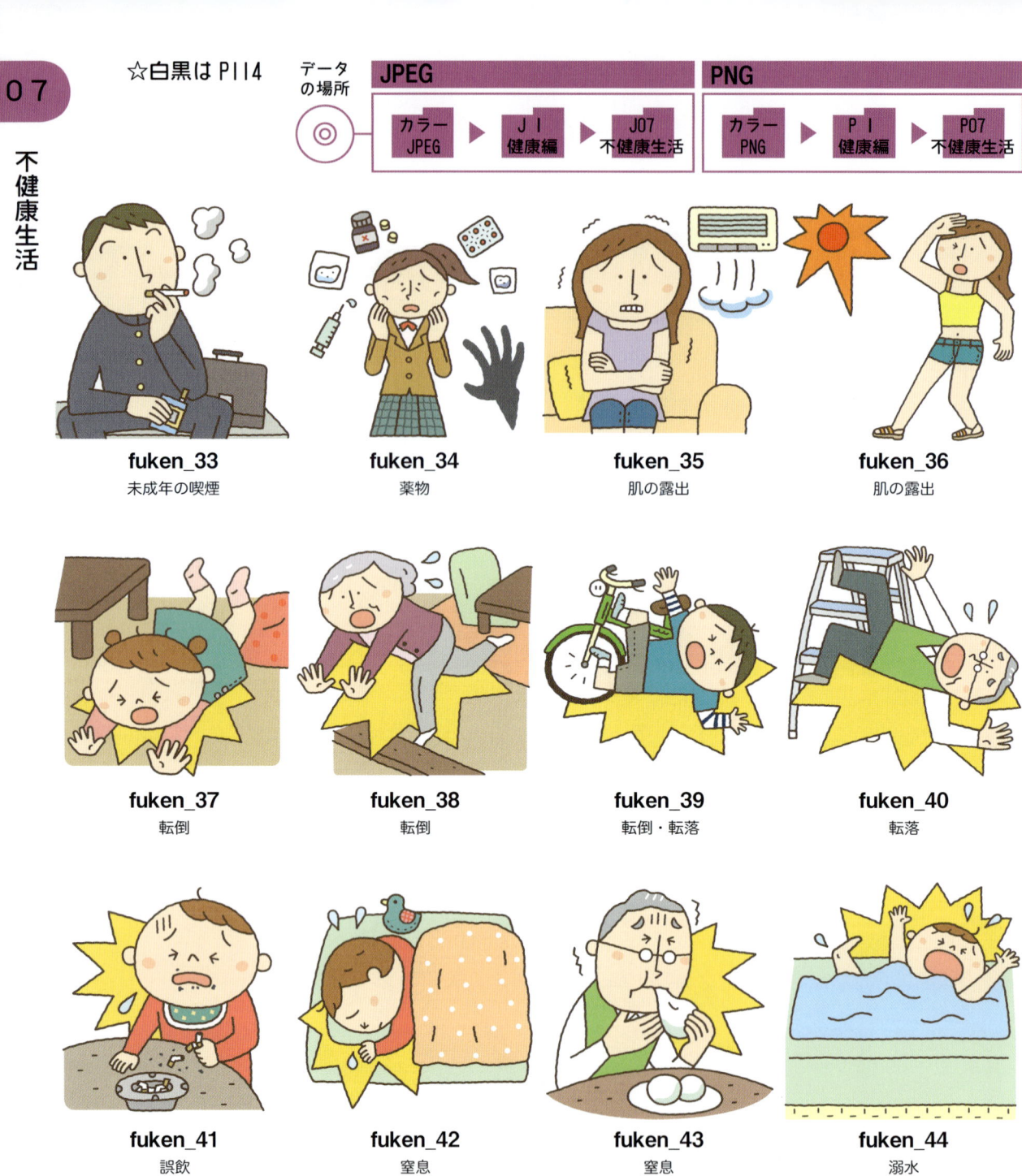

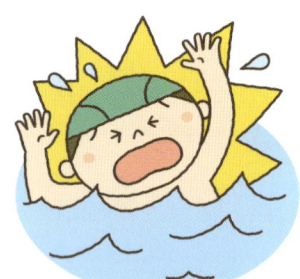

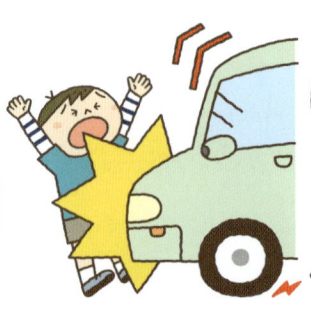

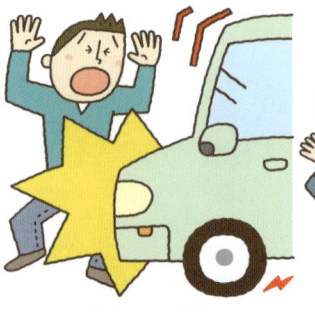

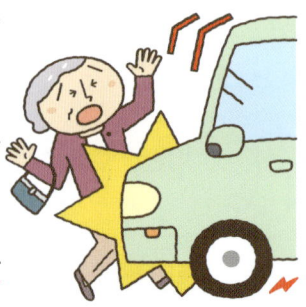

データの場所	JPEG			PNG			☆白黒はP115	08
◎	カラーJPEG ▶	J1健康編 ▶	J08さまざまな症状1	カラーPNG ▶	P1健康編 ▶	P08さまざまな症状1		

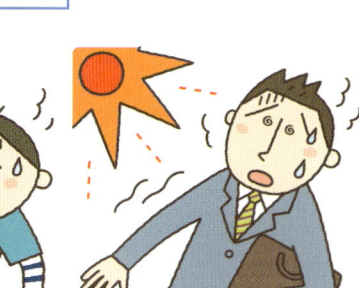

さまざまな症状1

shojo_001	shojo_002	shojo_003	shojo_004
花粉症	花粉症	熱中症	熱中症

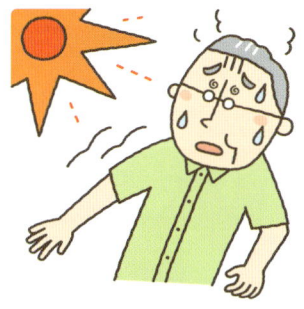

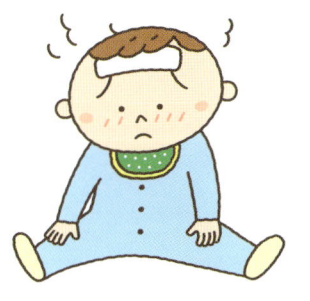

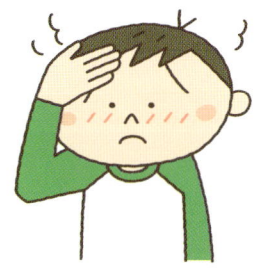

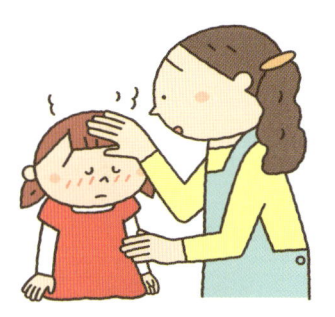

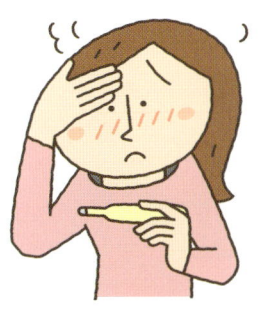

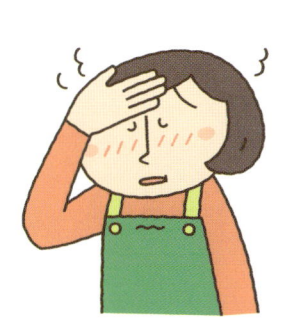

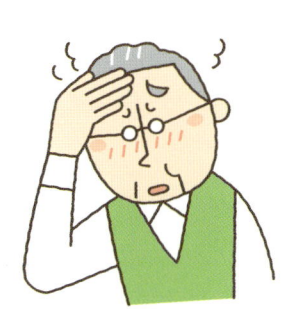

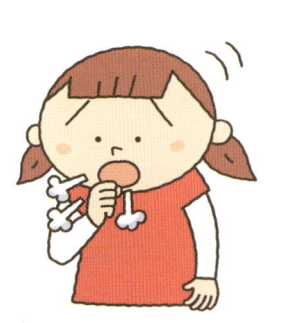

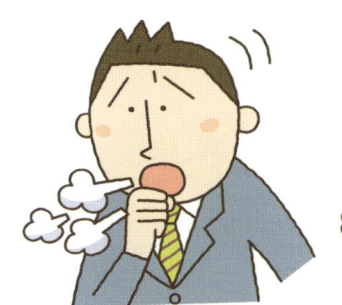

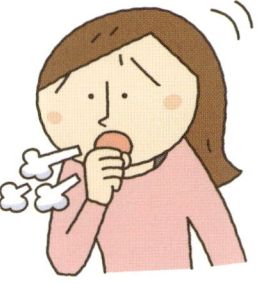

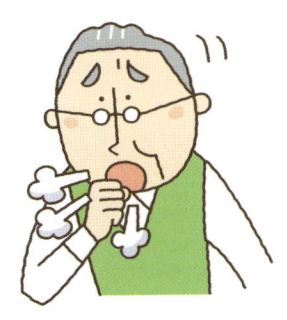

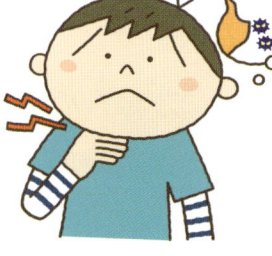

shojo_005	shojo_006	shojo_007	shojo_008
熱中症	発熱	発熱	発熱

shojo_009	shojo_010	shojo_011	shojo_012
発熱	発熱	発熱	咳

shojo_013	shojo_014	shojo_015	shojo_016
咳	咳	咳	ノドの痛み

08 さまざまな症状1

☆白黒はP116

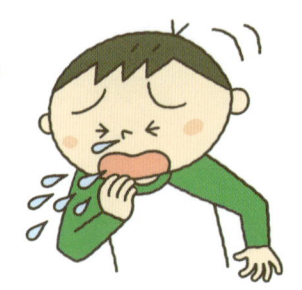

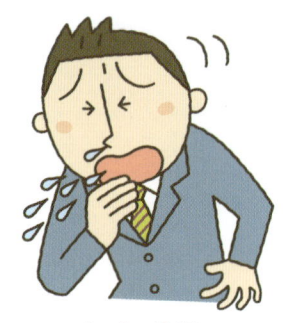

データの場所
JPEG → カラーJPEG → J1 健康編 → J08 さまざまな症状1
PNG → カラーPNG → P1 健康編 → P08 さまざまな症状1

| shojo_017 | shojo_018 | shojo_019 | shojo_020 |
| ノドの痛み | くしゃみ | くしゃみ | 寒気 |

| shojo_021 | shojo_022 | shojo_023 | shojo_024 |
| 寒気 | 寒気 | 頭痛 | 頭痛 |

| shojo_025 | shojo_026 | shojo_027 | shojo_028 |
| 頭痛 | 腹痛 | 腹痛 | 腹痛 |

| shojo_029 | shojo_030 | shojo_031 | shojo_032 |
| 腹痛 | 吐き気 | 吐き気 | 下痢 |

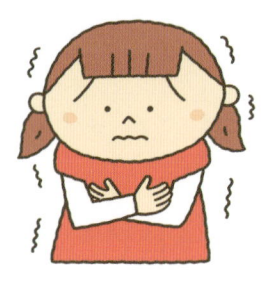

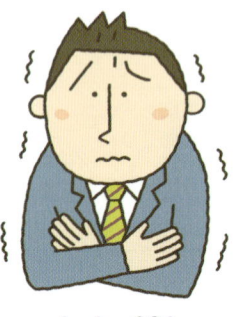

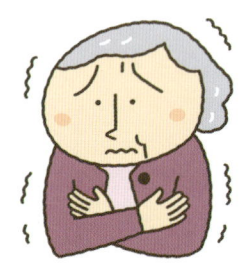

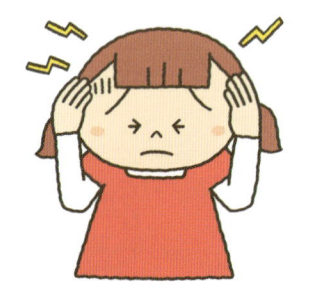

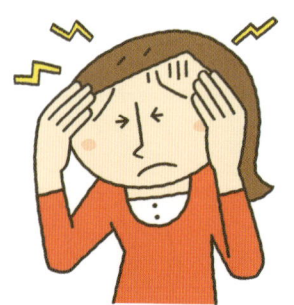

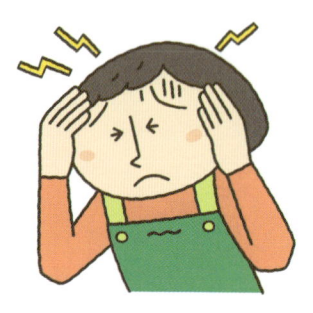

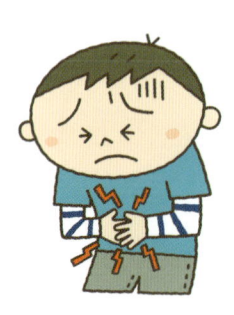

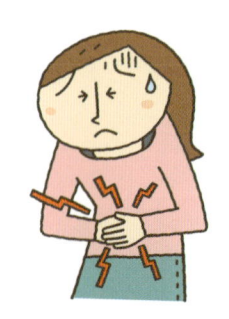

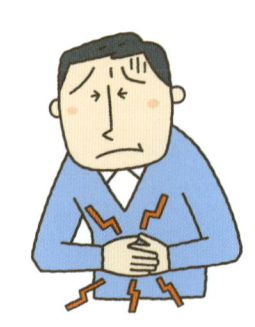

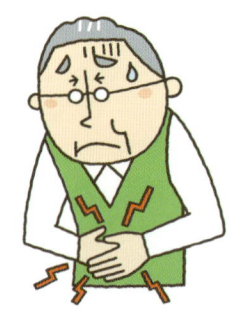

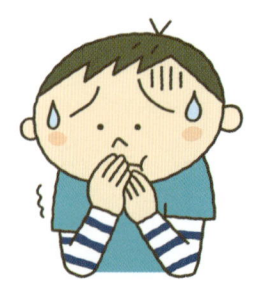

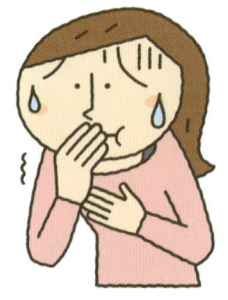

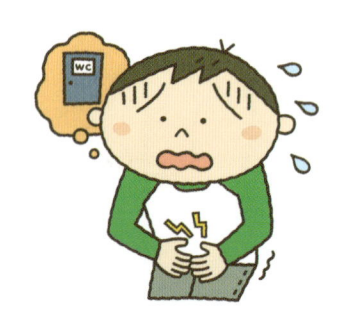

データの場所	JPEG			PNG			☆白黒はP117	08
◎	カラーJPEG ▶	J1健康編 ▶	J08さまざまな症状1	カラーPNG ▶	P1健康編 ▶	P08さまざまな症状1		

さまざまな症状1

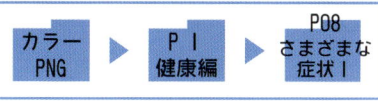

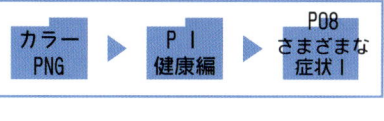

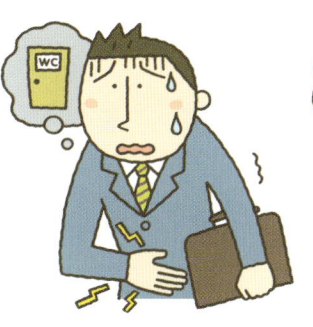

shojo_033 下痢

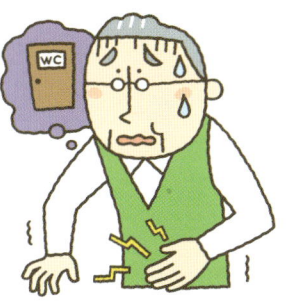

shojo_034 下痢

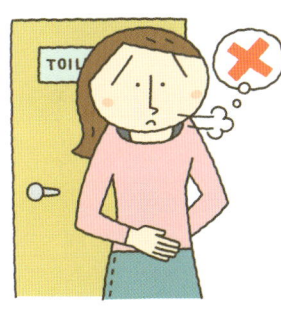

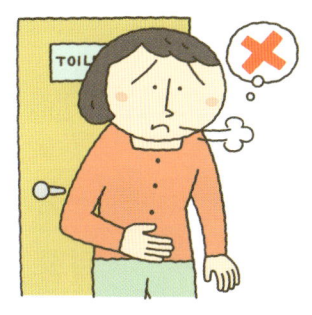

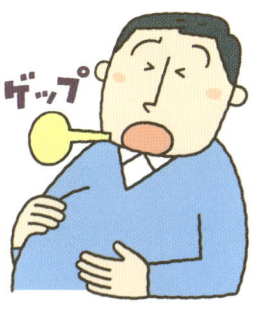

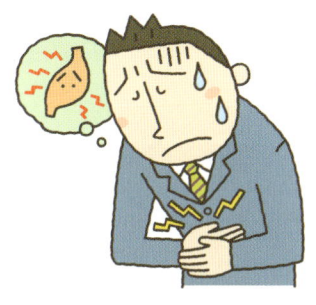

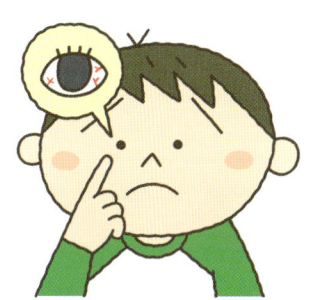

shojo_035 便秘

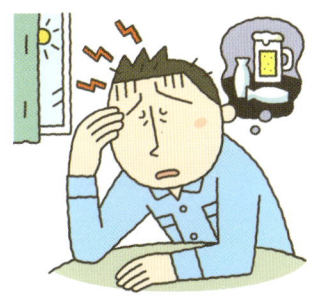

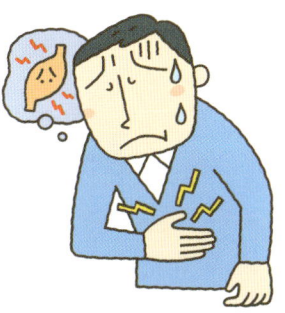

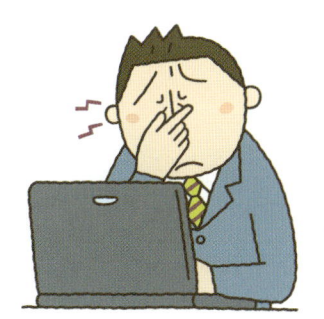

shojo_036 便秘

shojo_037 二日酔い

shojo_038 ゲップ

shojo_039 胃痛

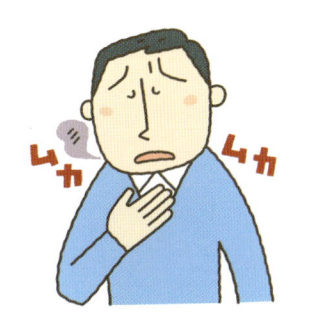

shojo_040 胃痛

shojo_041 胸やけ

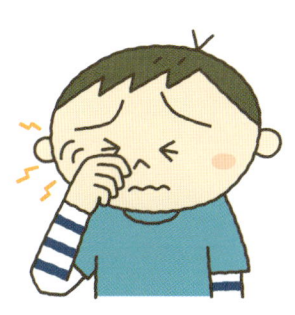

shojo_042 目のかゆみ

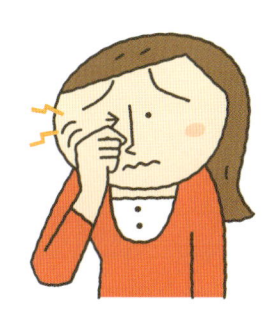

shojo_043 目のかゆみ

shojo_044 充血

shojo_045 目の疲れ

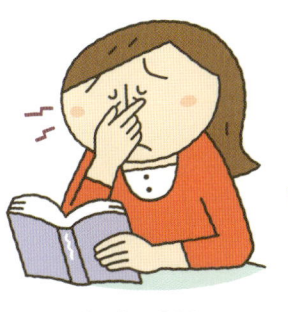

shojo_046 目の疲れ

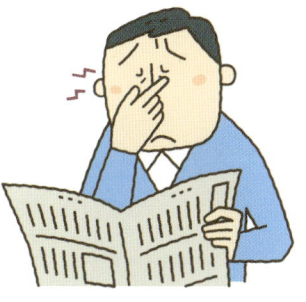

shojo_047 目の疲れ

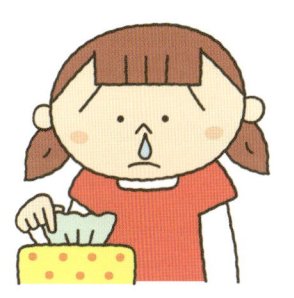

shojo_048 鼻水

08 さまざまな症状1

☆白黒はP118

データの場所	JPEG			PNG		
◎	カラーJPEG	J1 健康編	J08 さまざまな症状1	カラーPNG	P1 健康編	P08 さまざまな症状1

shojo_049 鼻水

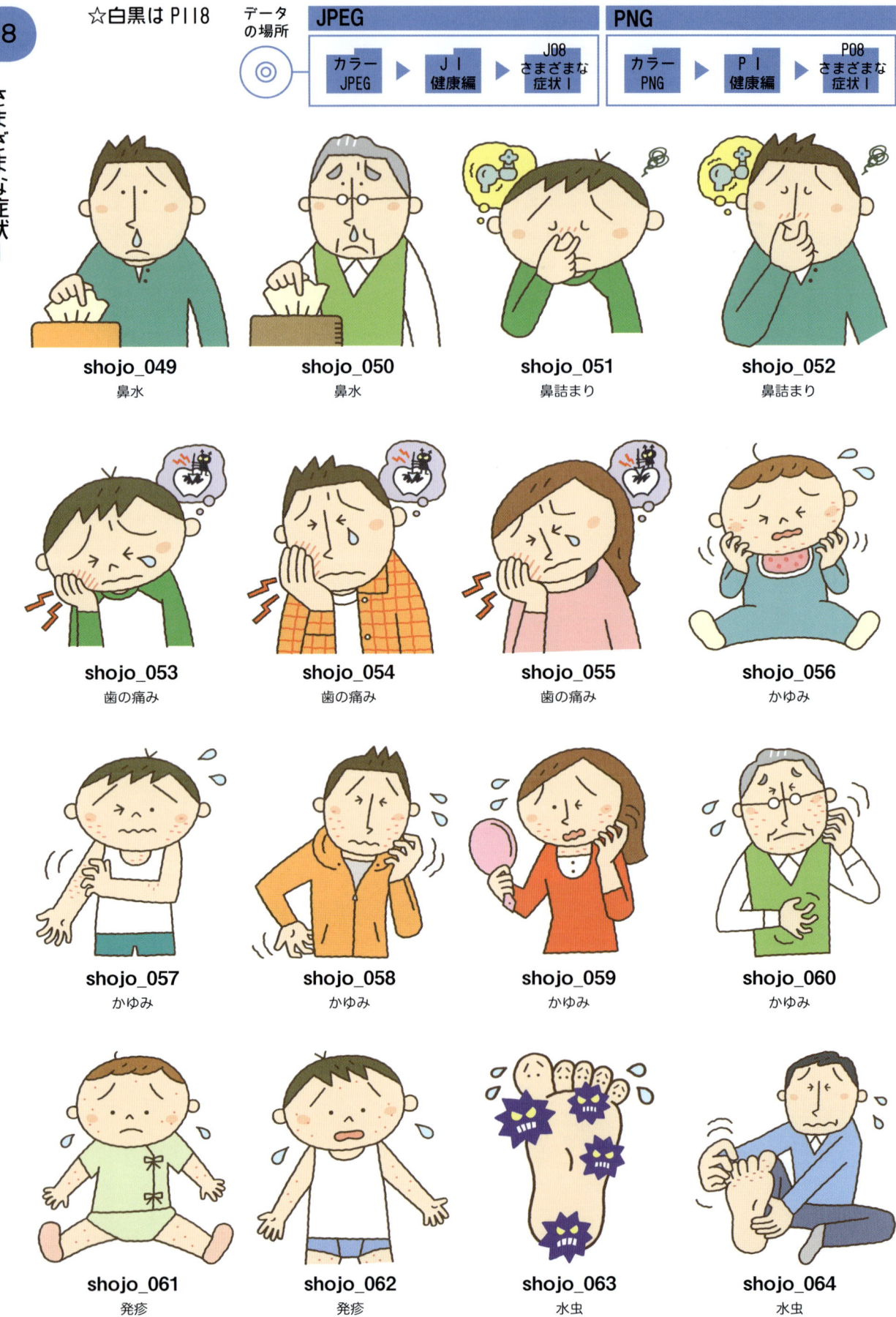

shojo_050 鼻水

shojo_051 鼻詰まり

shojo_052 鼻詰まり

shojo_053 歯の痛み

shojo_054 歯の痛み

shojo_055 歯の痛み

shojo_056 かゆみ

shojo_057 かゆみ

shojo_058 かゆみ

shojo_059 かゆみ

shojo_060 かゆみ

shojo_061 発疹

shojo_062 発疹

shojo_063 水虫

shojo_064 水虫

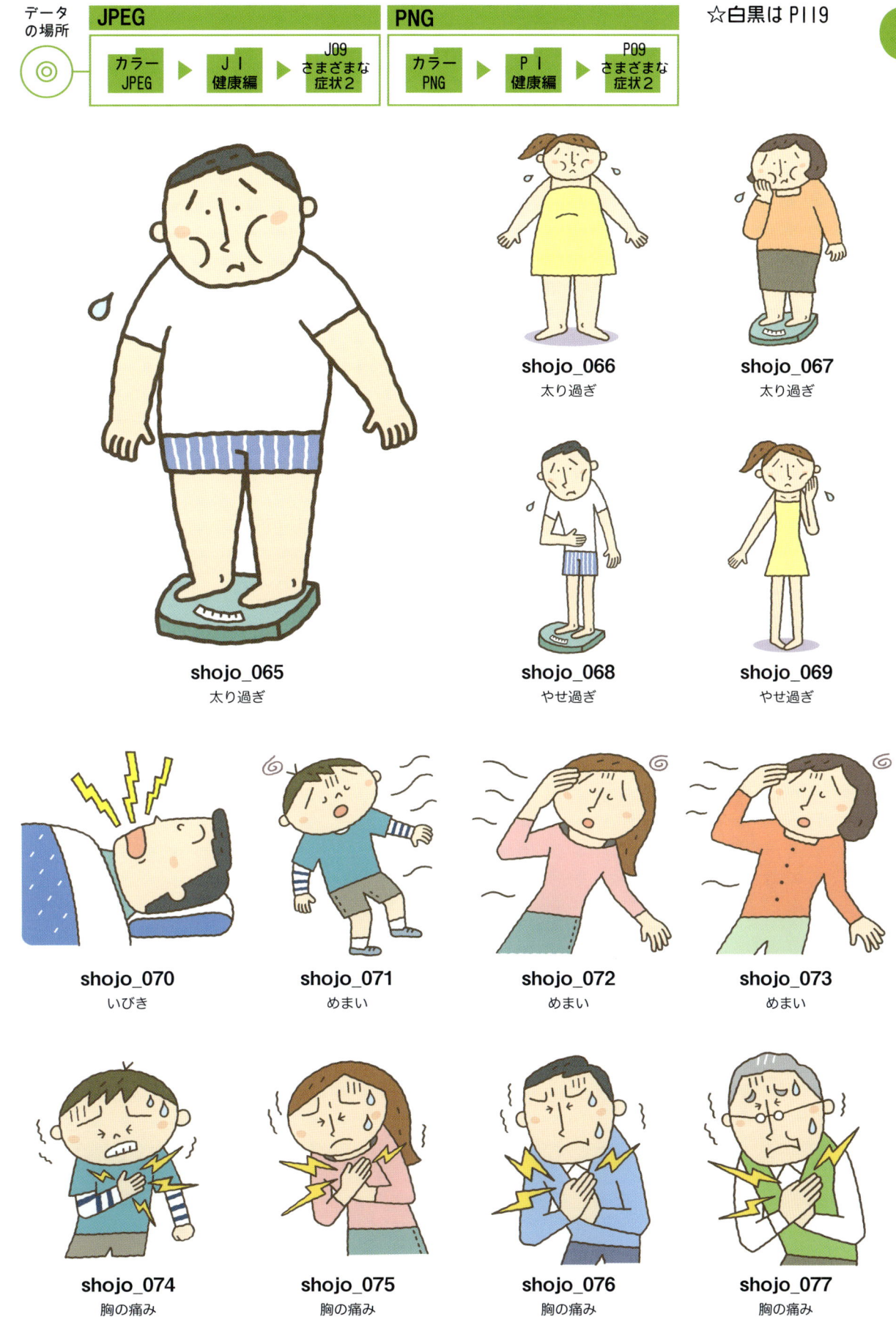

データの場所: JPEG → カラーJPEG → J1 健康編 → J09 さまざまな症状2
PNG → カラーPNG → P1 健康編 → P09 さまざまな症状2

☆白黒はP119

09 さまざまな症状2

shojo_065 太り過ぎ
shojo_066 太り過ぎ
shojo_067 太り過ぎ
shojo_068 やせ過ぎ
shojo_069 やせ過ぎ
shojo_070 いびき
shojo_071 めまい
shojo_072 めまい
shojo_073 めまい
shojo_074 胸の痛み
shojo_075 胸の痛み
shojo_076 胸の痛み
shojo_077 胸の痛み

09 さまざまな症状2

☆白黒はP120

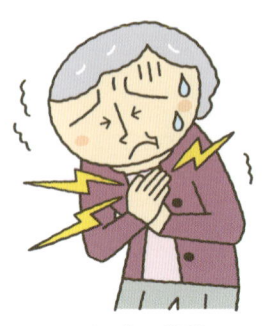

データの場所
JPEG: カラーJPEG ▶ J1健康編 ▶ J09さまざまな症状2
PNG: カラーPNG ▶ P1健康編 ▶ P09さまざまな症状2

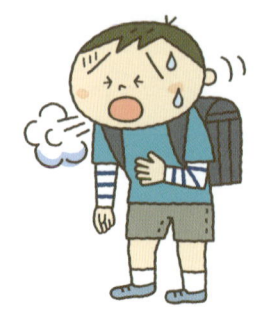

shojo_078 胸の痛み
shojo_079 息切れ
shojo_080 息切れ
shojo_081 息切れ
shojo_082 不眠
shojo_083 不眠
shojo_084 疲労感
shojo_085 疲労感
shojo_086 疲労感
shojo_087 疲労感
shojo_088 イライラ
shojo_089 イライラ
shojo_090 イライラ
shojo_091 イライラ
shojo_092 憂鬱・不安
shojo_093 憂鬱・不安

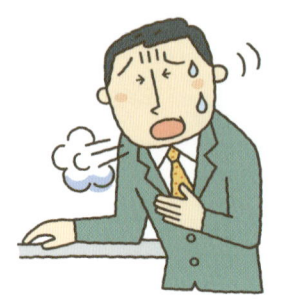

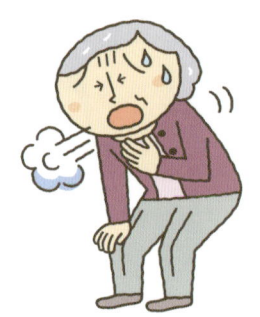

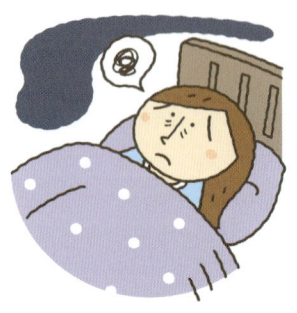

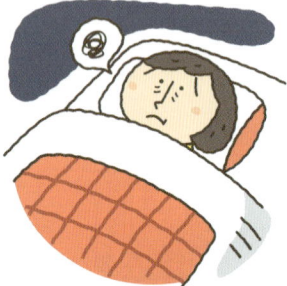

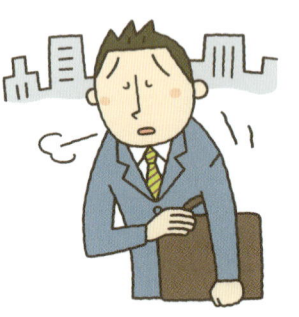

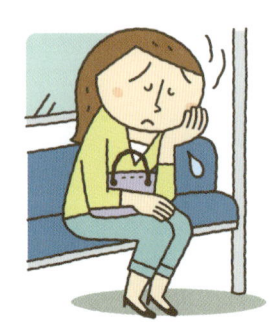

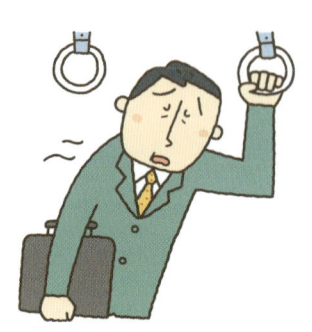

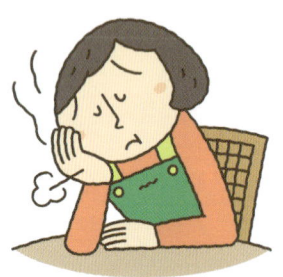

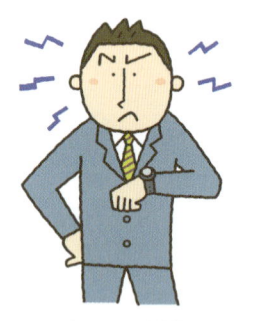

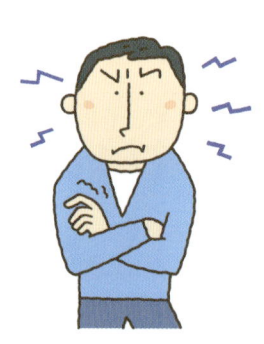

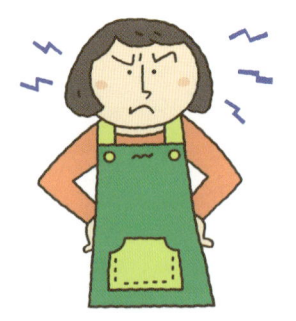

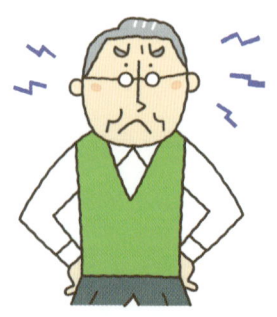

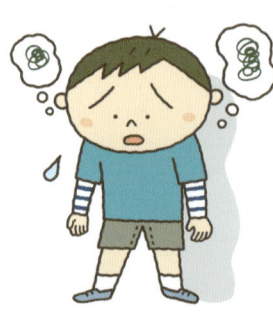

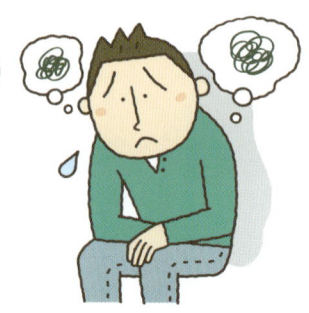

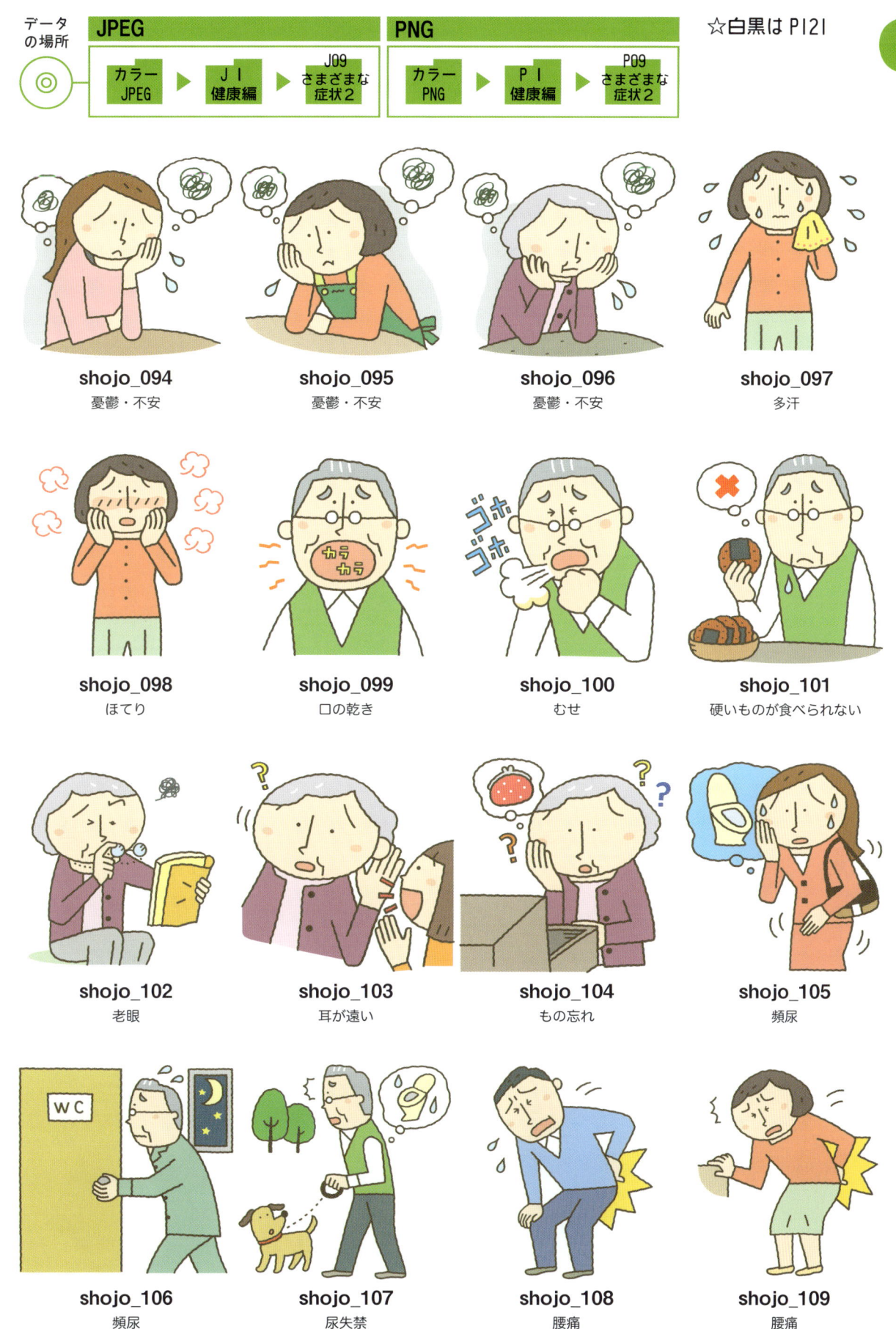

09 さまざまな症状 2

データの場所

JPEG: カラーJPEG ▶ J1 健康編 ▶ J09 さまざまな症状2

PNG: カラーPNG ▶ P1 健康編 ▶ P09 さまざまな症状2

☆白黒は P121

shojo_094 憂鬱・不安	shojo_095 憂鬱・不安	shojo_096 憂鬱・不安	shojo_097 多汗
shojo_098 ほてり	shojo_099 口の乾き	shojo_100 むせ	shojo_101 硬いものが食べられない
shojo_102 老眼	shojo_103 耳が遠い	shojo_104 もの忘れ	shojo_105 頻尿
shojo_106 頻尿	shojo_107 尿失禁	shojo_108 腰痛	shojo_109 腰痛

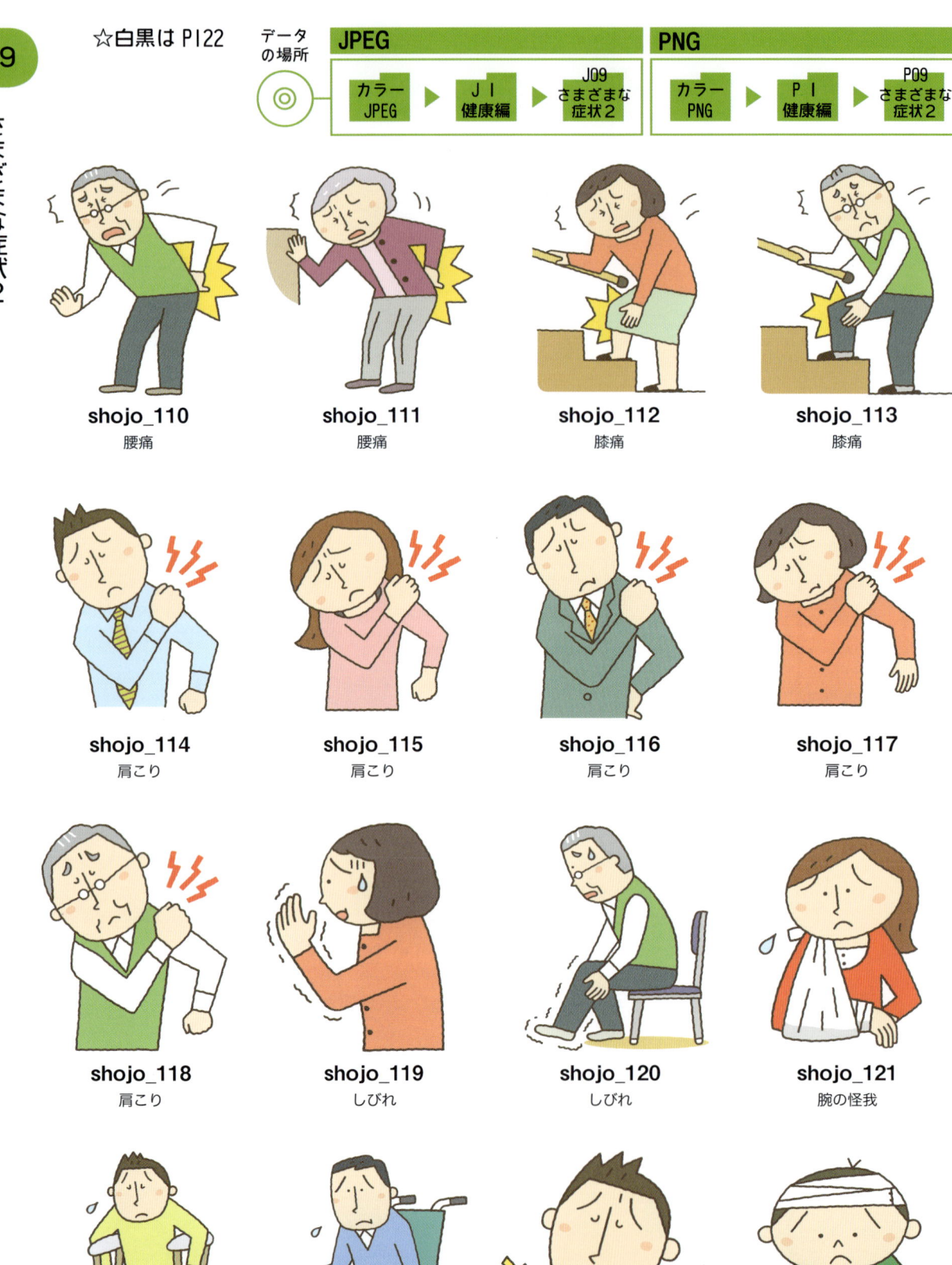

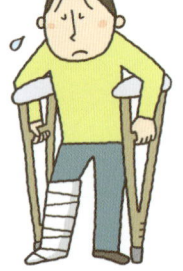

09 さまざまな症状2

☆白黒はP122

データの場所
- JPEG: カラーJPEG ▶ J1 健康編 ▶ J09 さまざまな症状2
- PNG: カラーPNG ▶ P1 健康編 ▶ P09 さまざまな症状2

shojo_110 腰痛	shojo_111 腰痛	shojo_112 膝痛	shojo_113 膝痛
shojo_114 肩こり	shojo_115 肩こり	shojo_116 肩こり	shojo_117 肩こり
shojo_118 肩こり	shojo_119 しびれ	shojo_120 しびれ	shojo_121 腕の怪我
shojo_122 脚の怪我	shojo_123 脚の怪我	shojo_124 首の怪我	shojo_125 頭の怪我

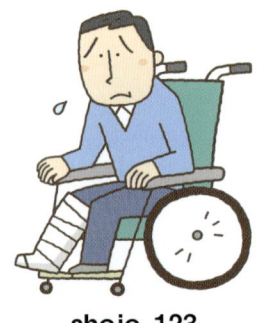

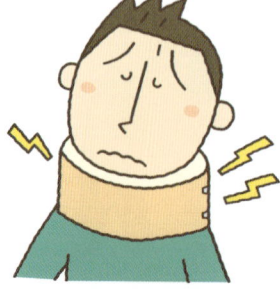

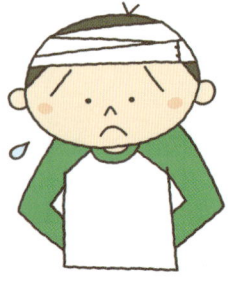

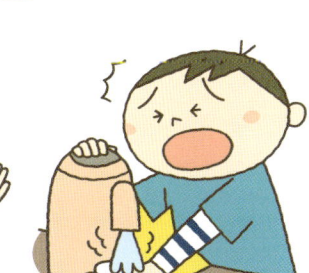

データの場所	JPEG			PNG			☆白黒はP123
◎	カラーJPEG	J1 健康編	J09 さまざまな症状2	カラーPNG	P1 健康編	P09 さまざまな症状2	

09 さまざまな症状2

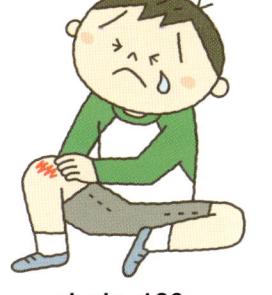

shojo_126
擦り傷

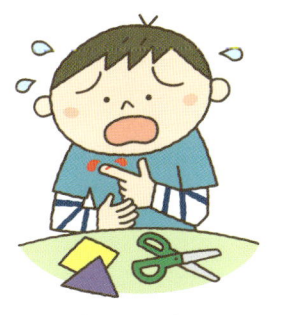

shojo_127
切り傷

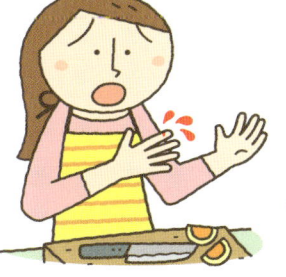

shojo_128
切り傷

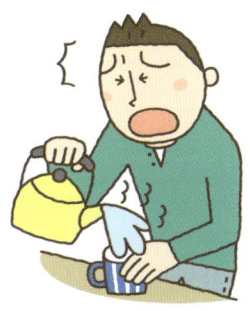

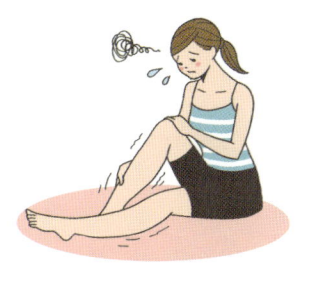

shojo_129
火傷

shojo_130
火傷

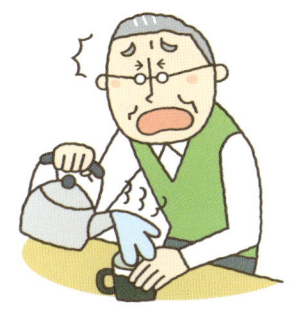

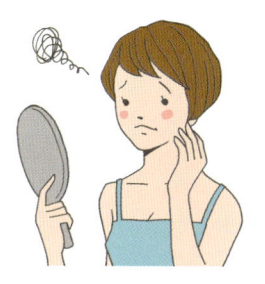

shojo_131
火傷

shojo_132
肌荒れ

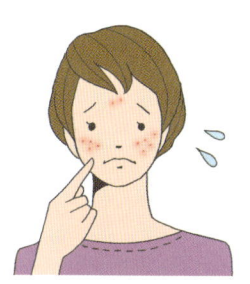

shojo_133
ニキビ

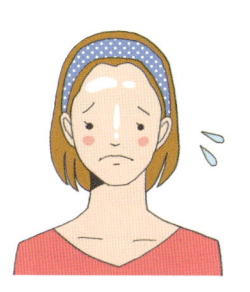

shojo_134
てかり・べたつき

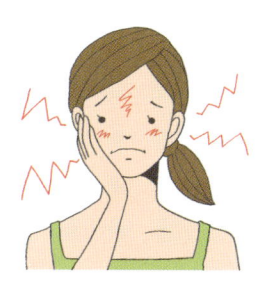

shojo_135
乾燥

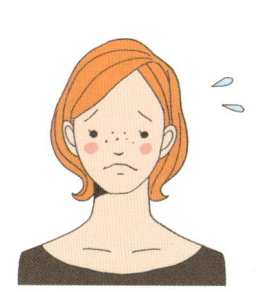

shojo_136
そばかす

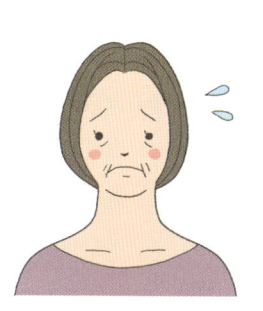

shojo_137
シワ・たるみ

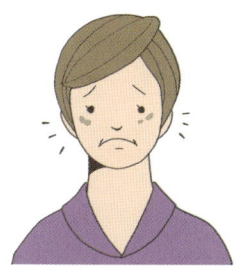

shojo_138
シミ

shojo_139
むくみ

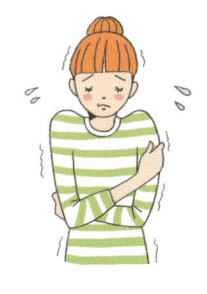

shojo_140
冷え

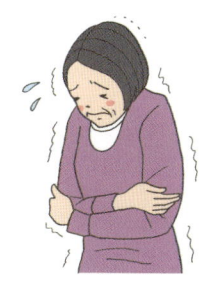

shojo_141
冷え

10 自宅療養

☆白黒はP124

データの場所: JPEG → カラーJPEG → J1 健康編 → J10 自宅療養
PNG → カラーPNG → P1 健康編 → P10 自宅療養

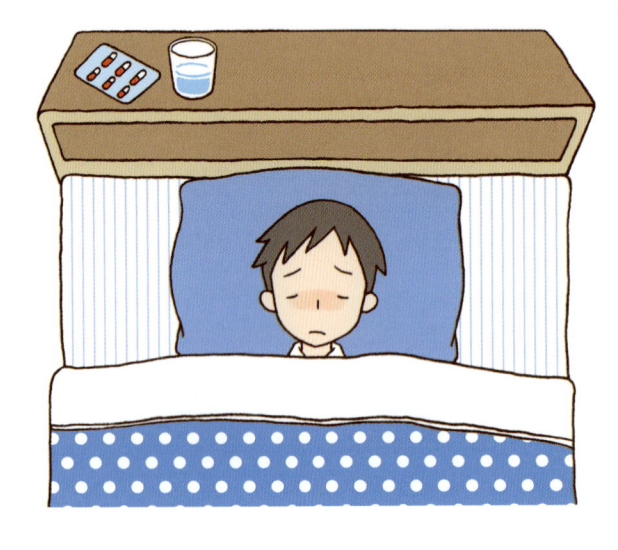

ryoyo_01
安静

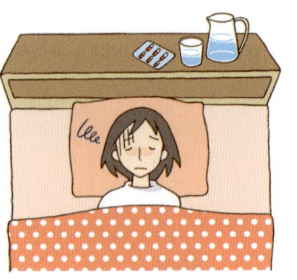

ryoyo_02
安静

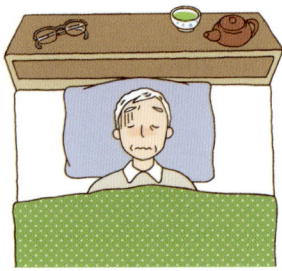

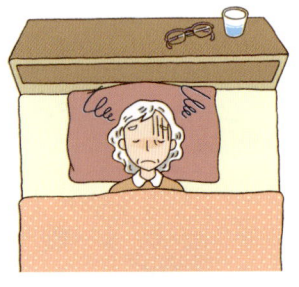

ryoyo_03
安静

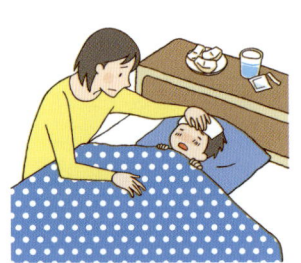

ryoyo_04
安静

ryoyo_05
安静（発熱）

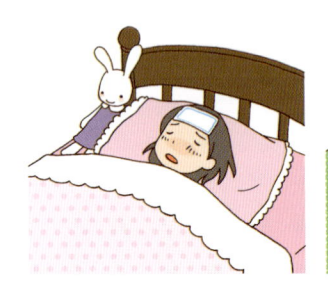

ryoyo_06
安静（発熱）

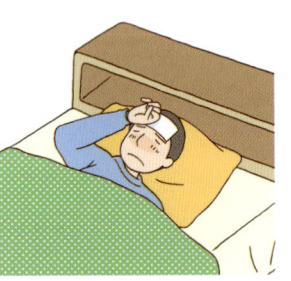

ryoyo_07
安静（発熱）

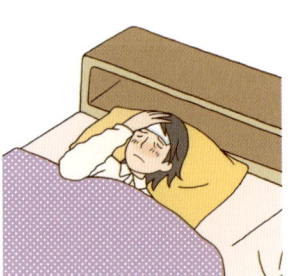

ryoyo_08
安静（発熱）

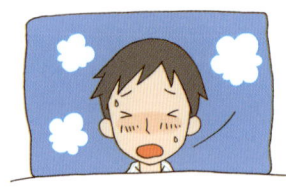

ryoyo_09
安静（息苦しい）

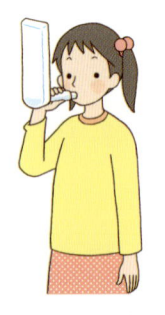

ryoyo_10
ピークフローメーターで計測

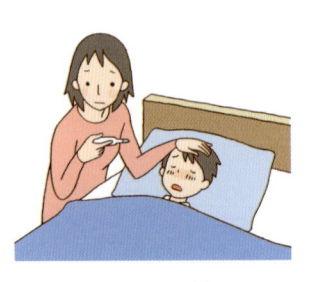

ryoyo_11
検温

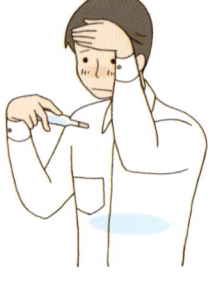

ryoyo_12
検温

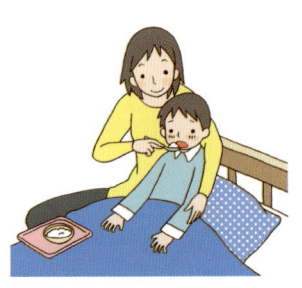

ryoyo_13
食事

データの場所	**JPEG**			**PNG**			☆白黒はP125
	カラー JPEG	▶	J1 健康編 ▶ J10 自宅療養	カラー PNG	▶	P1 健康編 ▶ P10 自宅療養	

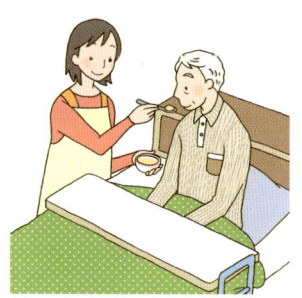

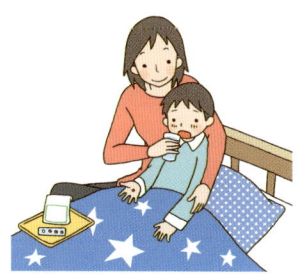

10 自宅療養

ryoyo_14
食事

ryoyo_15
服薬（飲み薬）

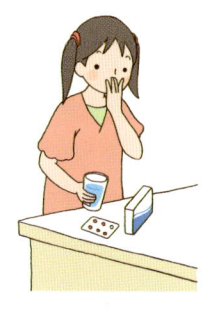

ryoyo_16
服薬（飲み薬）

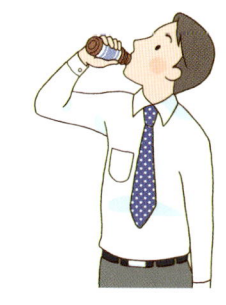

ryoyo_17
服薬（飲み薬）

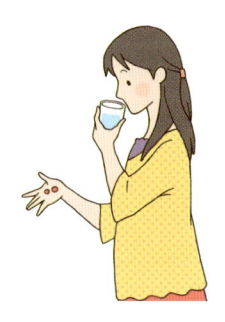

ryoyo_18
服薬（飲み薬）

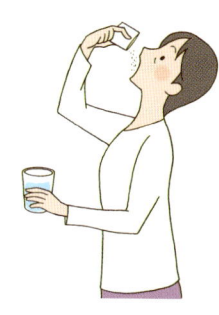

ryoyo_19
服薬（飲み薬）

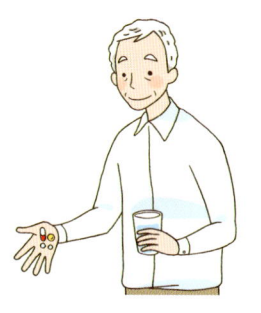

ryoyo_20
服薬（飲み薬）

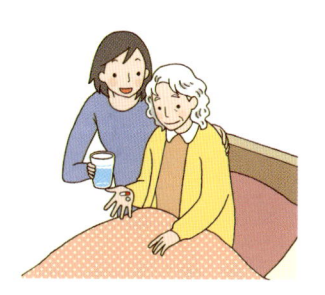

ryoyo_21
服薬（飲み薬）

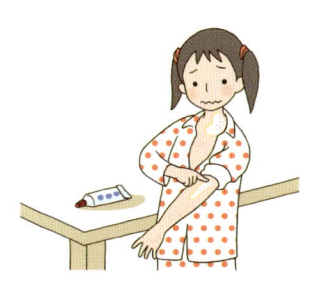

ryoyo_22
服薬（塗り薬）

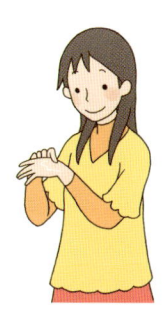

ryoyo_23
服薬（塗り薬）

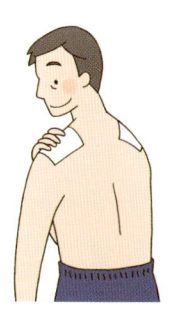

ryoyo_24
服薬（湿布）

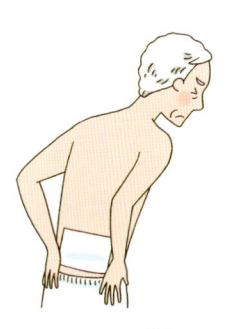

ryoyo_25
服薬（湿布）

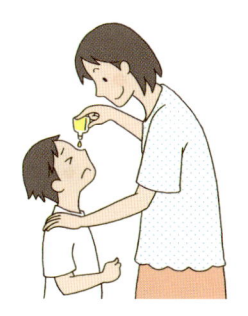

ryoyo_26
服薬（目薬）

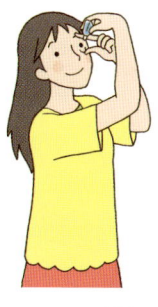

ryoyo_27
服薬（目薬）

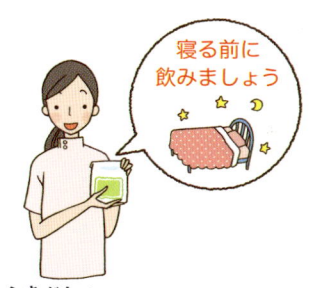

ふきだし：
文字＆イラストあり…**ryoyo_28a**
文字＆イラストなし…**ryoyo_28b**
薬の用法

寝る前に飲みましょう
食前に飲みましょう

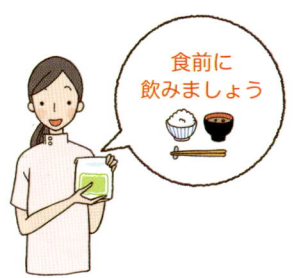

ryoyo_29
薬の用法

10 自宅療養

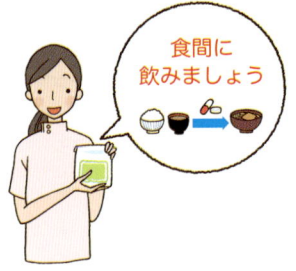

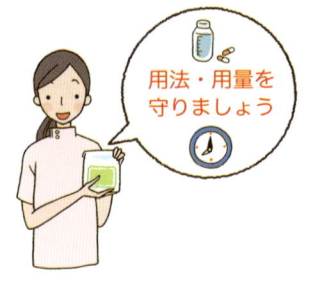

☆白黒はP126

データの場所

JPEG: カラーJPEG ▶ J1 健康編 ▶ J10 自宅療養

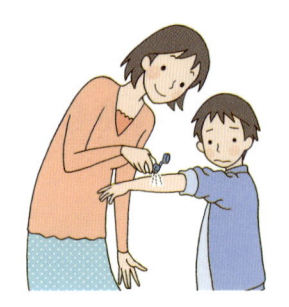

PNG: カラーPNG ▶ P1 健康編 ▶ P10 自宅療養

ryoyo_30 薬の用法

ryoyo_31 薬の用法

ryoyo_32 薬の用法

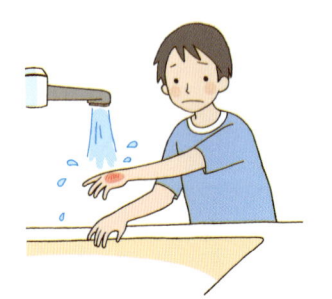

ryoyo_33 消毒

ryoyo_34 火傷を冷やす

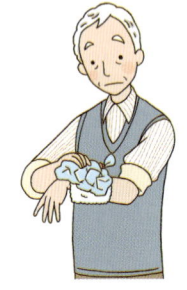

ryoyo_35 火傷を冷やす

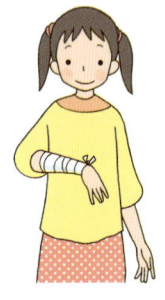

ryoyo_36 包帯

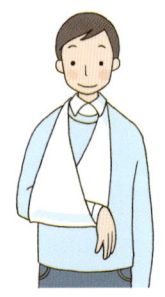

ryoyo_37 包帯

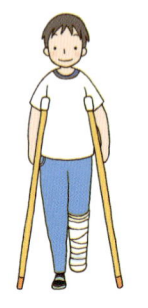

ryoyo_38 松葉杖

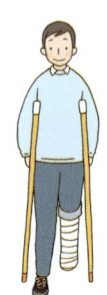

ryoyo_39 松葉杖

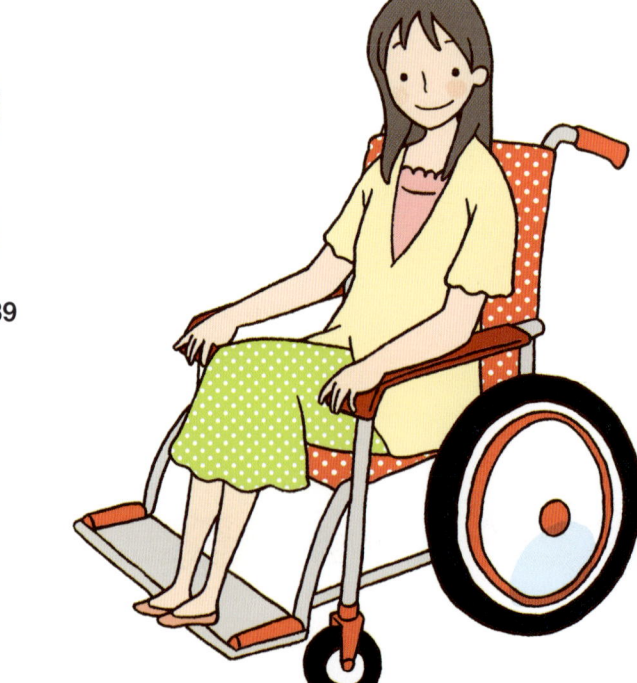

ryoyo_40 車椅子

ryoyo_41 車椅子

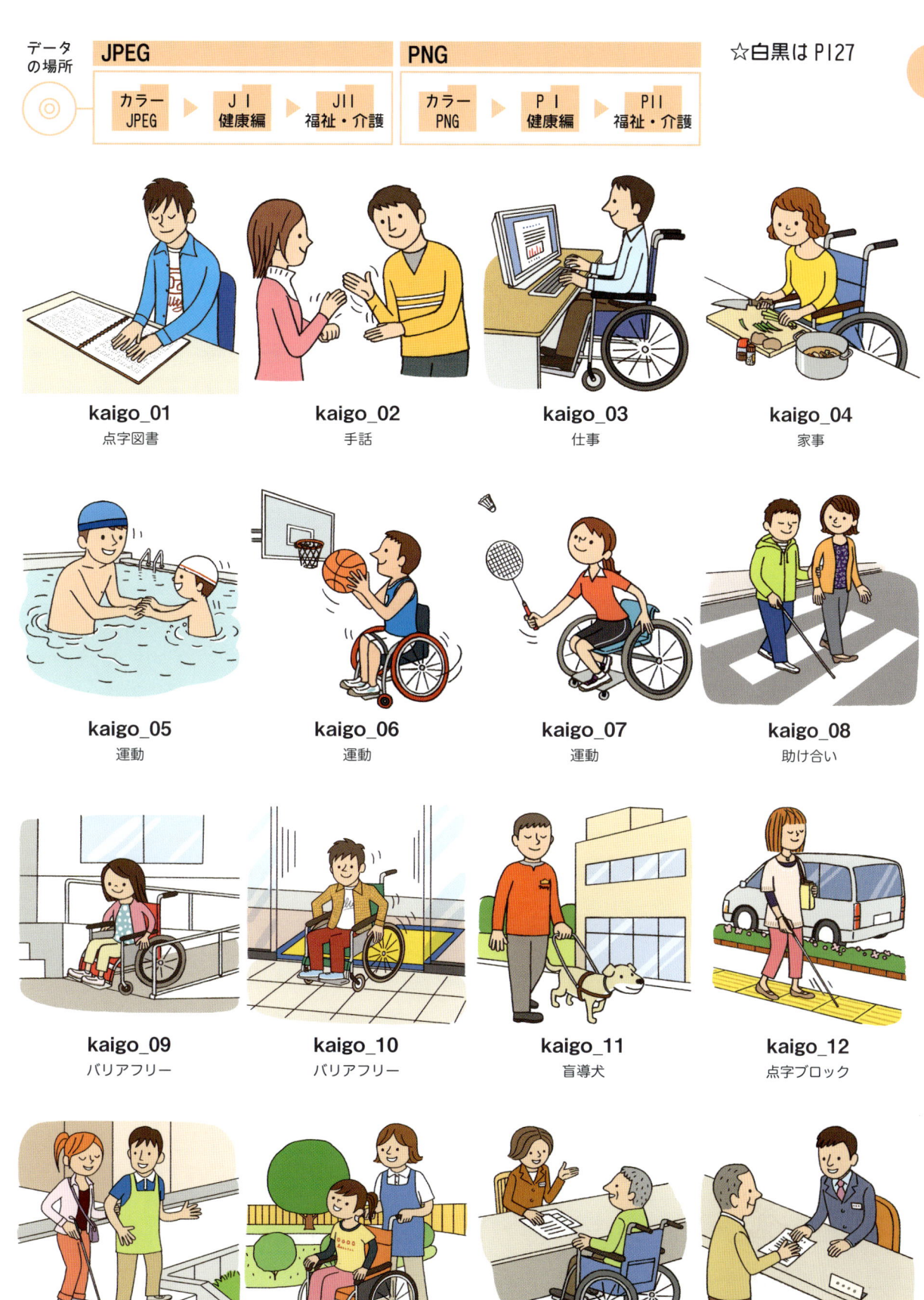

データの場所　JPEG → カラーJPEG → J1 健康編 → J11 福祉・介護
PNG → カラーPNG → P1 健康編 → P11 福祉・介護

☆白黒はP127

11 福祉・介護

kaigo_01	kaigo_02	kaigo_03	kaigo_04
点字図書	手話	仕事	家事

kaigo_05	kaigo_06	kaigo_07	kaigo_08
運動	運動	運動	助け合い

kaigo_09	kaigo_10	kaigo_11	kaigo_12
バリアフリー	バリアフリー	盲導犬	点字ブロック

kaigo_13	kaigo_14	kaigo_15	kaigo_16
ヘルパー	ヘルパー	相談窓口	相談窓口

11 福祉・介護

☆白黒はP128

データの場所

JPEG: カラーJPEG ▶ J1 健康編 ▶ J11 福祉・介護

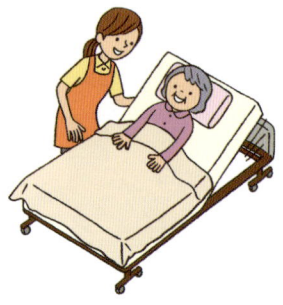

PNG: カラーPNG ▶ P1 健康編 ▶ P11 福祉・介護

kaigo_17 背上げ介助

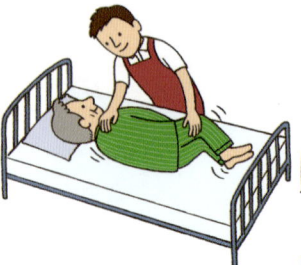

kaigo_18 寝返り介助

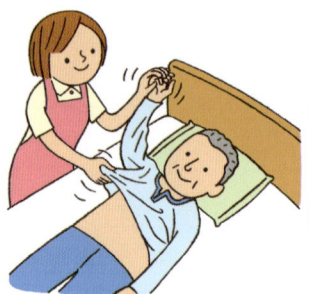

kaigo_19 着替え介助

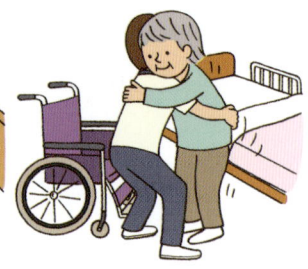

kaigo_20 移動介助

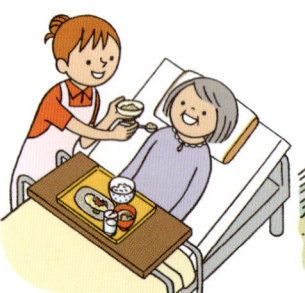

kaigo_21 食事介助

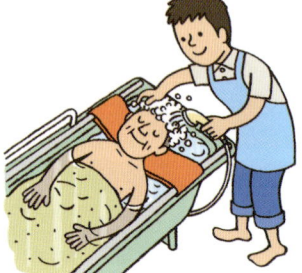

kaigo_22 入浴介助

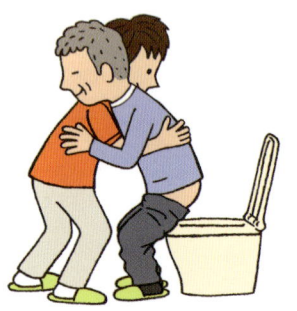

kaigo_23 トイレ介助

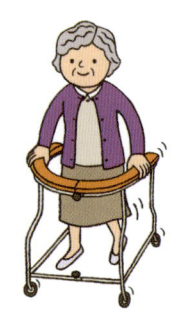

kaigo_24 歩行車で移動

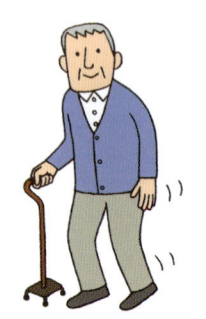

kaigo_25 四点杖で移動

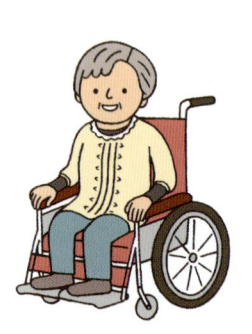

kaigo_26 車椅子で移動

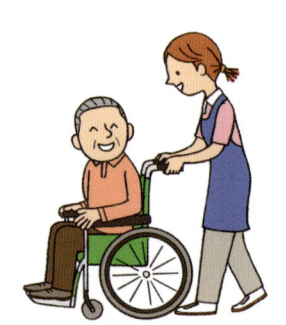

kaigo_27 車椅子介助

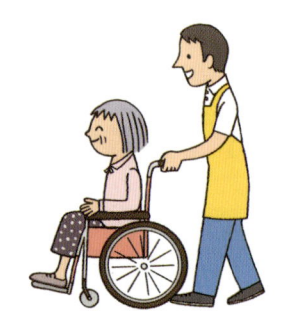

kaigo_28 車椅子介助

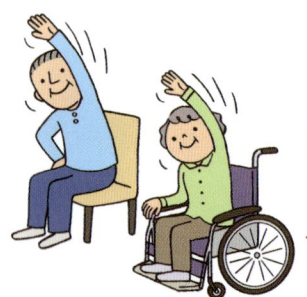

kaigo_29 体操

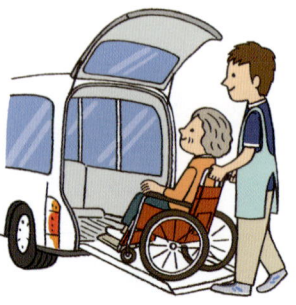

kaigo_30 送迎車

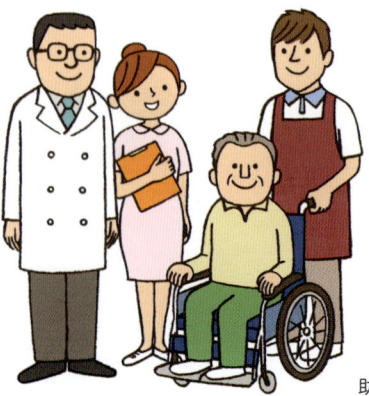

kaigo_31 助け合いイメージ

| データの場所 | JPEG | | | PNG | | | ☆白黒はP129 | 12 |

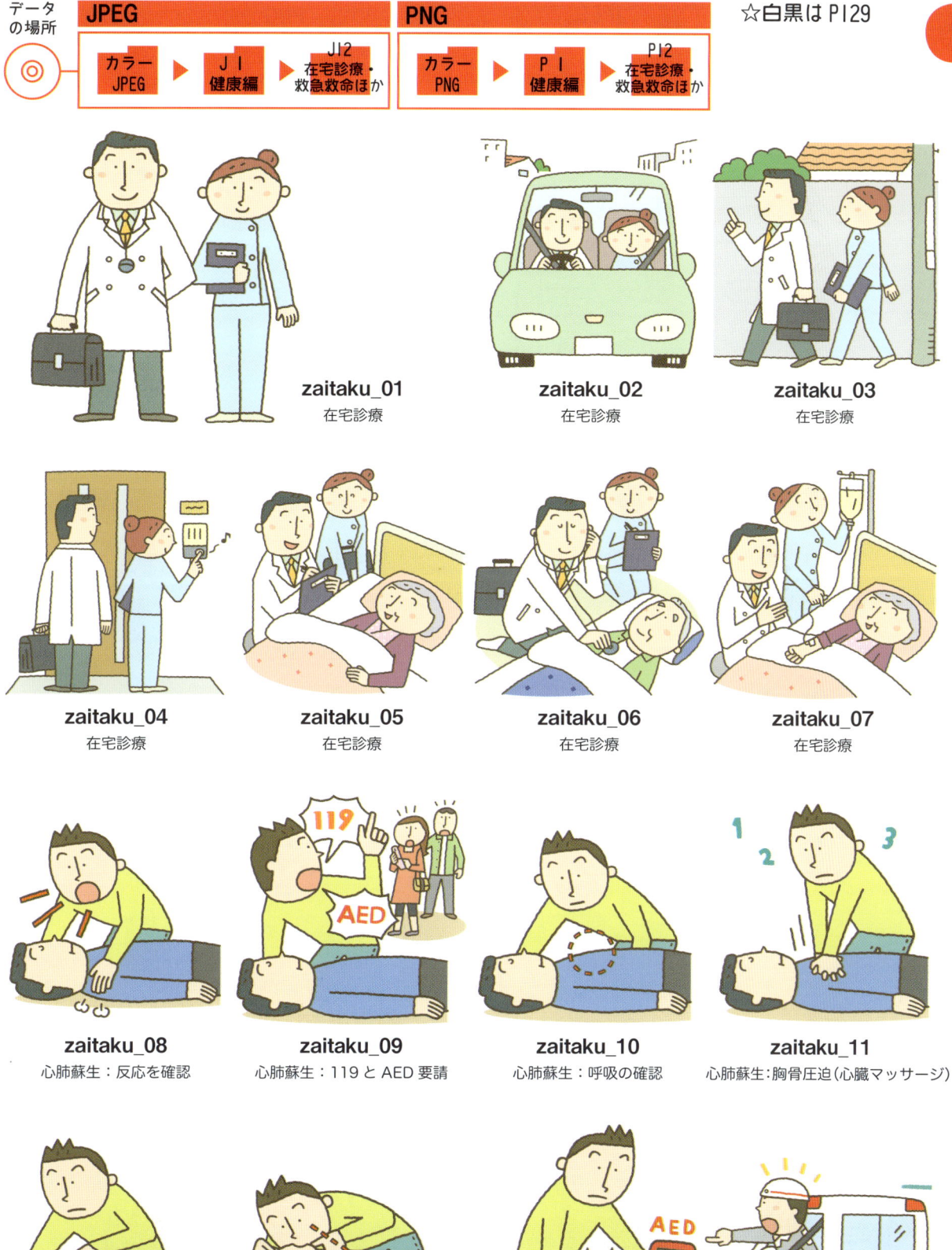

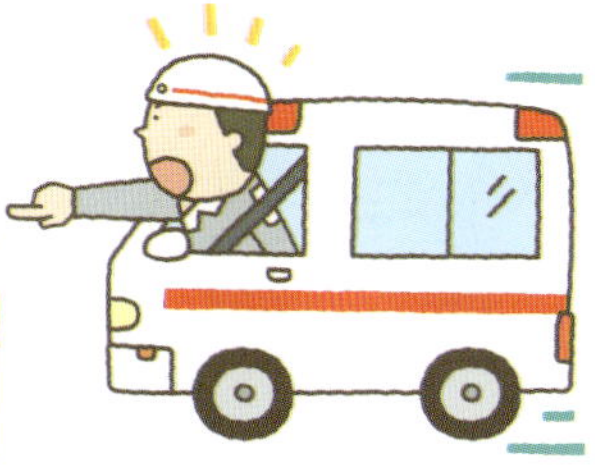

JPEG: カラーJPEG ▶ J1 健康編 ▶ J12 在宅診療・救急救命ほか
PNG: カラーPNG ▶ P1 健康編 ▶ P12 在宅診療・救急救命ほか

在宅診療・救急救命ほか（在宅診療／救急救命）

zaitaku_01 在宅診療
zaitaku_02 在宅診療
zaitaku_03 在宅診療
zaitaku_04 在宅診療
zaitaku_05 在宅診療
zaitaku_06 在宅診療
zaitaku_07 在宅診療
zaitaku_08 心肺蘇生：反応を確認
zaitaku_09 心肺蘇生：119とAED要請
zaitaku_10 心肺蘇生：呼吸の確認
zaitaku_11 心肺蘇生：胸骨圧迫（心臓マッサージ）
zaitaku_12 心肺蘇生：気道確保 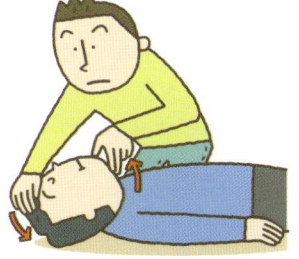
zaitaku_13 心肺蘇生：人工呼吸 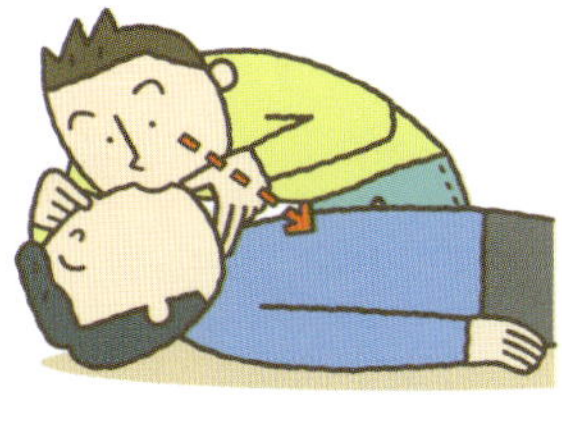
zaitaku_14 心肺蘇生：AED 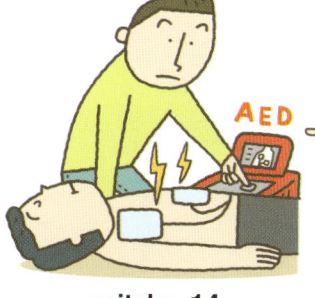
zaitaku_15 救急車と救急隊員

53

12

☆白黒はP130

データの場所

JPEG
カラーJPEG ▶ J1 健康編 ▶ J12 在宅診療・救命救急ほか

PNG
カラーPNG ▶ P1 健康編 ▶ P12 在宅診療・救命救急ほか

在宅診療・救急救命ほか
（在宅診療／救急救命／献血／ドナー登録）

zaitaku_16
救急車と救急隊員

zaitaku_17
救急活動

zaitaku_18
救急活動

zaitaku_19
献血

zaitaku_20
献血

zaitaku_21
献血

zaitaku_22
ドナー登録

zaitaku_23
ドナー登録イメージ

zaitaku_24
ドナー登録イメージ

zaitaku_25
ドナー登録イメージ

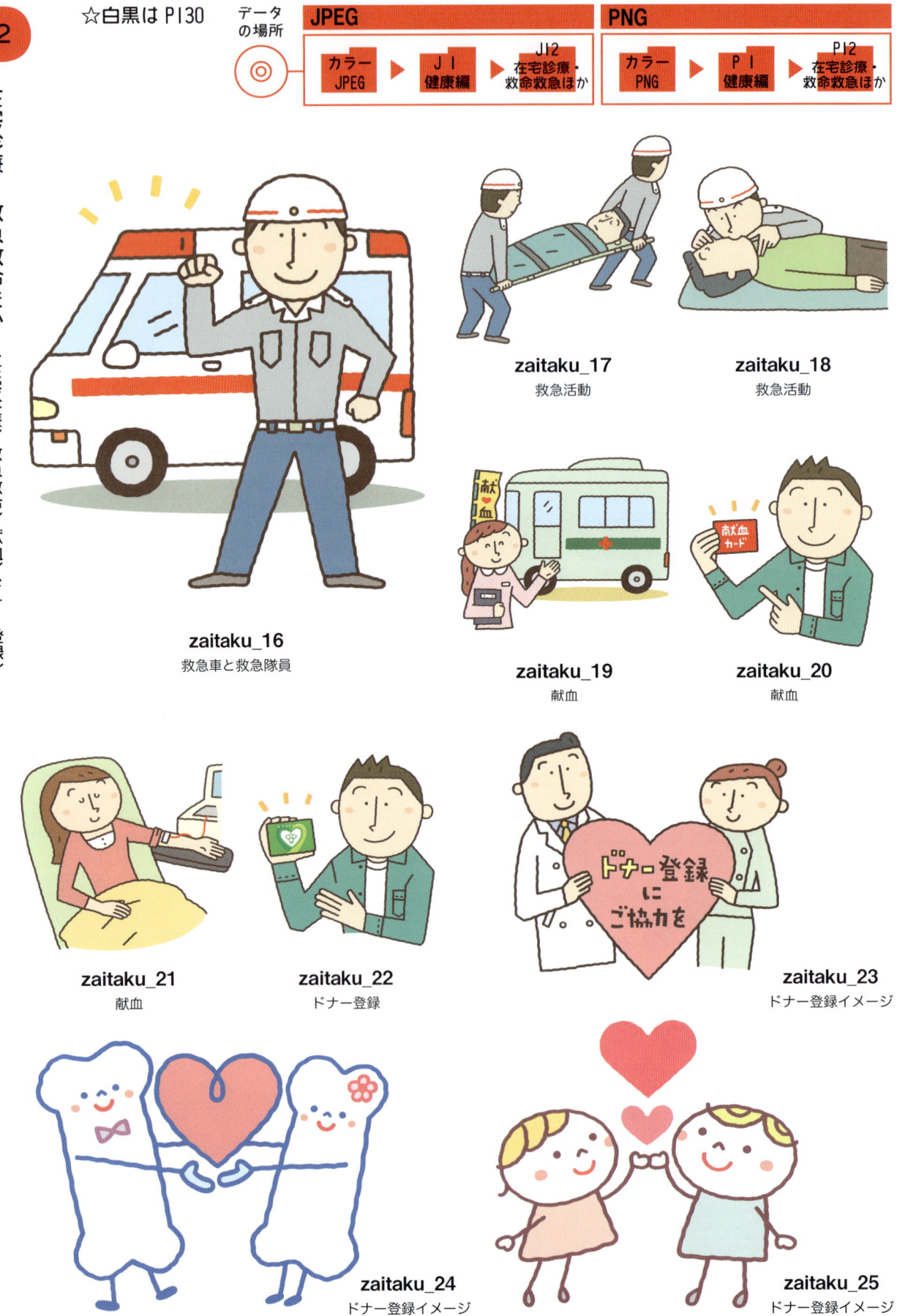

病院編

カラー

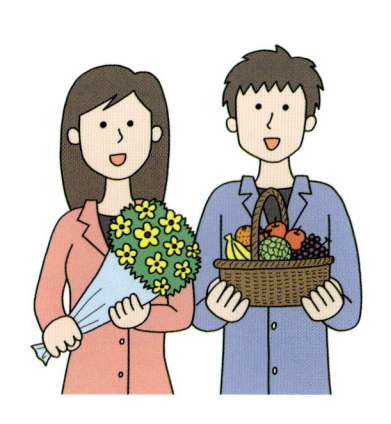

☆白黒はP132

データの場所 ◎ ▶ JPEG [カラーJPEG] ▶ [J2 病院編] ▶ [J13 外来風景]　　PNG [カラーPNG] ▶ [P2 病院編] ▶ [P13 外来風景]

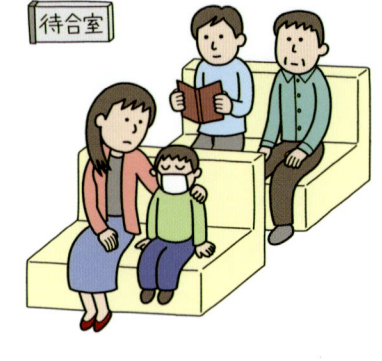

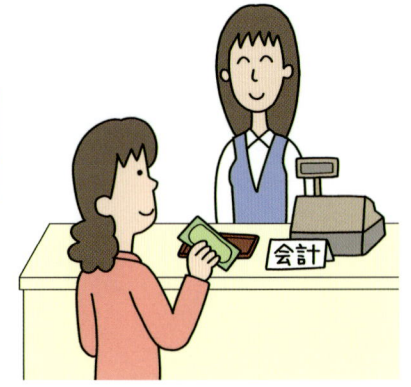

13 外来風景

gairai_01 受付

gairai_02 待合室

gairai_03 会計

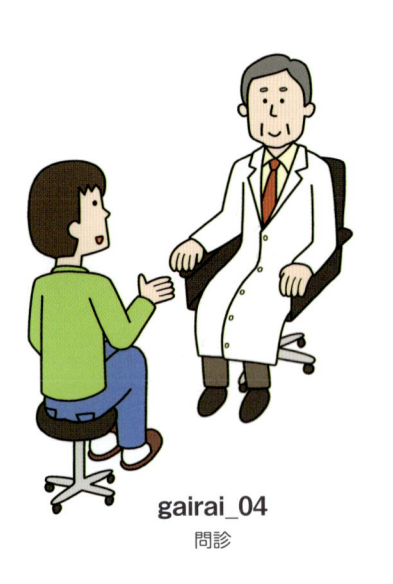

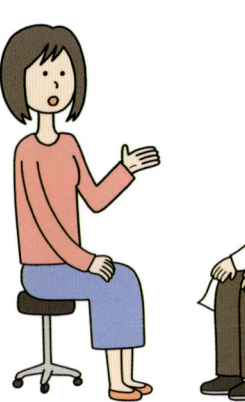

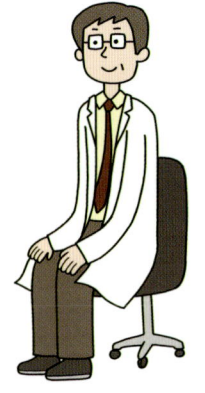

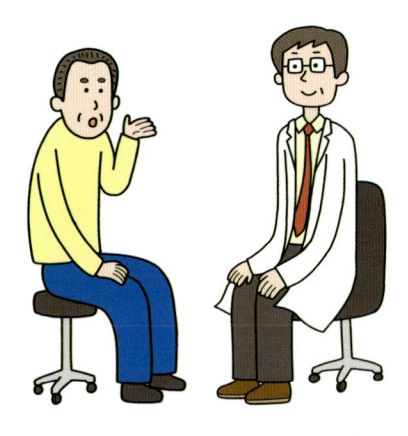

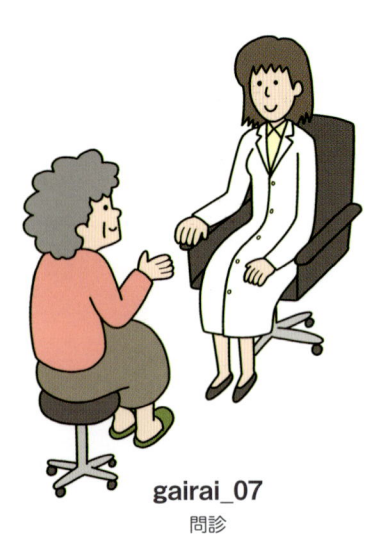

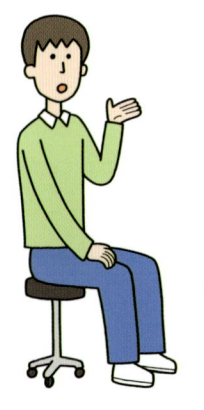

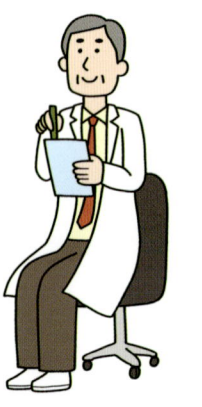

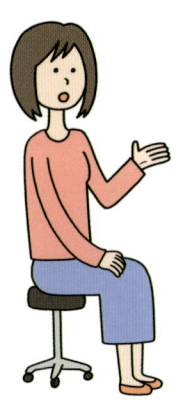

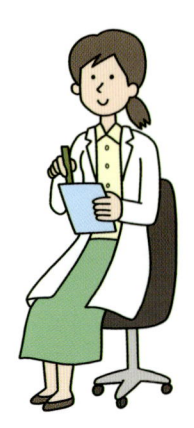

gairai_04 問診

gairai_05 問診

gairai_06 問診

gairai_07 問診

gairai_08 問診

gairai_09 問診

データの場所	JPEG			PNG			☆白黒はP133
◎	カラーJPEG ▶	J2 病院編 ▶	J13 外来風景	カラーPNG ▶	P2 病院編 ▶	P13 外来風景	

gairai_10 問診

gairai_11 問診

gairai_12 聴診

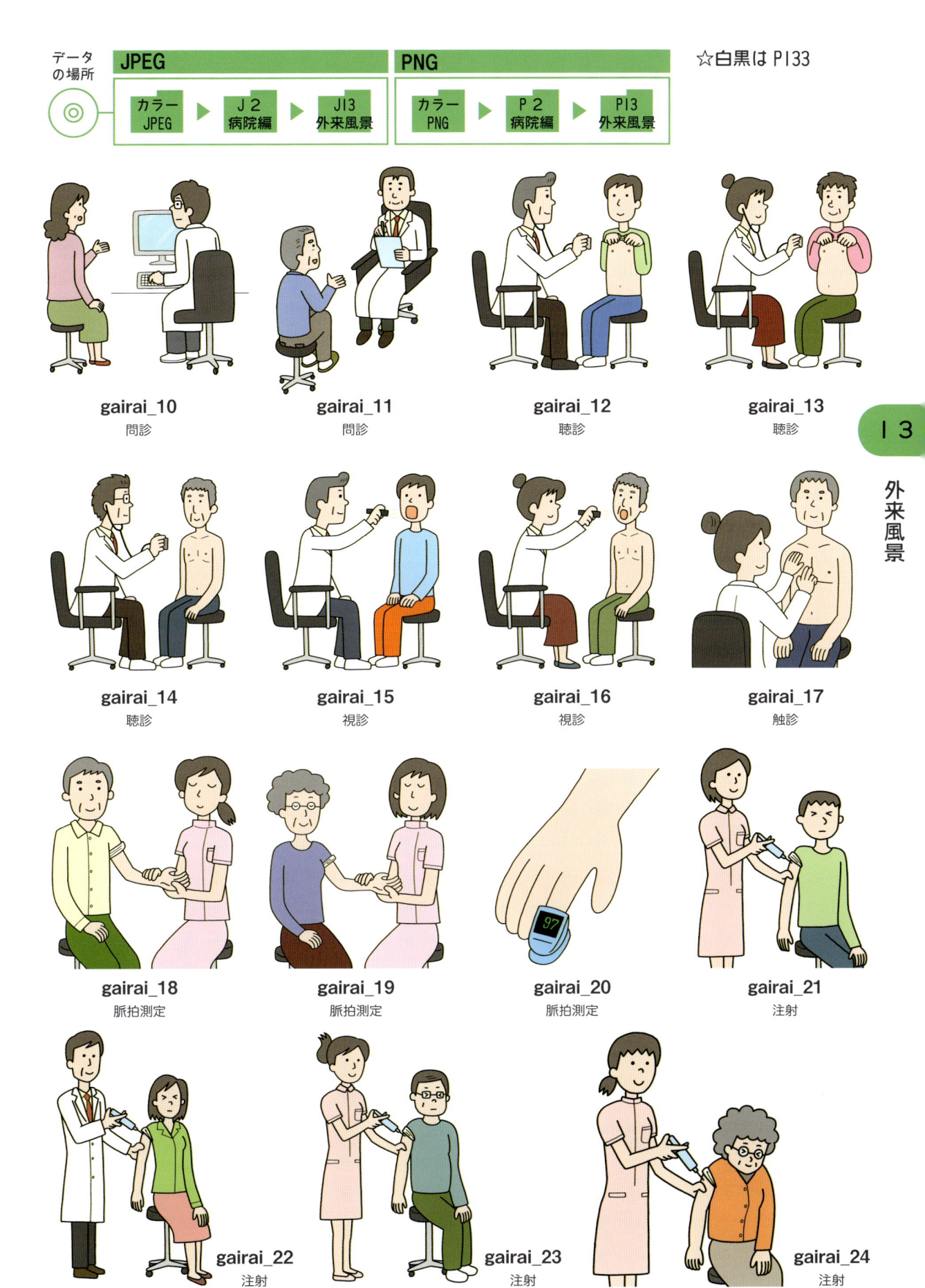

gairai_13 聴診

gairai_14 聴診

gairai_15 視診

gairai_16 視診

gairai_17 触診

gairai_18 脈拍測定

gairai_19 脈拍測定

gairai_20 脈拍測定

gairai_21 注射

gairai_22 注射

gairai_23 注射

gairai_24 注射

13 外来風景

57

☆白黒はP134

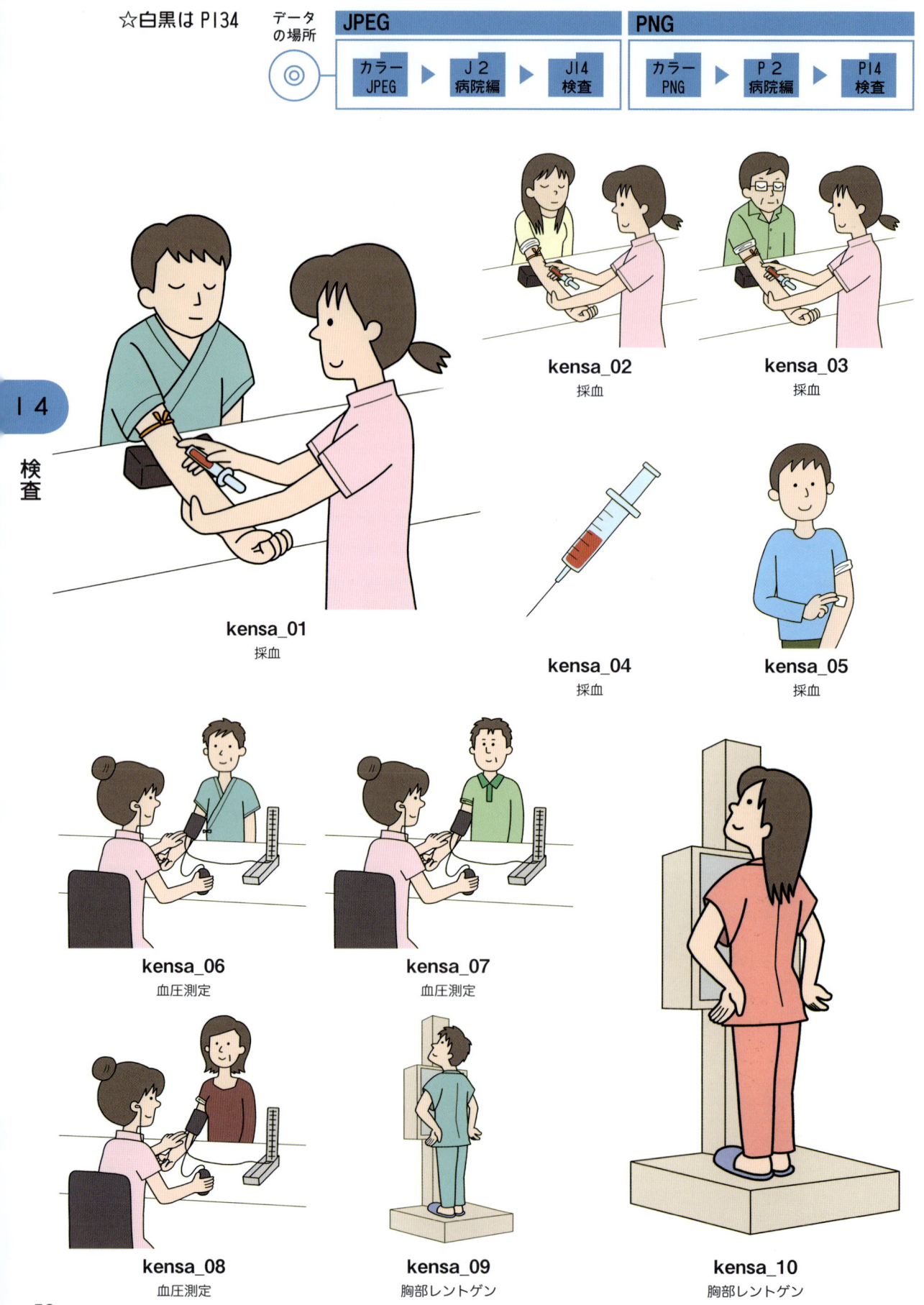

データの場所

JPEG → カラーJPEG → J2 病院編 → J14 検査

PNG → カラーPNG → P2 病院編 → P14 検査

14 検査

kensa_01
採血

kensa_02
採血

kensa_03
採血

kensa_04
採血

kensa_05
採血

kensa_06
血圧測定

kensa_07
血圧測定

kensa_08
血圧測定

kensa_09
胸部レントゲン

kensa_10
胸部レントゲン

58

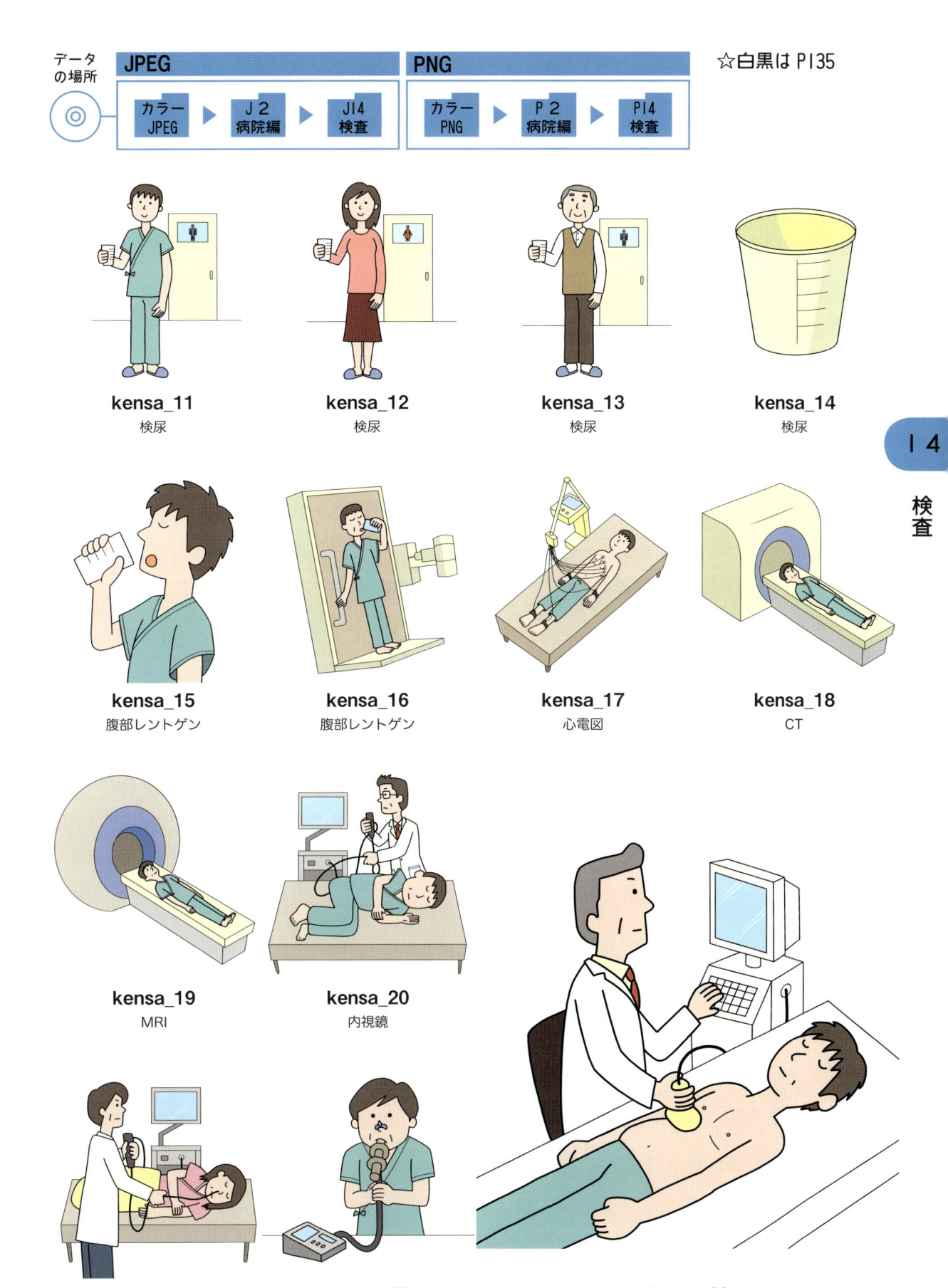

データの場所	JPEG			PNG			☆白黒はP135
◎	カラーJPEG ▶	J2病院編 ▶	J14検査	カラーPNG ▶	P2病院編 ▶	P14検査	

14 検査

kensa_11 検尿

kensa_12 検尿

kensa_13 検尿

kensa_14 検尿

kensa_15 腹部レントゲン

kensa_16 腹部レントゲン

kensa_17 心電図

kensa_18 CT

kensa_19 MRI

kensa_20 内視鏡

kensa_21 内視鏡

kensa_22 肺活量

kensa_23 超音波

59

☆白黒は P136

データの場所

JPEG
カラーJPEG ▶ J2 病院編 ▶ J15 各科

PNG
カラーPNG ▶ P2 病院編 ▶ P15 各科

15 各科（外科・整形外科／内科／歯科）

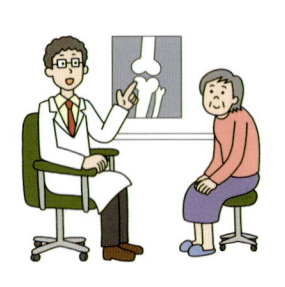

kakuka_01
外科・整形外科
（説明）

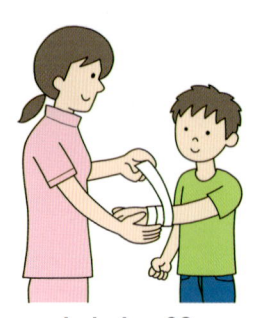

kakuka_02
外科・整形外科
（処置）

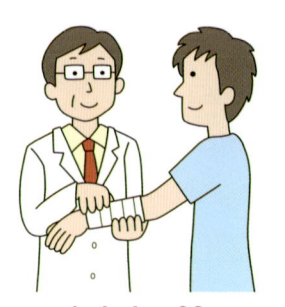

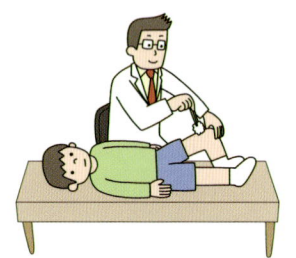

kakuka_03
外科・整形外科
（処置）

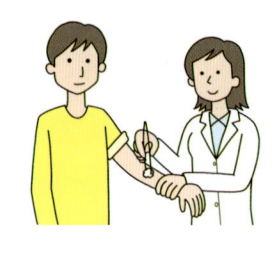

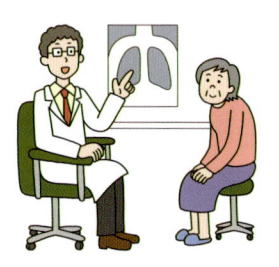

kakuka_04
外科・整形外科
（処置）

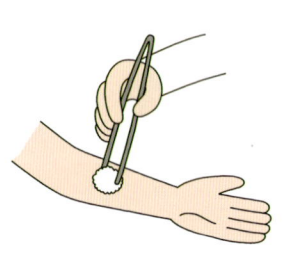

kakuka_05
外科・整形外科
（処置）

kakuka_06
外科・整形外科
（処置）

kakuka_07
内科
（説明）

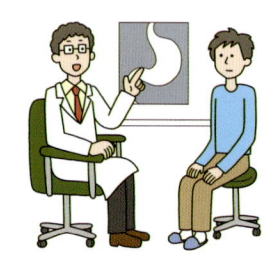

kakuka_08
内科
（説明）

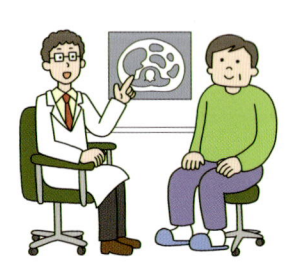

kakuka_09
内科
（説明）

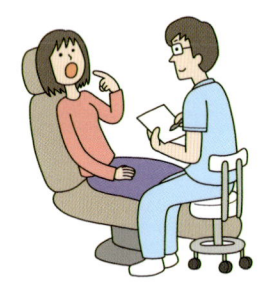

kakuka_10
歯科
（診察）

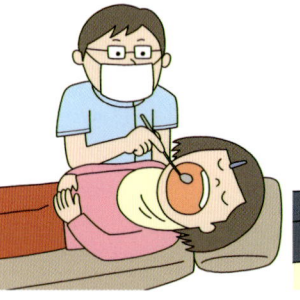

kakuka_11
歯科
（診察）

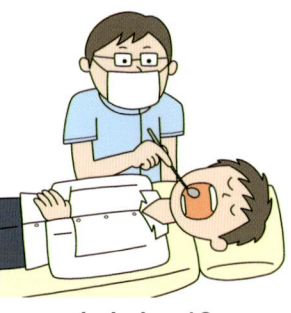

kakuka_12
歯科
（診察）

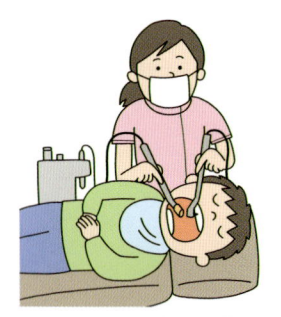

kakuka_13
歯科
（治療）

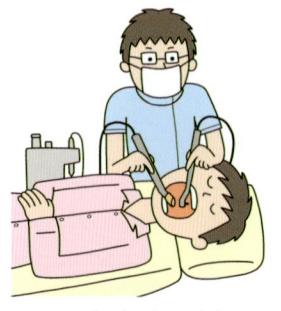

kakuka_14
歯科
（治療）

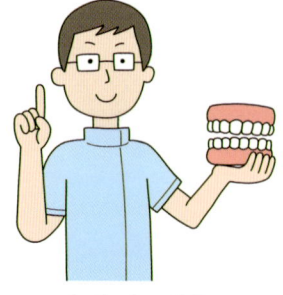

kakuka_15
歯科
（歯医者）

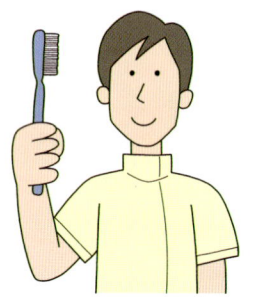

kakuka_16
歯科
（歯医者）

データの場所	JPEG			PNG			☆白黒はP137
◎	カラー JPEG	▶ J2 病院編	▶ J15 各科	カラー PNG	▶ P2 病院編	▶ P15 各科	

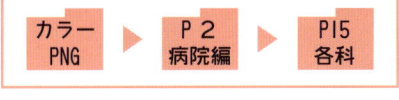

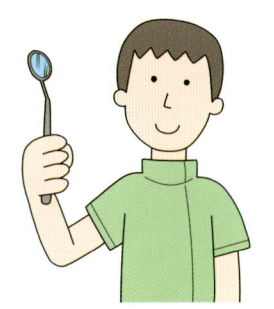

kakuka_17
歯科
（歯医者）

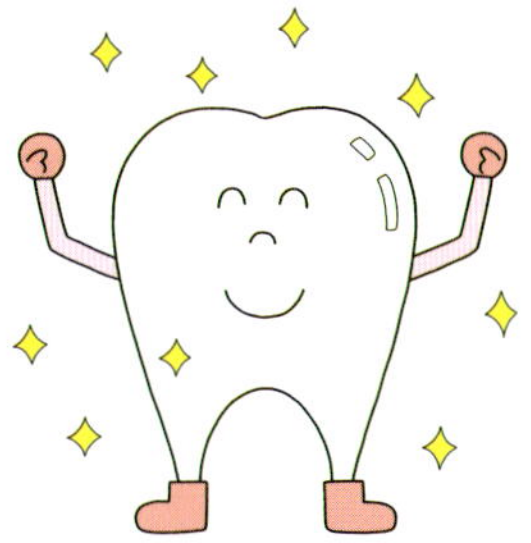

kakuka_18
歯科
（歯キャラクター）

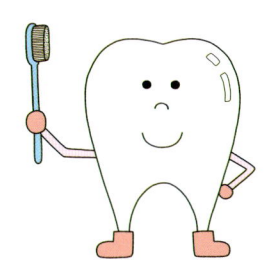

kakuka_19
歯科
（歯キャラクター）

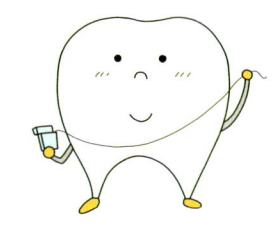

kakuka_20
歯科
（歯キャラクター）

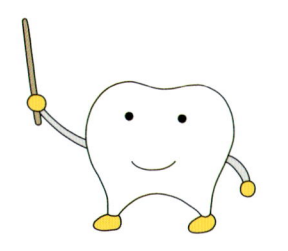

kakuka_21
歯科
（歯キャラクター）

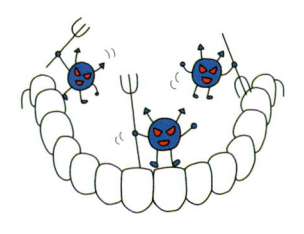

kakuka_22
歯科
（虫歯イメージ）

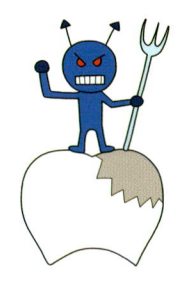

kakuka_23
歯科
（虫歯イメージ）

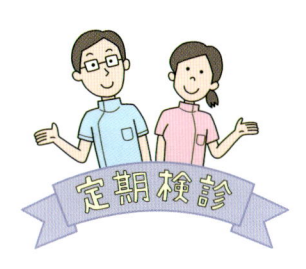

kakuka_24
歯科
（定期検診を受けましょう）

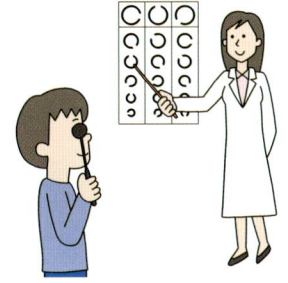

kakuka_25
眼科
（視力検査）

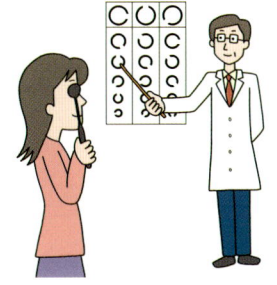

kakuka_26
眼科
（視力検査）

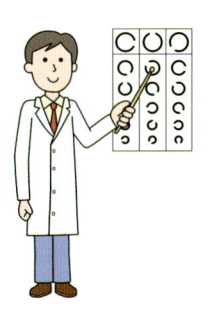

kakuka_27
眼科
（視力検査）

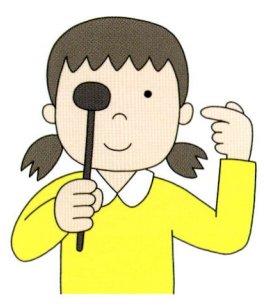

kakuka_28
眼科
（視力検査）

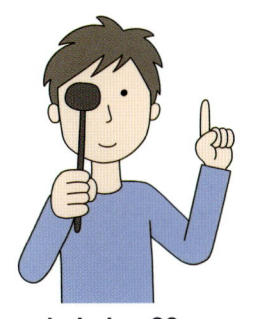

kakuka_29
眼科
（視力検査）

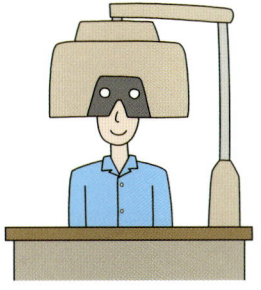

kakuka_30
眼科
（視力検査）

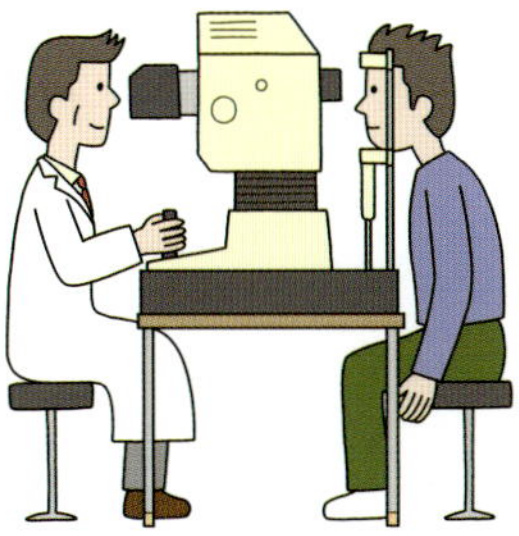

kakuka_31
眼科
（眼底検査）

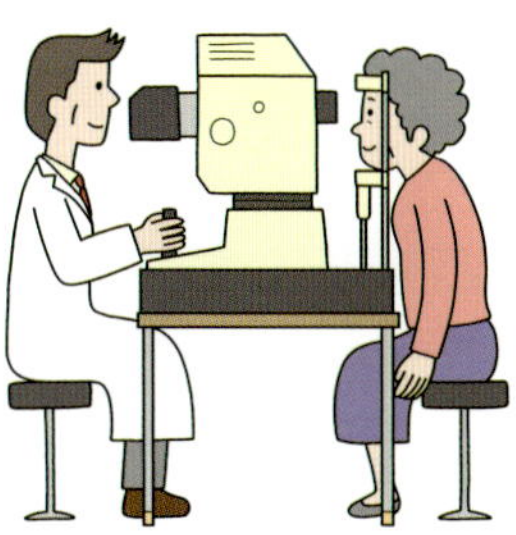

kakuka_32
眼科
（眼底検査）

15 各科（歯科／眼科）

☆白黒はP138

データの場所：JPEG　カラーJPEG ▶ J2 病院編 ▶ J15 各科
PNG　カラーPNG ▶ P2 病院編 ▶ P15 各科

15

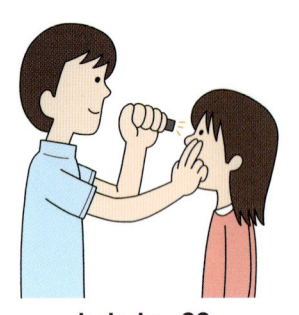

各科（眼科／耳鼻咽こう科／産婦人科／婦人科・外科／小児科）

kakuka_33 眼科（斜視検査）

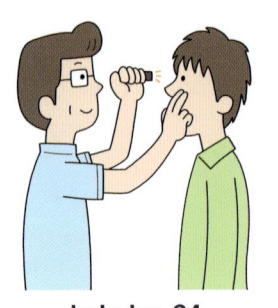

kakuka_34 眼科（斜視検査）

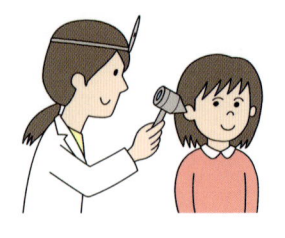

kakuka_35 耳鼻咽こう科（耳鏡検査）

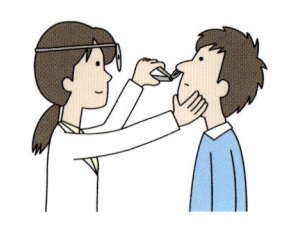

kakuka_36 耳鼻咽こう科（鼻鏡検査）

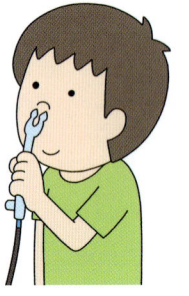

kakuka_37 耳鼻咽こう科（ネブライザー）

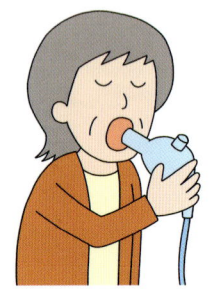

kakuka_38 耳鼻咽こう科（ネブライザー）

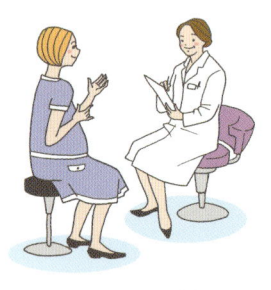

kakuka_39 産婦人科（問診）

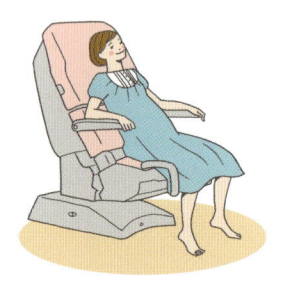

kakuka_40 産婦人科（内診）

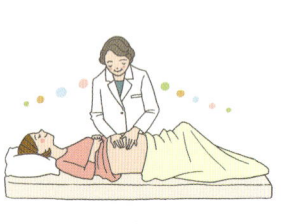

背景あり…**kakuka_41a**
背景なし…**kakuka_41b**
産婦人科（触診）

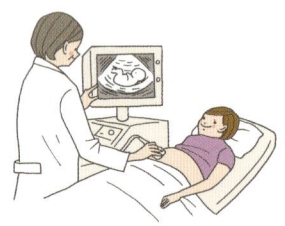

kakuka_42 産婦人科（超音波検査）

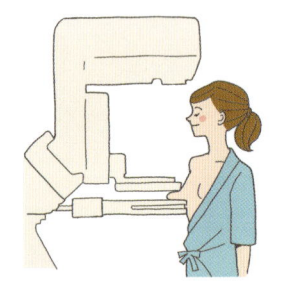

kakuka_43 婦人科・外科（マンモグラフィー）

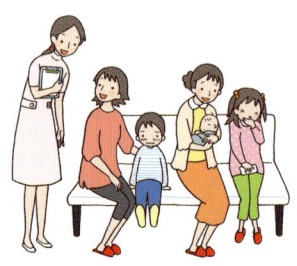

kakuka_44 小児科（待合室）

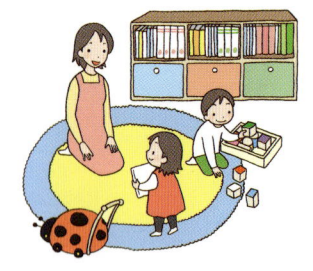

kakuka_45 小児科（プレイルーム）

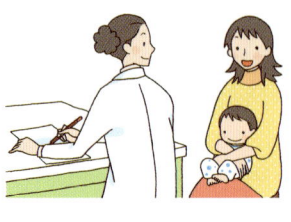

kakuka_46 小児科（問診）

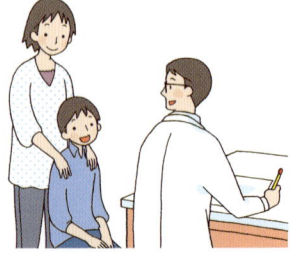

kakuka_47 小児科（問診）

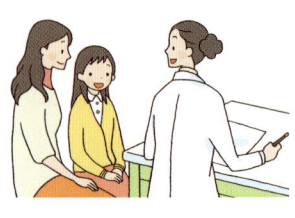

kakuka_48 小児科（問診）

データの場所	JPEG			PNG			☆白黒はP139
◎	カラーJPEG ▶	J2 病院編 ▶	J15 各科	カラーPNG ▶	P2 病院編 ▶	P15 各科	

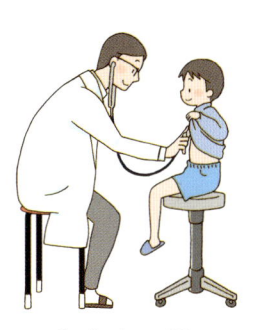

kakuka_49
小児科
（聴診）

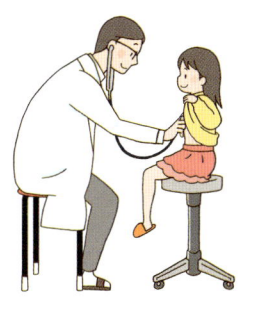

kakuka_50
小児科
（聴診）

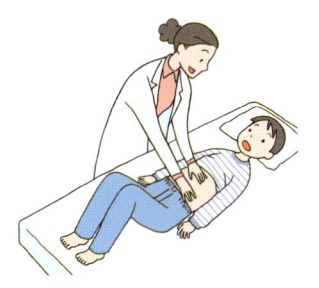

kakuka_51
小児科
（触診）

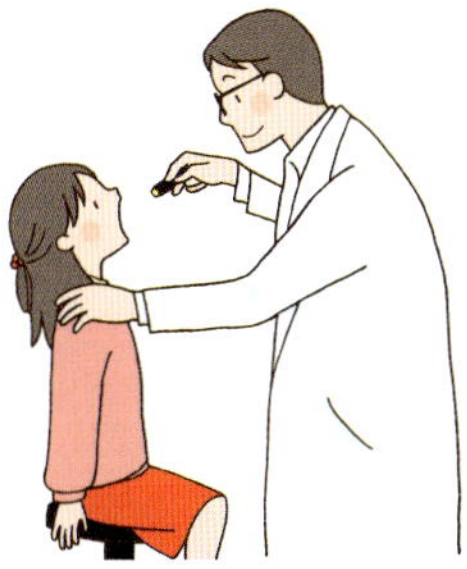

kakuka_52
小児科
（視診）

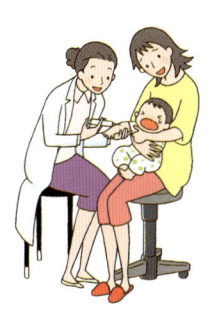

kakuka_53
小児科
（注射）

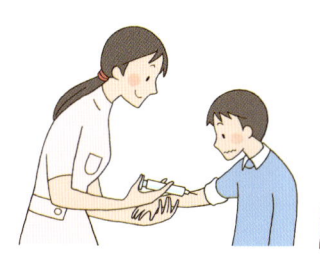

kakuka_54
小児科
（注射）

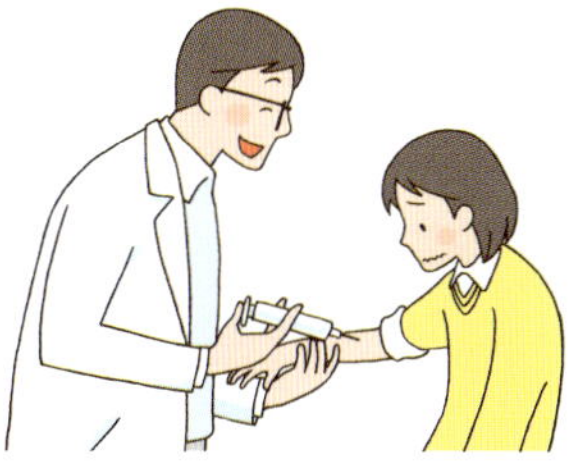

kakuka_55
小児科
（注射）

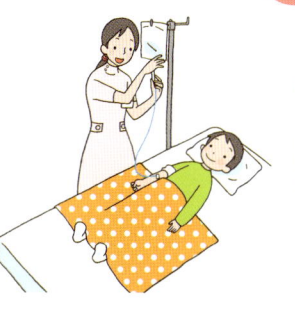

kakuka_56
小児科
（点滴）

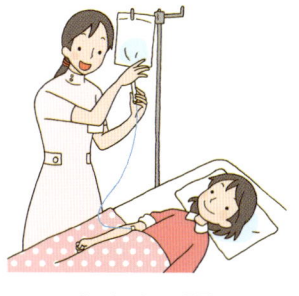

kakuka_57
小児科
（点滴）

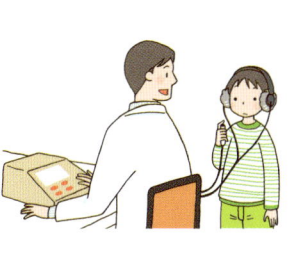

kakuka_58
小児科
（聴力検査）

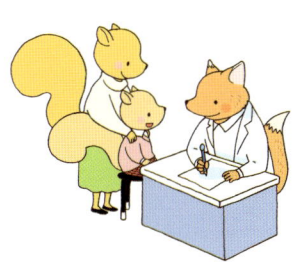

kakuka_59
小児科
（動物キャラクター）

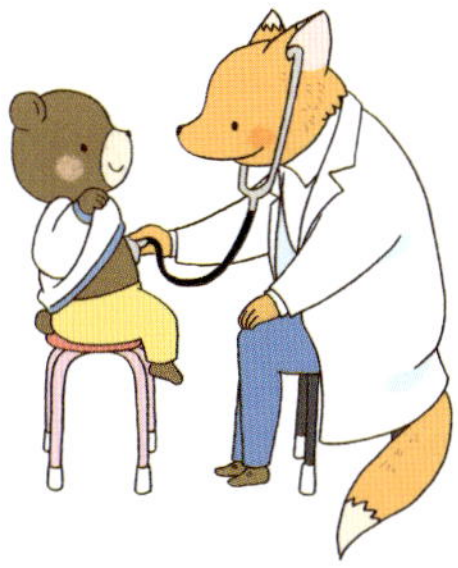

kakuka_60
小児科
（動物キャラクター）

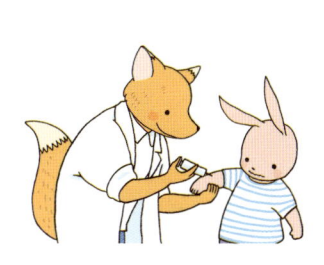

kakuka_61
小児科
（動物キャラクター）

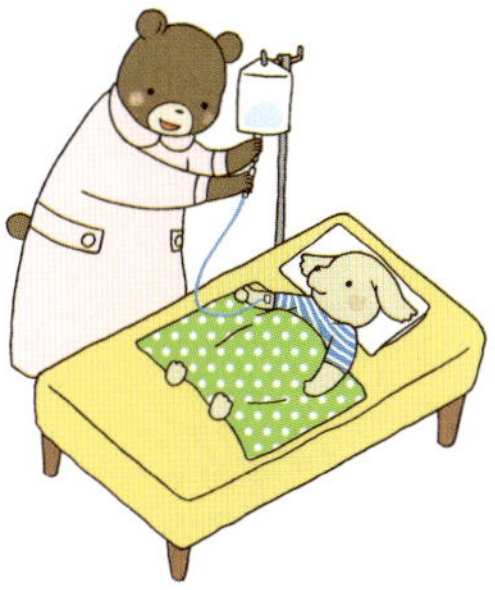

kakuka_62
小児科
（動物キャラクター）

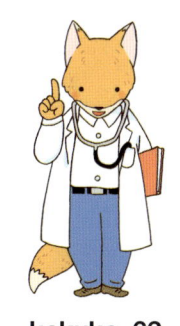

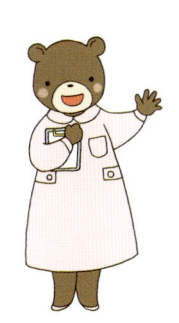

kakuka_63
小児科
（動物キャラクター）

kakuka_64
小児科
（動物キャラクター）

15 各科（小児科）

☆白黒はP140

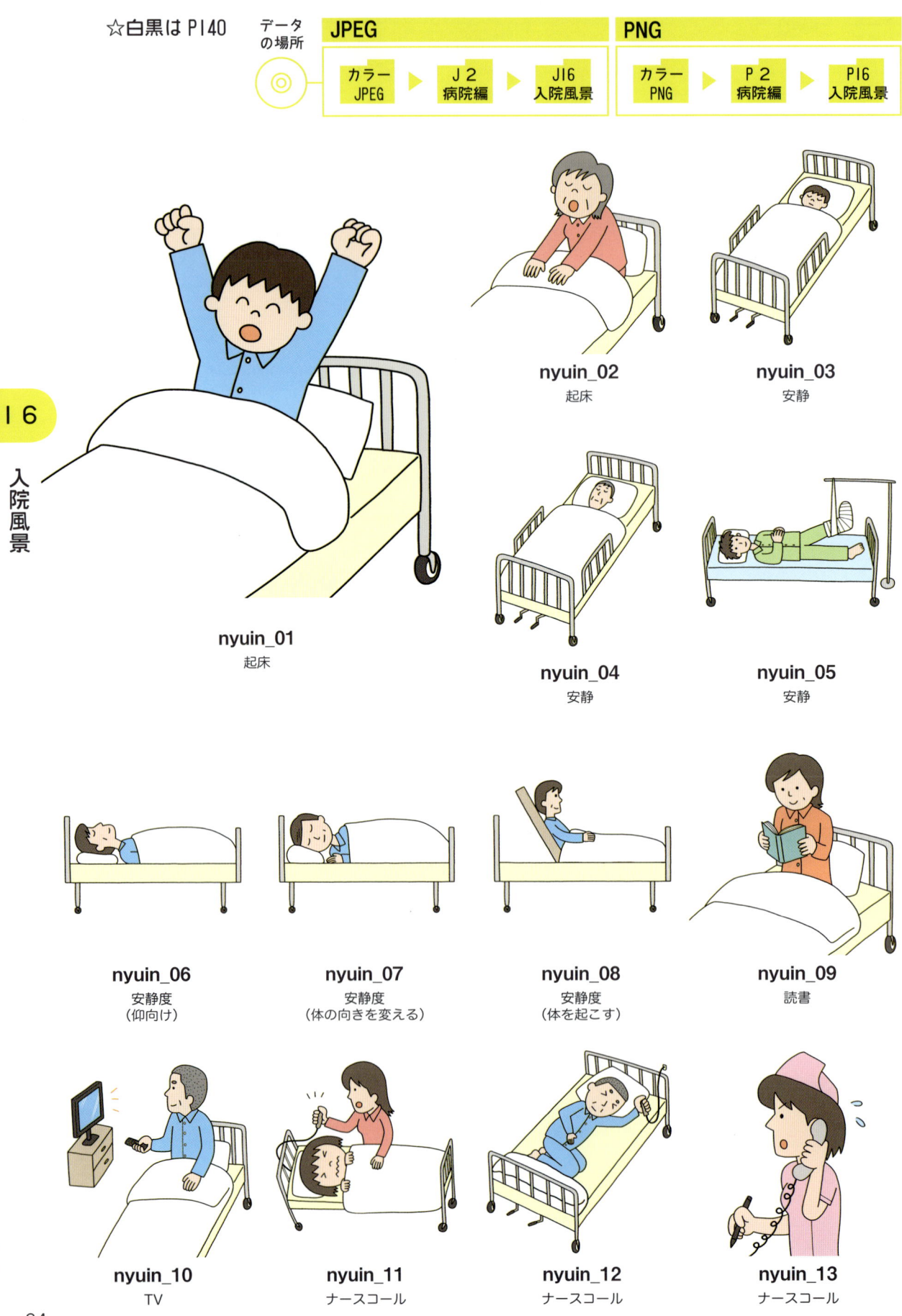

データの場所

JPEG: カラーJPEG ▶ J2 病院編 ▶ J16 入院風景

PNG: カラーPNG ▶ P2 病院編 ▶ P16 入院風景

16 入院風景

nyuin_01 起床

nyuin_02 起床

nyuin_03 安静

nyuin_04 安静

nyuin_05 安静

nyuin_06 安静度（仰向け）

nyuin_07 安静度（体の向きを変える）

nyuin_08 安静度（体を起こす）

nyuin_09 読書

nyuin_10 TV

nyuin_11 ナースコール

nyuin_12 ナースコール

nyuin_13 ナースコール

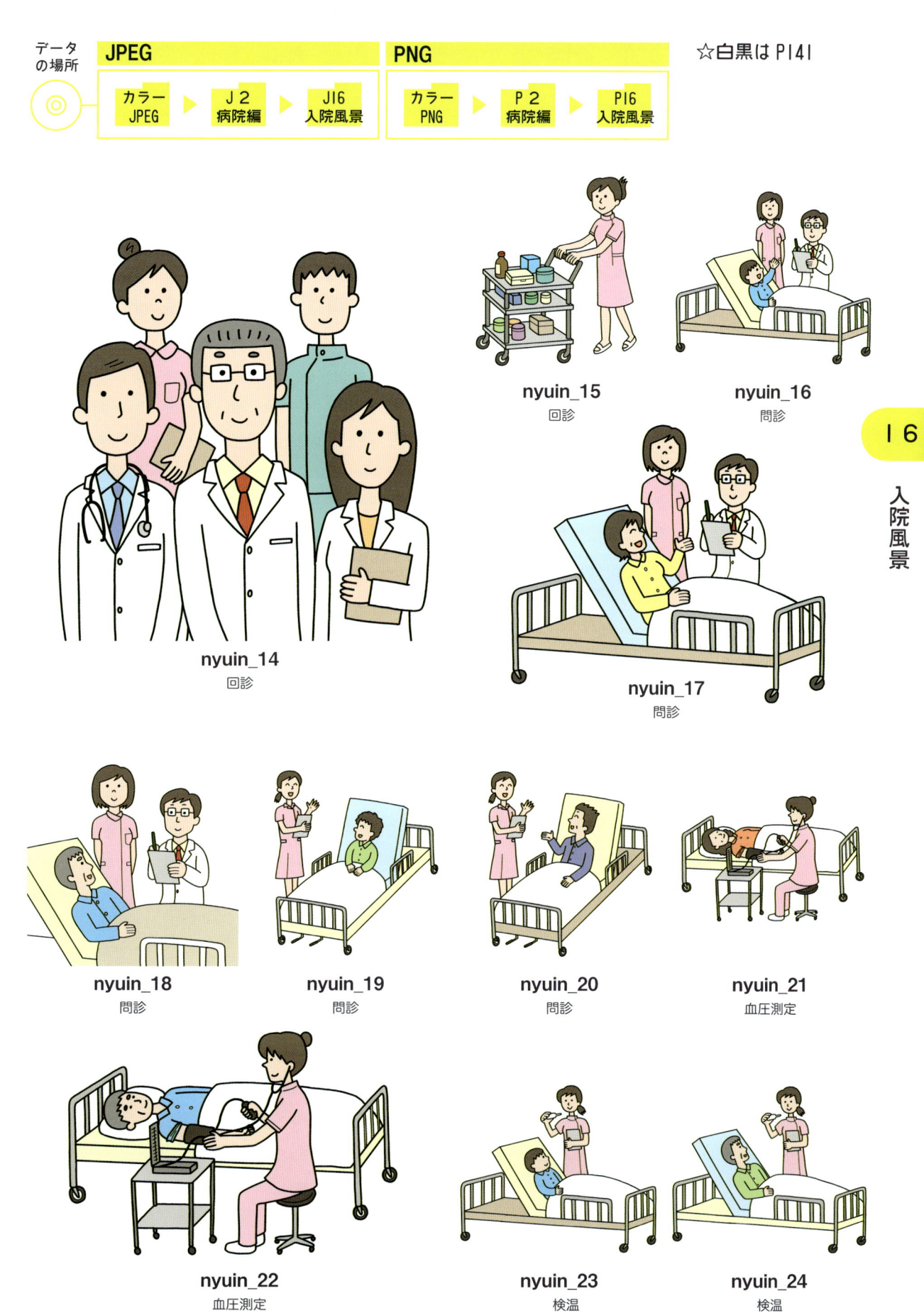

データの場所	JPEG			PNG			☆白黒はP141
◎	カラー JPEG	▶ J2 病院編	▶ J16 入院風景	カラー PNG	▶ P2 病院編	▶ P16 入院風景	

16 入院風景

nyuin_14
回診

nyuin_15
回診

nyuin_16
問診

nyuin_17
問診

nyuin_18
問診

nyuin_19
問診

nyuin_20
問診

nyuin_21
血圧測定

nyuin_22
血圧測定

nyuin_23
検温

nyuin_24
検温

☆白黒はP142

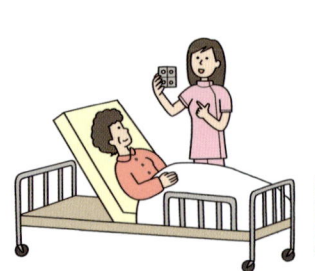

データの場所

JPEG
- カラーJPEG ▶ J2 病院編 ▶ J16 入院風景

PNG
- カラーPNG ▶ P2 病院編 ▶ P16 入院風景

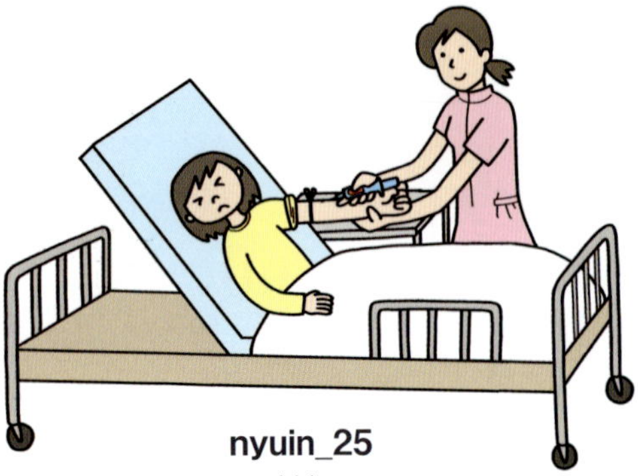

16 入院風景

nyuin_25 採血

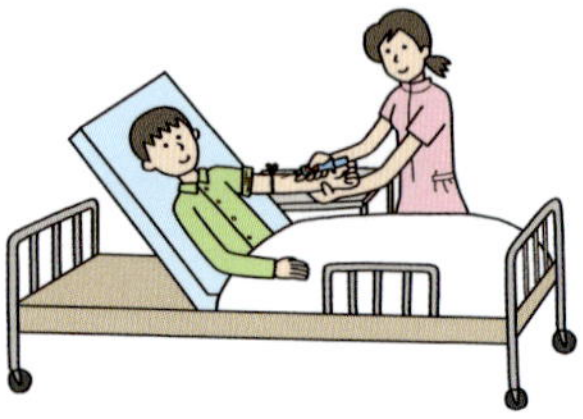

nyuin_26 採血

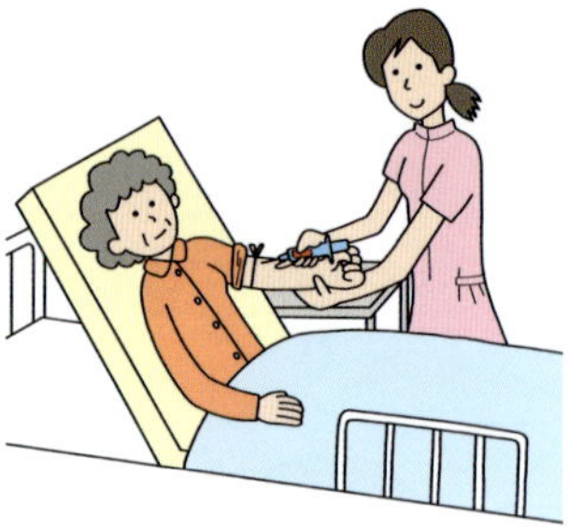

nyuin_27 採血

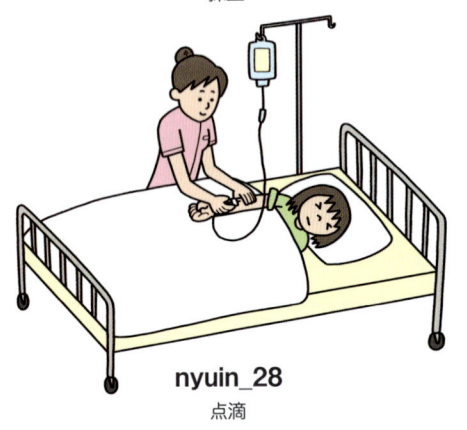

nyuin_28 点滴

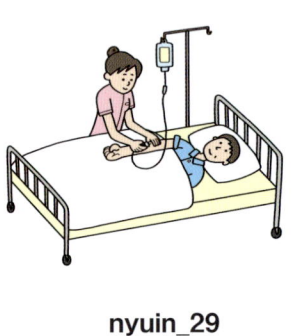

nyuin_29 点滴

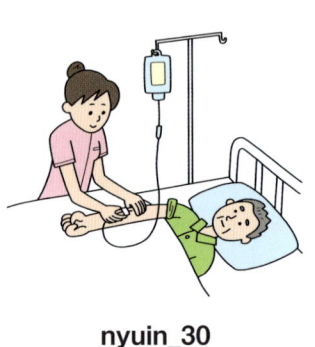

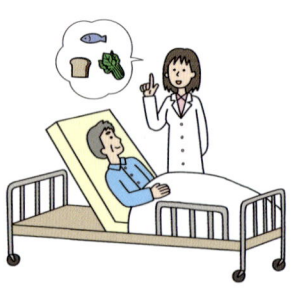

nyuin_30 点滴

nyuin_31 脈拍測定

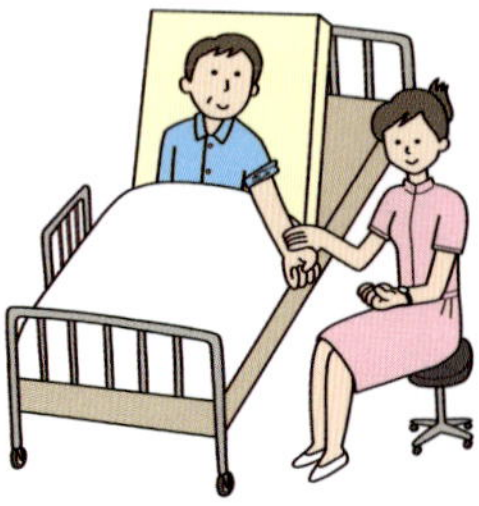

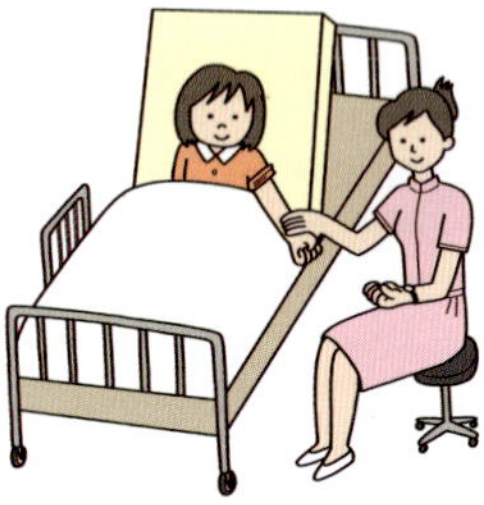

nyuin_32 脈拍測定

nyuin_33 服薬指導

nyuin_34 栄養指導

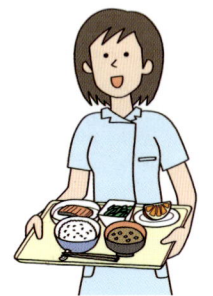

nyuin_35 食事

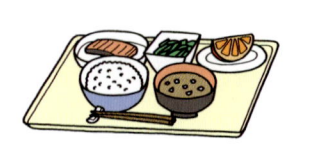

nyuin_36 食事

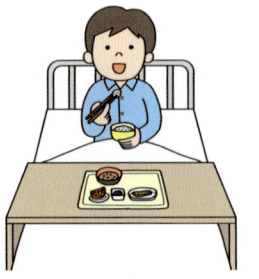

nyuin_37 食事

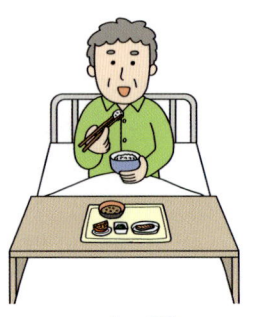

nyuin_38 食事

データの場所	JPEG			PNG			☆白黒はP143
◎	カラー JPEG	▶ J2 病院編	▶ J16 入院風景	カラー PNG	▶ P2 病院編	▶ P16 入院風景	

16 入院風景

nyuin_39 服薬

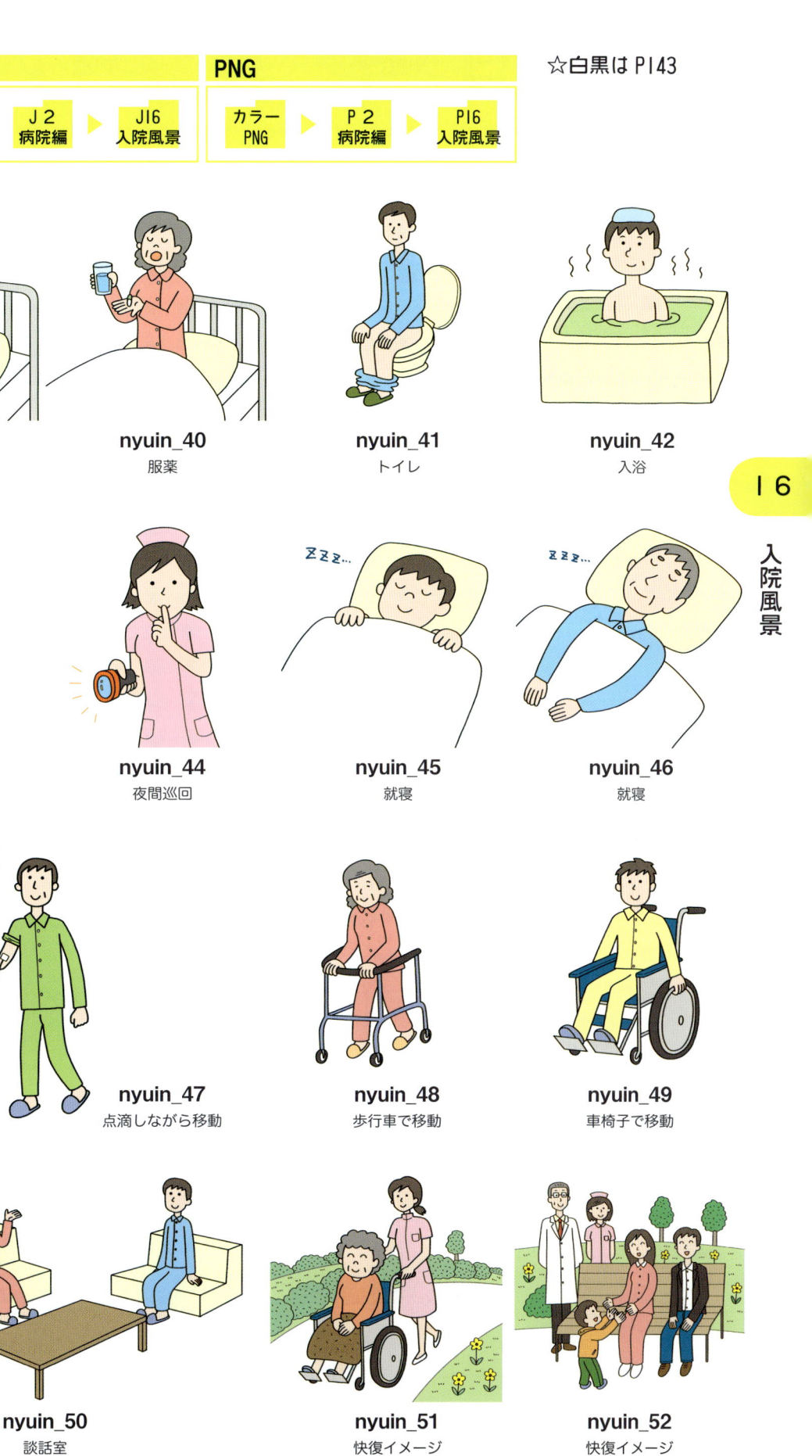

nyuin_40 服薬

nyuin_41 トイレ

nyuin_42 入浴

nyuin_43 シャワー

nyuin_44 夜間巡回

nyuin_45 就寝

nyuin_46 就寝

nyuin_47 点滴しながら移動

nyuin_48 歩行車で移動

nyuin_49 車椅子で移動

nyuin_50 談話室

nyuin_51 快復イメージ

nyuin_52 快復イメージ

☆白黒はP144

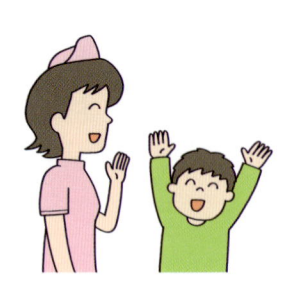

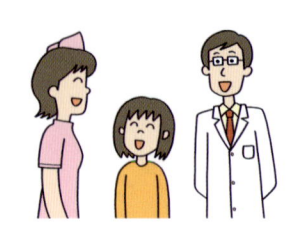

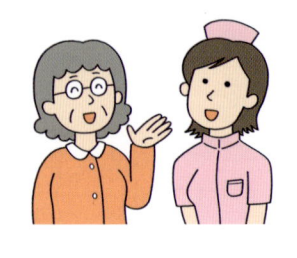

データの場所

JPEG		
カラーJPEG	J2 病院編	J16 入院風景

PNG		
カラーPNG	P2 病院編	P16 入院風景

16 入院風景

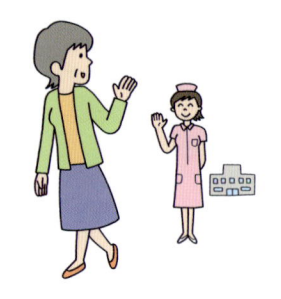

nyuin_53 仲良し

nyuin_54 仲良し

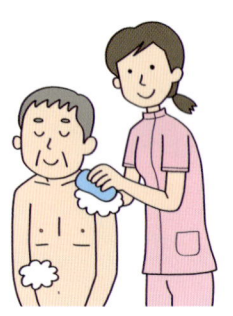

nyuin_55 仲良し

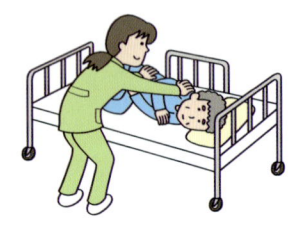

nyuin_56 外泊許可

nyuin_57 清拭(せいしき)

nyuin_58 寝返り介助

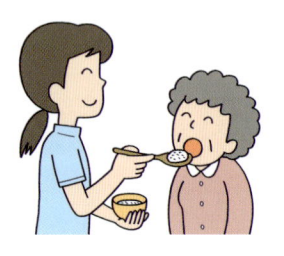

nyuin_59 食事介助

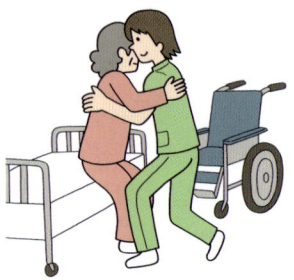

nyuin_60 移動介助

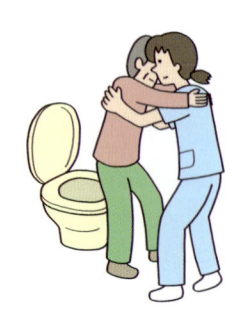

nyuin_61 トイレ介助

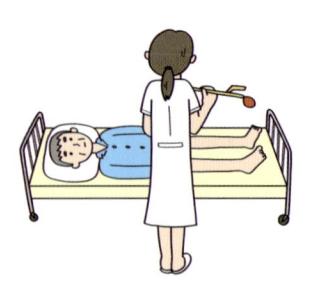

nyuin_62 尿管カテーテル

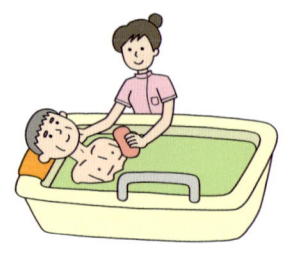

nyuin_63 入浴介助

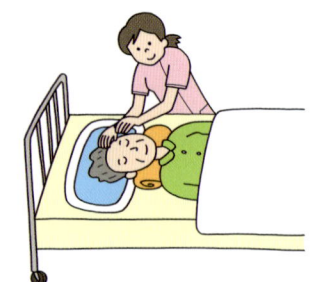

nyuin_64 洗髪介助

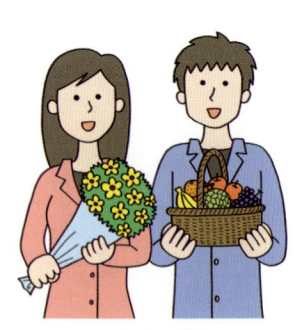

nyuin_65 見舞い

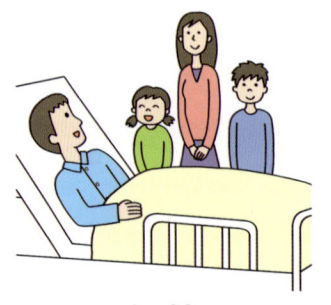

nyuin_66 見舞い

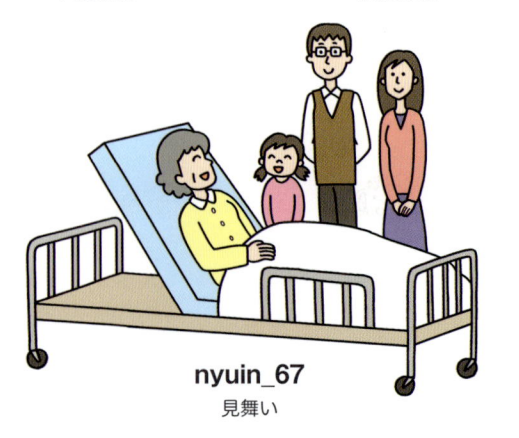

nyuin_67 見舞い

データの場所	JPEG			PNG			☆白黒は P145
◎	カラー JPEG	▶ J2 病院編	▶ J17 病院その他	カラー PNG	▶ P2 病院編	▶ P17 病院その他	

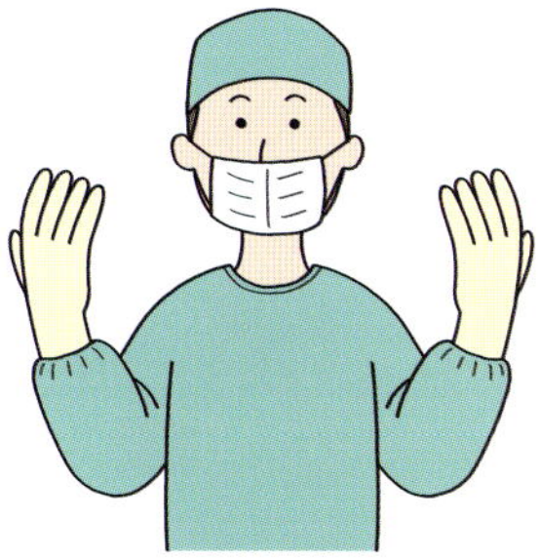

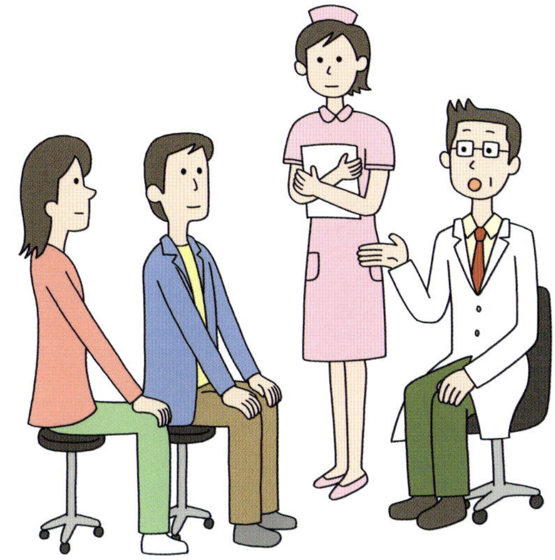

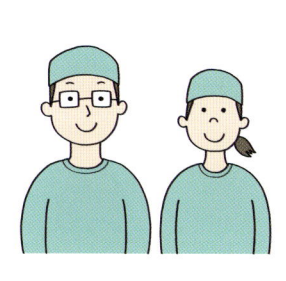

sonota_01
治療・結果説明

sonota_02
手術

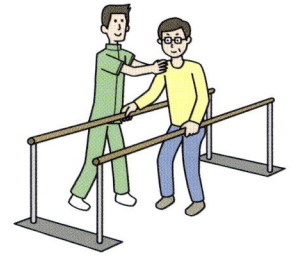

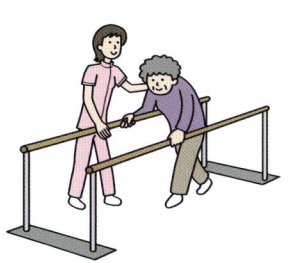

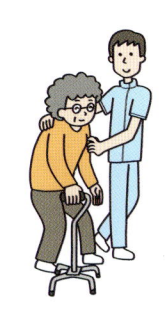

sonota_03
手術

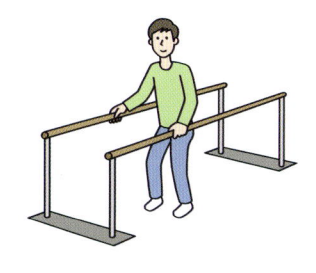

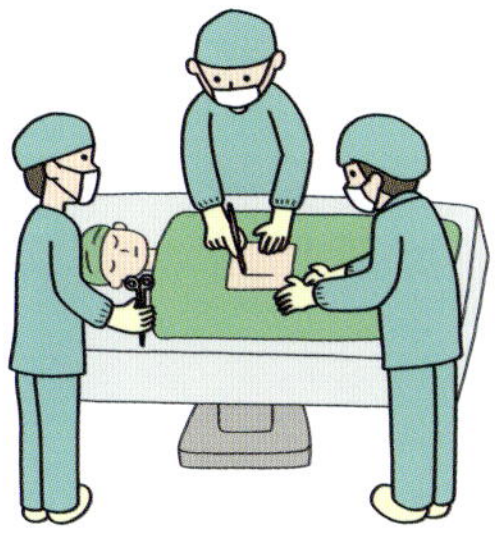

sonota_04
手術

sonota_05
リハビリ

sonota_06
リハビリ

sonota_07
リハビリ

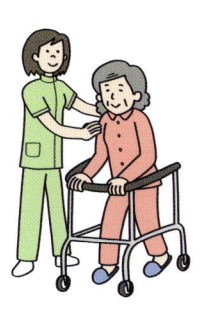

sonota_08
リハビリ

sonota_09
リハビリ

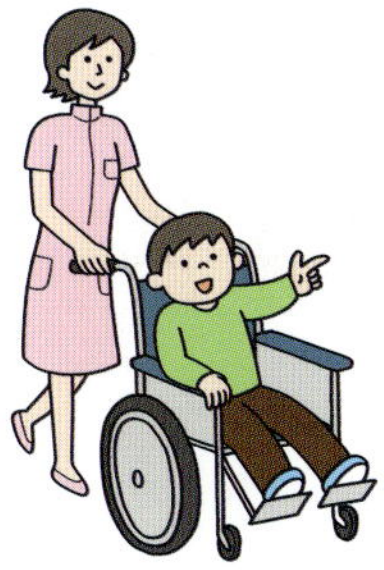

sonota_10
リハビリ

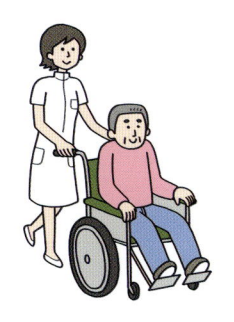

sonota_11
リハビリ

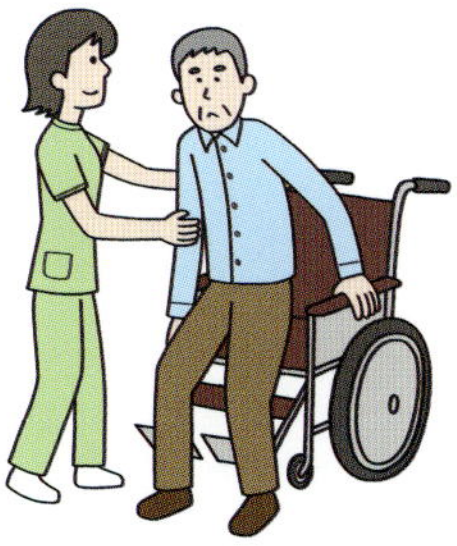

sonota_12
リハビリ

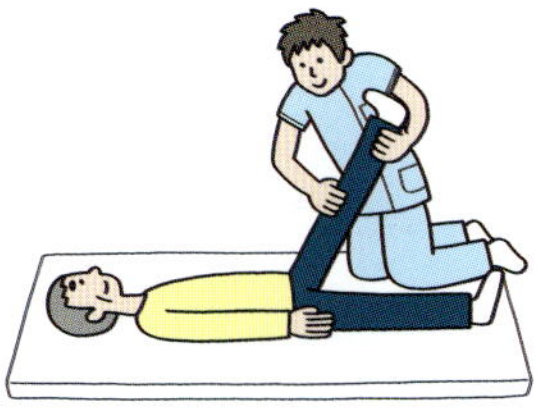

sonota_13
リハビリ

17 病院その他（治療・結果説明／手術／リハビリ）

☆白黒はP146

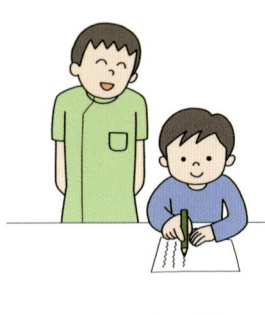

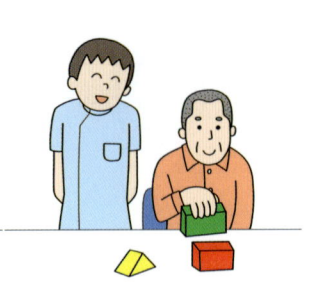

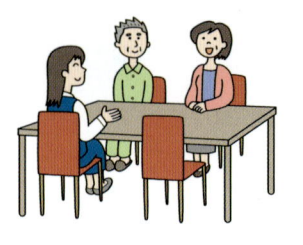

データの場所

JPEG
カラーJPEG ▶ J2 病院編 ▶ J17 病院その他

PNG
カラーPNG ▶ P2 病院編 ▶ P17 病院その他

17 病院その他（リハビリ／医療相談／退院／通院／薬局）

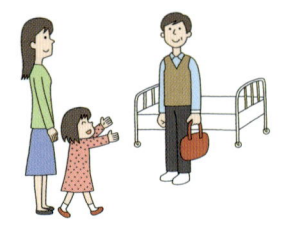

sonota_14 リハビリ

sonota_15 リハビリ

sonota_16 医療相談

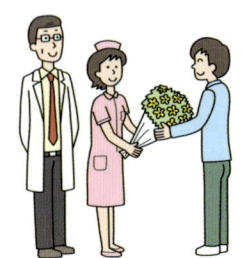

sonota_17 退院

sonota_18 退院

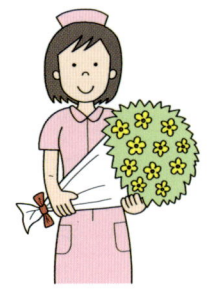

sonota_19 退院

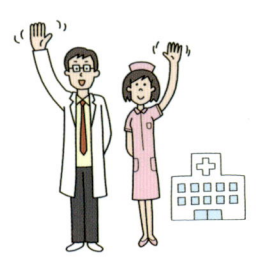

sonota_20 退院

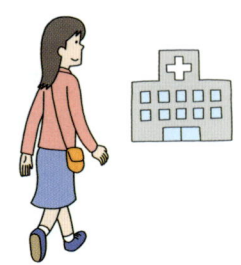

sonota_21 通院

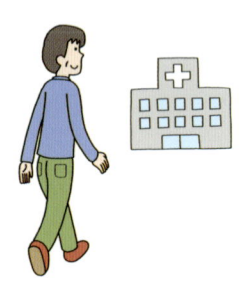

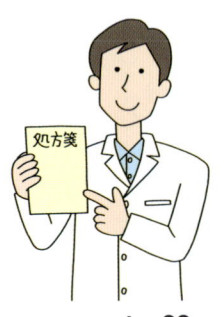

sonota_22 通院

sonota_23 処方せん

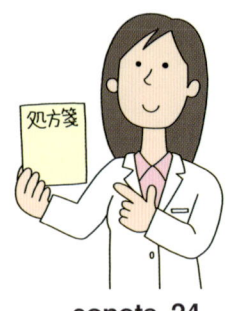

sonota_24 処方せん

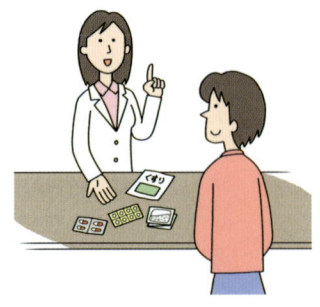

sonota_25 薬の説明

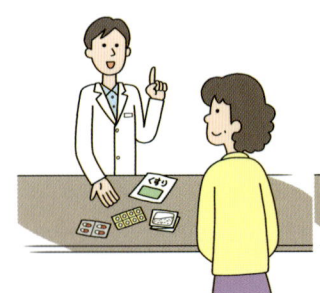

sonota_26 薬の説明

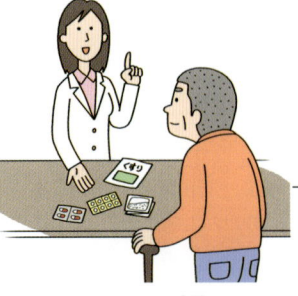

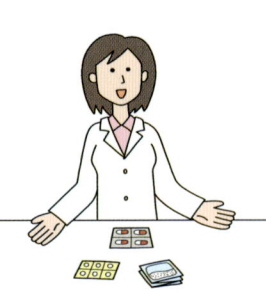

sonota_27 薬の説明

sonota_28 薬剤師

sonota_29 薬剤師

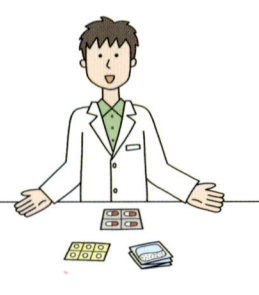

人物ポーズ編

カラー

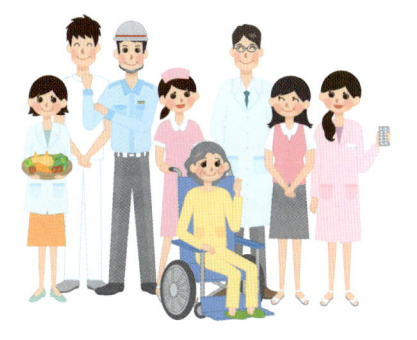

☆白黒は P148

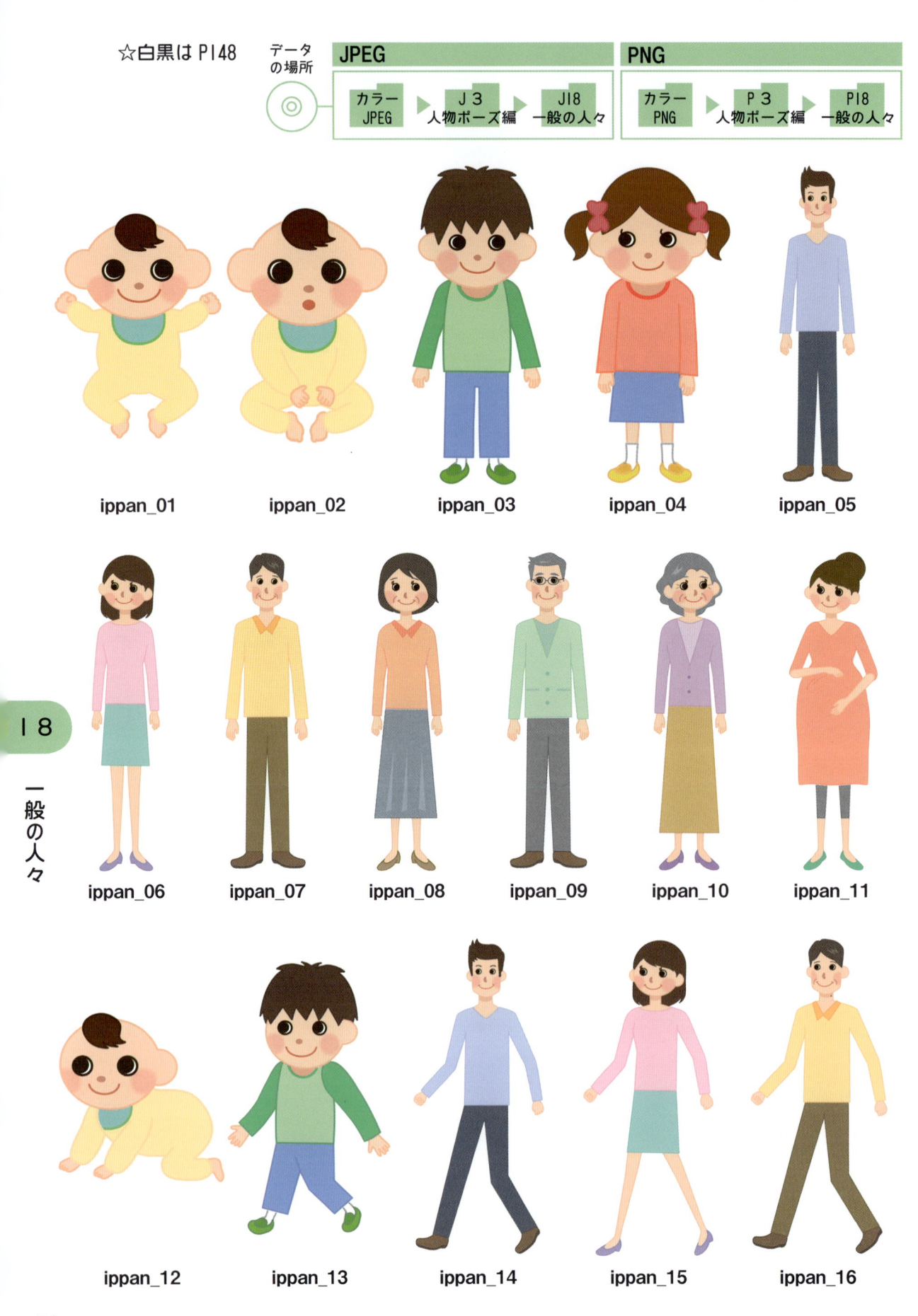

データの場所

JPEG: カラーJPEG ▶ J3 人物ポーズ編 ▶ J18 一般の人々

PNG: カラーPNG ▶ P3 人物ポーズ編 ▶ P18 一般の人々

18 一般の人々

| ippan_01 | ippan_02 | ippan_03 | ippan_04 | ippan_05 |

| ippan_06 | ippan_07 | ippan_08 | ippan_09 | ippan_10 | ippan_11 |

| ippan_12 | ippan_13 | ippan_14 | ippan_15 | ippan_16 |

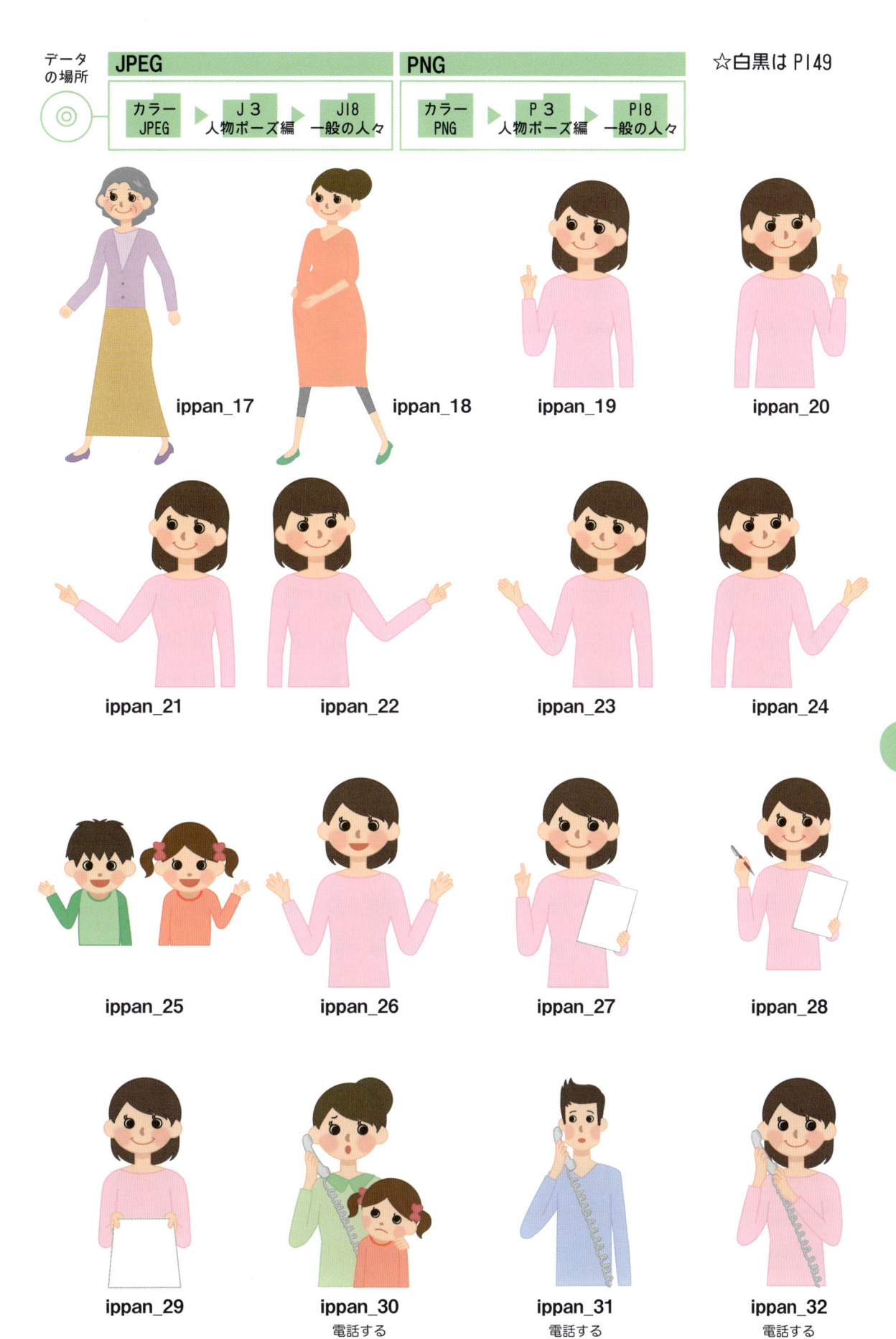

データの場所	JPEG			PNG			☆白黒は P149
◎	カラー JPEG ▶	J3 人物ポーズ編 ▶	J18 一般の人々	カラー PNG ▶	P3 人物ポーズ編 ▶	P18 一般の人々	

ippan_17

ippan_18

ippan_19

ippan_20

ippan_21

ippan_22

ippan_23

ippan_24

ippan_25

ippan_26

ippan_27

ippan_28

ippan_29

ippan_30
電話する

ippan_31
電話する

ippan_32
電話する

18 一般の人々

☆白黒はP150

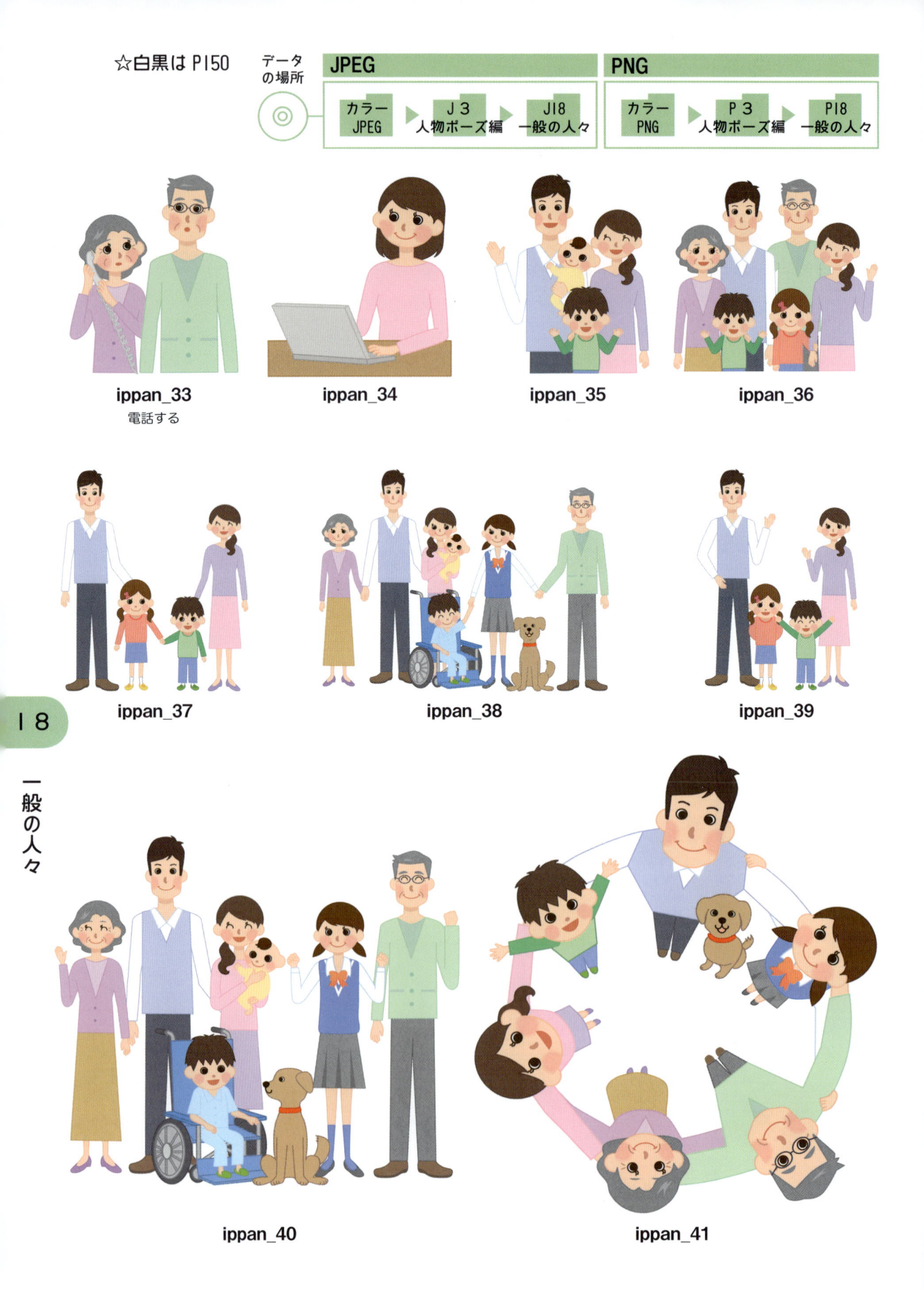

データの場所

JPEG: カラーJPEG ▶ J3 人物ポーズ編 ▶ J18 一般の人々

PNG: カラーPNG ▶ P3 人物ポーズ編 ▶ P18 一般の人々

ippan_33
電話する

ippan_34

ippan_35

ippan_36

ippan_37

ippan_38

ippan_39

18 一般の人々

ippan_40

ippan_41

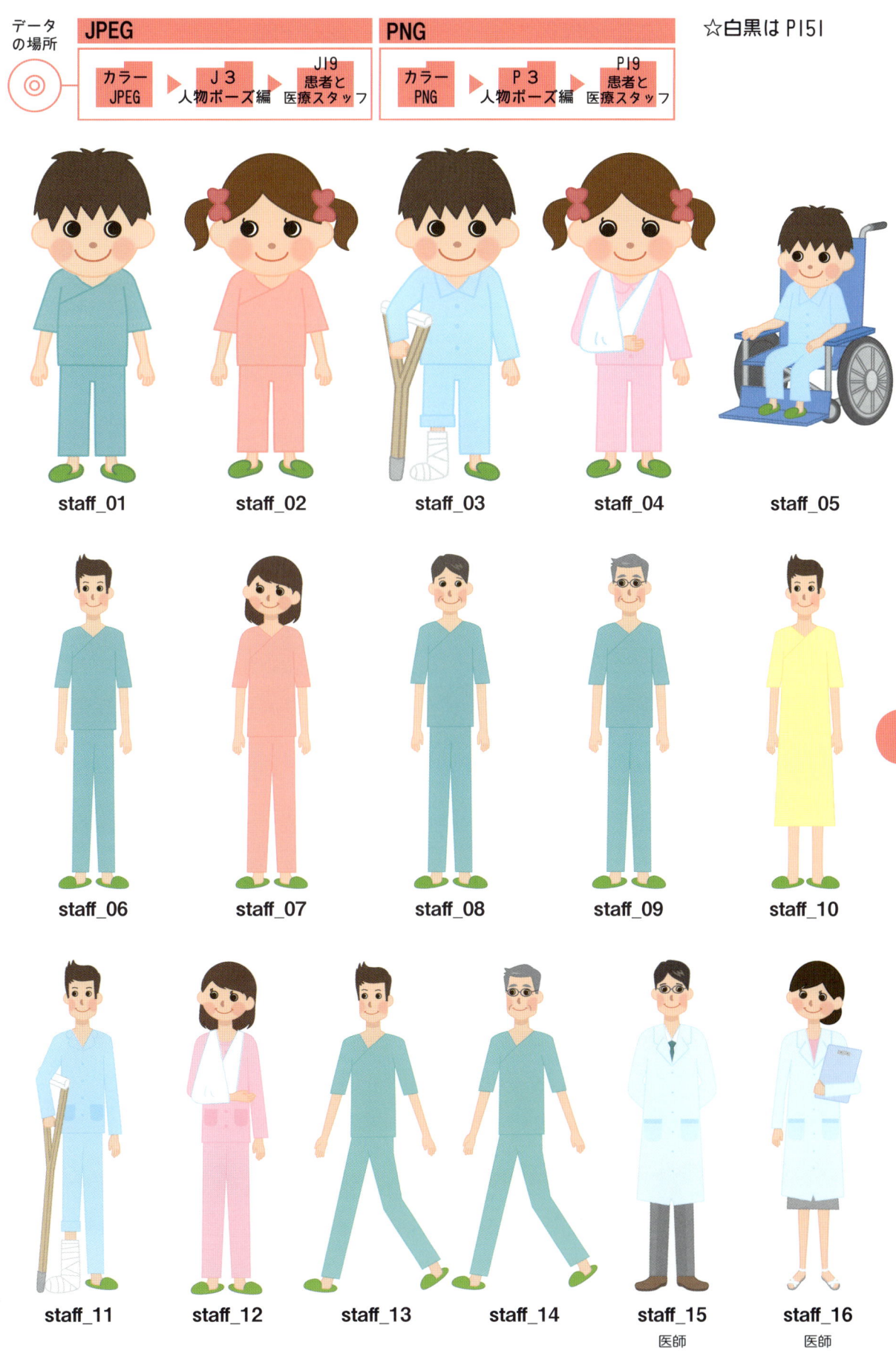

データの場所	JPEG			PNG			☆白黒は P151
◎	カラー JPEG	▶ J3 人物ポーズ編	▶ J19 患者と医療スタッフ	カラー PNG	▶ P3 人物ポーズ編	▶ P19 患者と医療スタッフ	

staff_01　staff_02　staff_03　staff_04　staff_05

staff_06　staff_07　staff_08　staff_09　staff_10

staff_11　staff_12　staff_13　staff_14　staff_15 医師　staff_16 医師

19 患者と医療スタッフ

75

☆白黒はP152

データの場所 ◎ → JPEG → カラーJPEG ▶ J3 人物ポーズ編 ▶ J19 患者と医療スタッフ

PNG → カラーPNG ▶ P3 人物ポーズ編 ▶ P19 患者と医療スタッフ

19 患者と医療スタッフ

staff_17 看護師

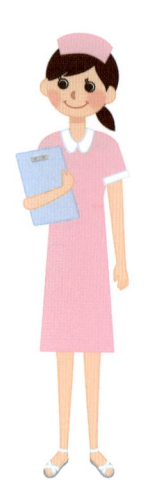

staff_18 看護師

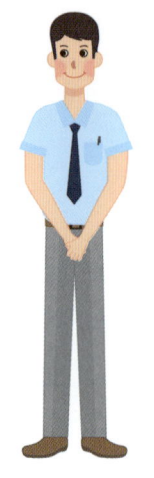

staff_19 事務員

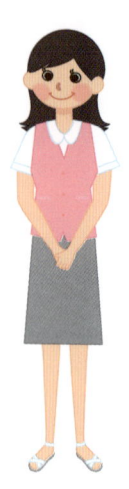

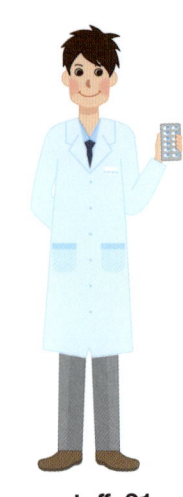

staff_20 事務員

staff_21 薬剤師

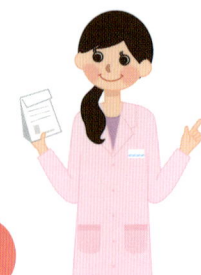

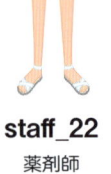

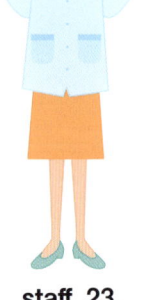

staff_22 薬剤師

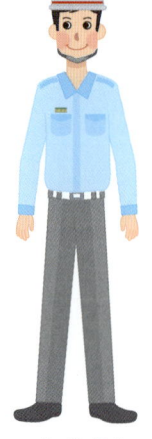

staff_23 栄養士

staff_24 救急隊員

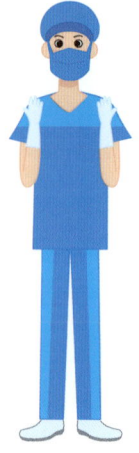

staff_25 手術着

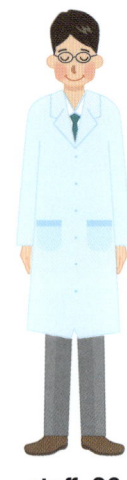

staff_26

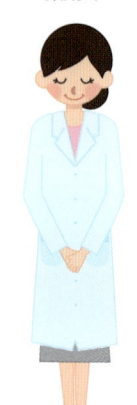

staff_27

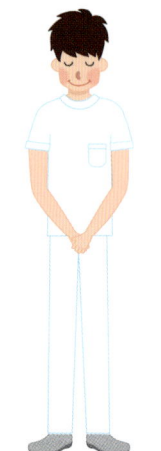

staff_28

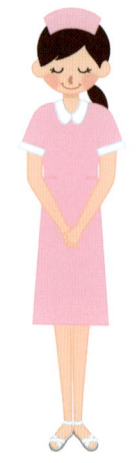

staff_29

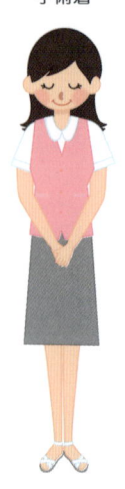

staff_30

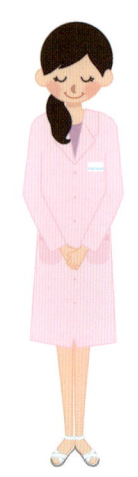

staff_31

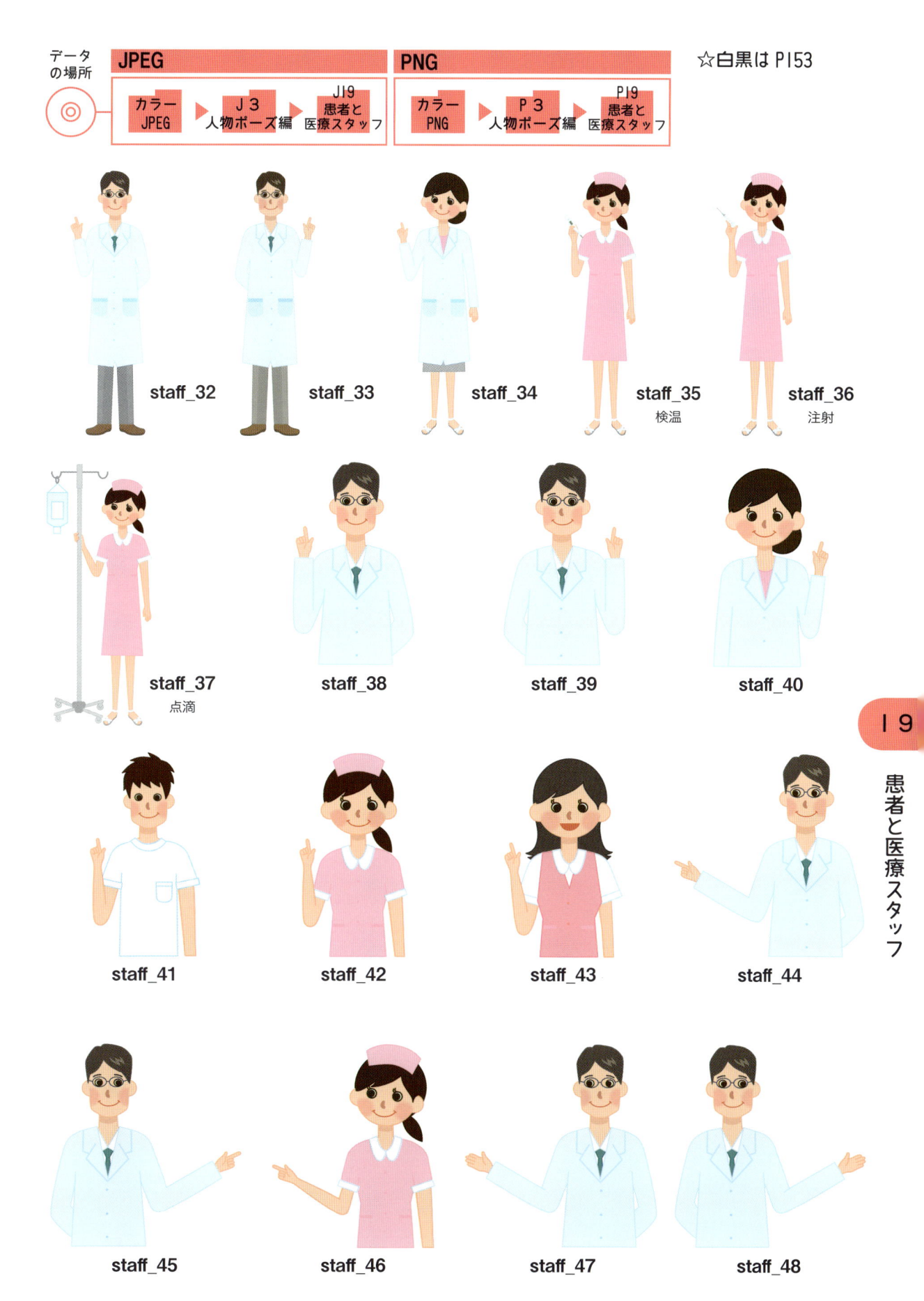

データの場所: JPEG → カラーJPEG → J3 人物ポーズ編 → J19 患者と医療スタッフ
PNG → カラーPNG → P3 人物ポーズ編 → P19 患者と医療スタッフ

☆白黒はP153

staff_32　staff_33　staff_34　staff_35 検温　staff_36 注射

staff_37 点滴　staff_38　staff_39　staff_40

staff_41　staff_42　staff_43　staff_44

staff_45　staff_46　staff_47　staff_48

19 患者と医療スタッフ

☆白黒は P154

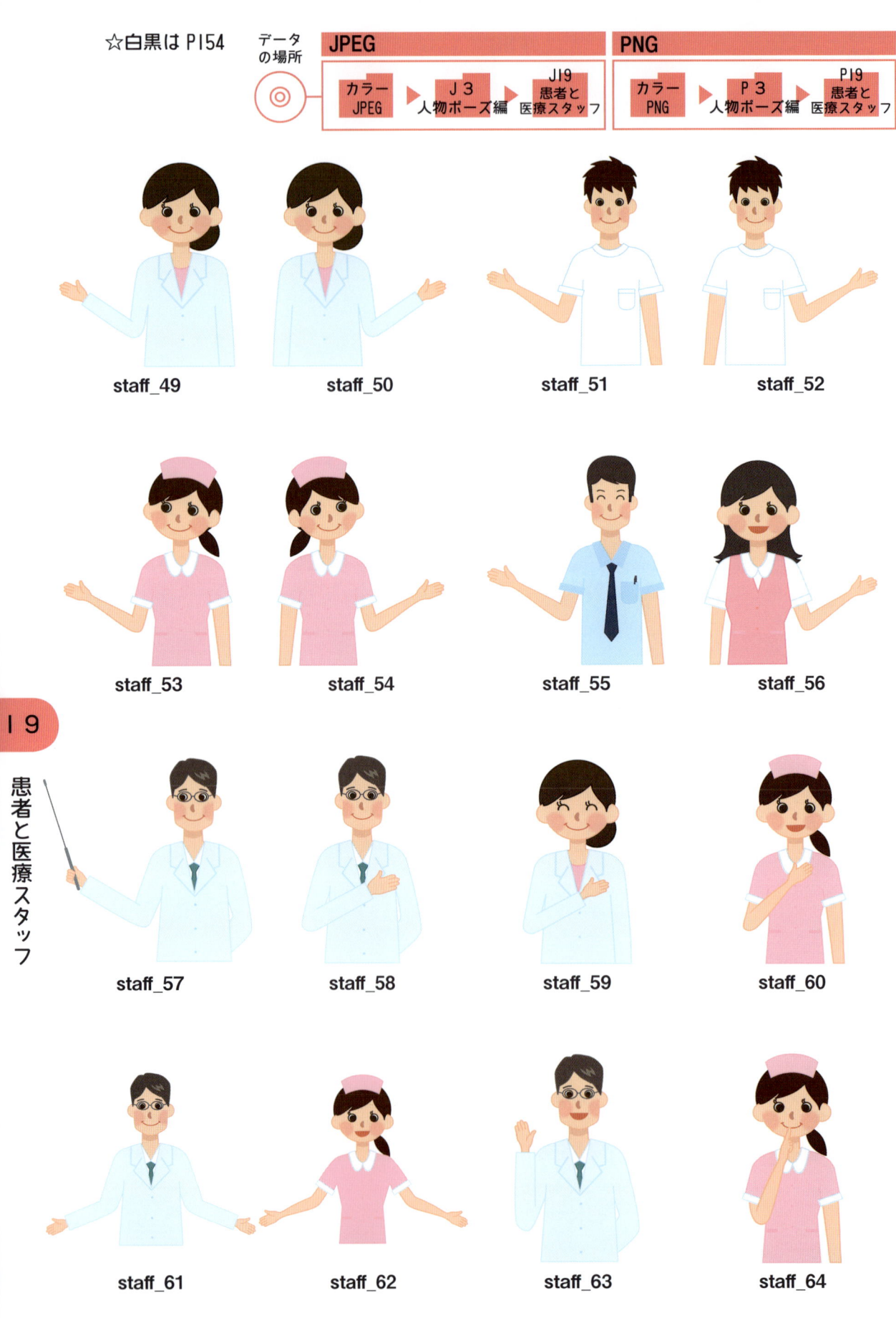

データの場所 ◎

JPEG		
カラー JPEG	▶ J3 人物ポーズ編	▶ J19 患者と医療スタッフ

PNG		
カラー PNG	▶ P3 人物ポーズ編	▶ P19 患者と医療スタッフ

staff_49　　staff_50　　staff_51　　staff_52

staff_53　　staff_54　　staff_55　　staff_56

19 患者と医療スタッフ

staff_57　　staff_58　　staff_59　　staff_60

staff_61　　staff_62　　staff_63　　staff_64

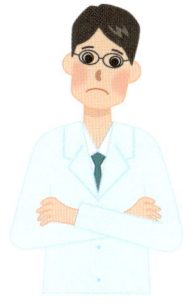

データの場所	JPEG			PNG		
◎	カラーJPEG ▶	J3 人物ポーズ編 ▶	J19 患者と医療スタッフ	カラーPNG ▶	P3 人物ポーズ編 ▶	P19 患者と医療スタッフ

☆白黒は P155

staff_65

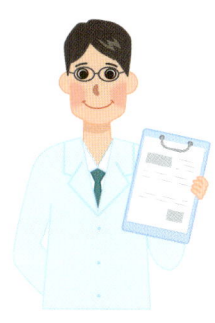

staff_66

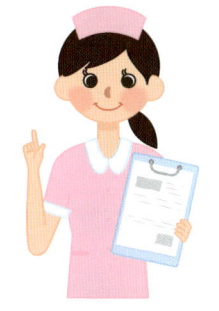

staff_67

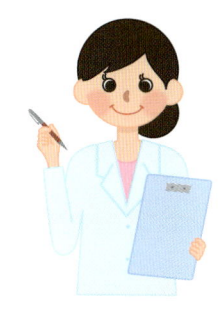

staff_68

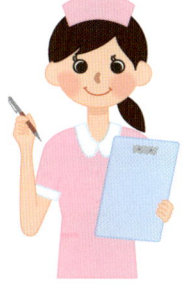

staff_69

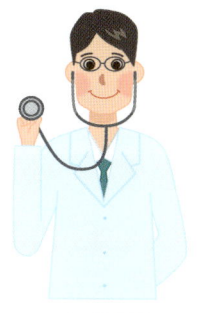

staff_70
診察

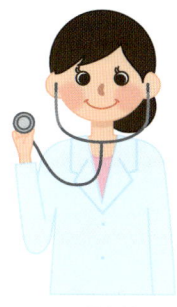

staff_71
診察

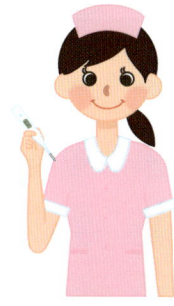

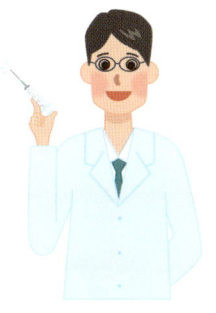

staff_72
検温

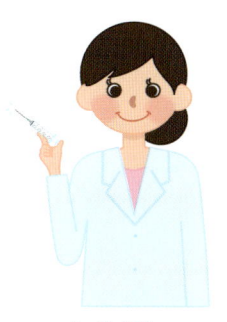

staff_73
注射

staff_74
注射

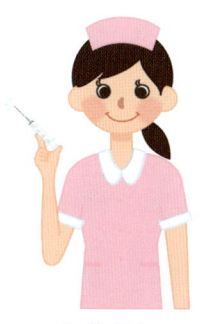

staff_75
注射

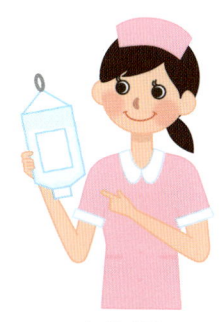

staff_76
点滴

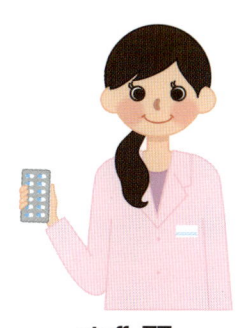

staff_77
薬剤師

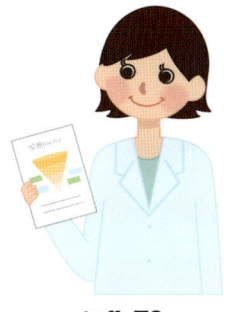

staff_78
栄養士

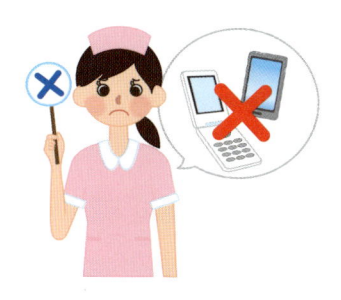

staff_79
携帯電話禁止

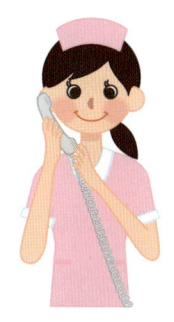

staff_80
お電話下さい

19 患者と医療スタッフ

☆白黒はP156

データの場所: JPEG → カラーJPEG → J3 人物ポーズ編 → J19 患者と医療スタッフ

PNG → カラーPNG → P3 人物ポーズ編 → P19 患者と医療スタッフ

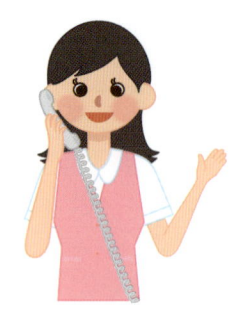

staff_81 お電話下さい

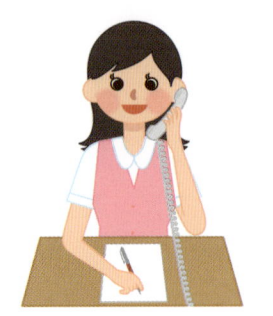

staff_82 お電話下さい

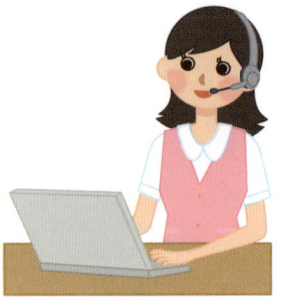

staff_83 お電話下さい

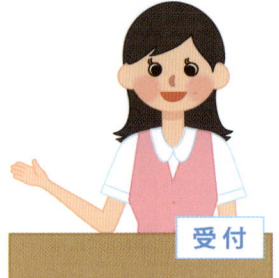

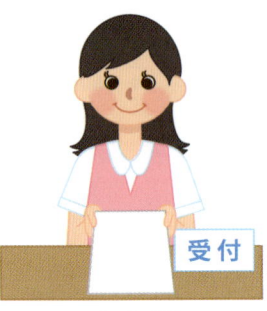

staff_84 受付

staff_85 ご記入・ご提出下さい

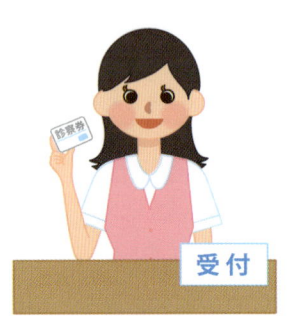

staff_86 診察券をご提出下さい

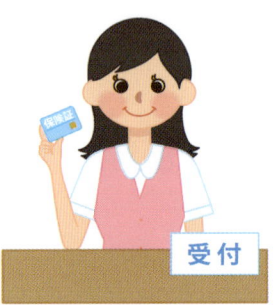

staff_87 保険証をご提出下さい

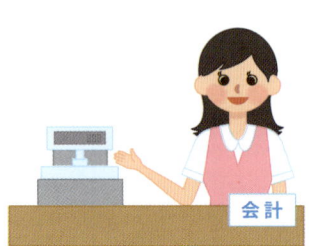

staff_88 会計

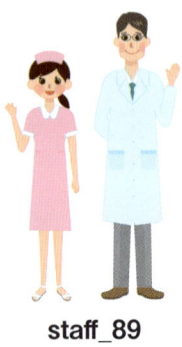

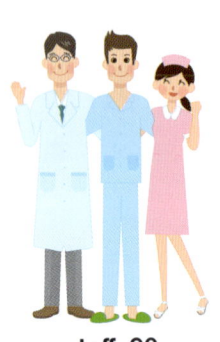

19 患者と医療スタッフ

staff_89

staff_90

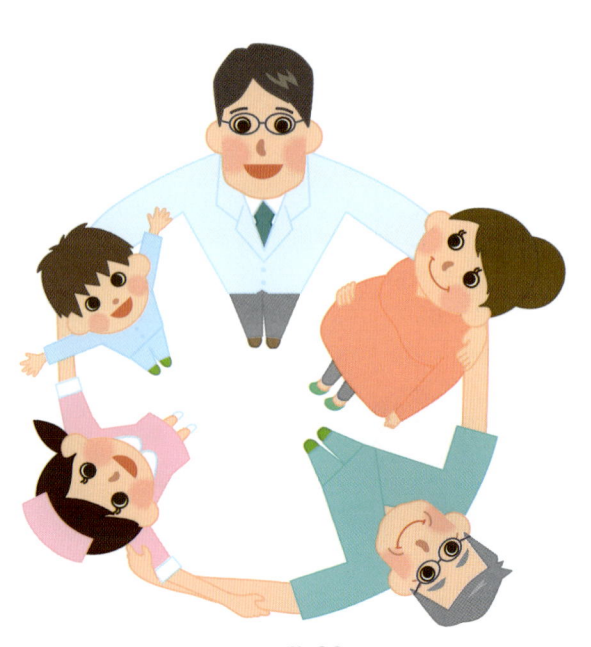

staff_91

staff_92

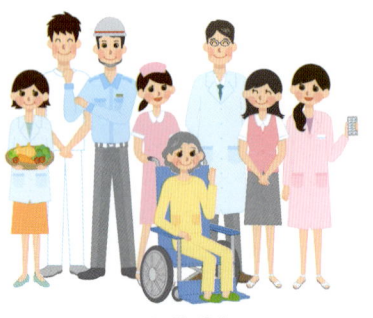

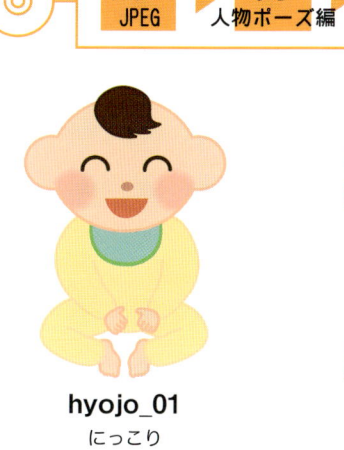

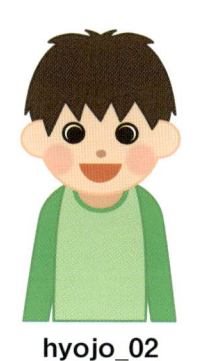

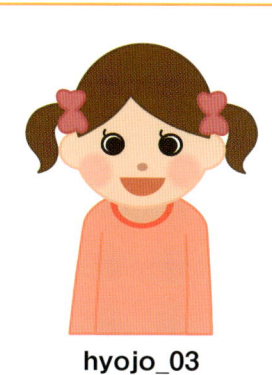

データの場所	JPEG			PNG			☆白黒は P157
◎	カラー JPEG	▶ J3 人物ポーズ編	▶ J20 表情集	カラー PNG	▶ P3 人物ポーズ編	▶ P20 表情集	

hyojo_01
にっこり

hyojo_02
にっこり

hyojo_03
にっこり

hyojo_04
にっこり

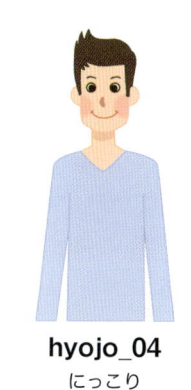

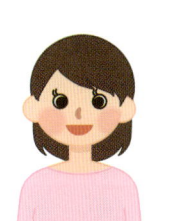

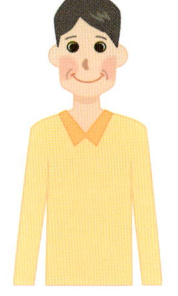

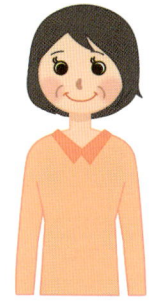

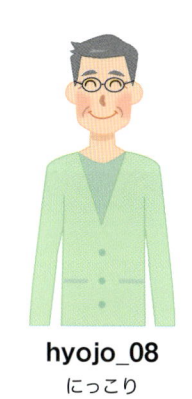

hyojo_05
にっこり

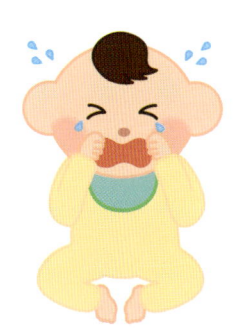

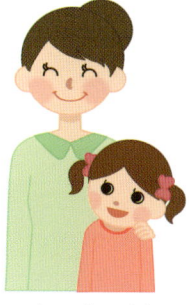

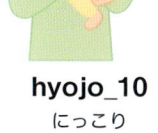

hyojo_06
にっこり

hyojo_07
にっこり

hyojo_08
にっこり

hyojo_09
にっこり

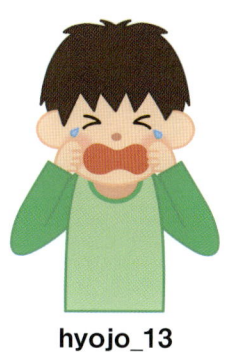

hyojo_10
にっこり

hyojo_11
にっこり

hyojo_12
泣く

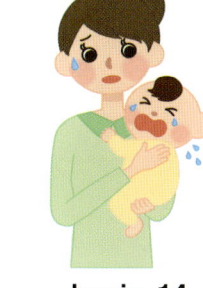

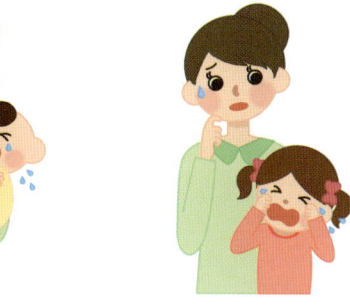

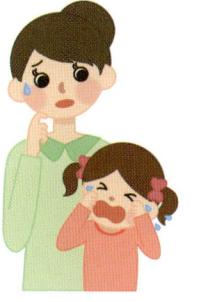

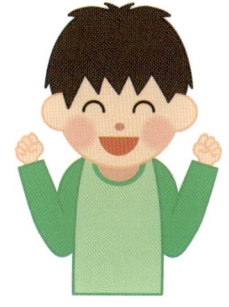

hyojo_13
泣く

hyojo_14
泣く

hyojo_15
泣く

hyojo_16
元気！

20 表情集

☆白黒は P158

データの場所	JPEG			PNG		
◎	カラーJPEG	J3 人物ポーズ編	J20 表情集	カラーPNG	P3 人物ポーズ編	P20 表情集

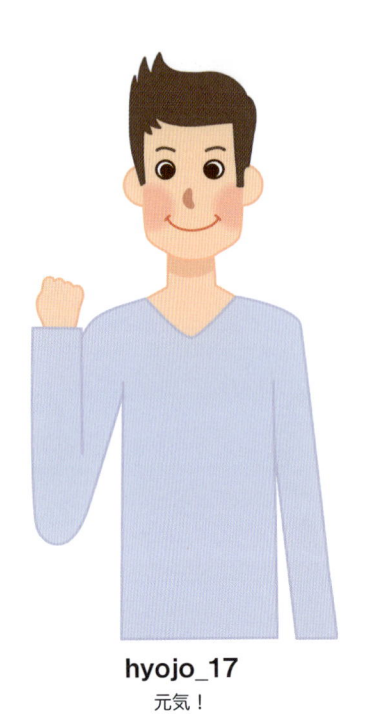

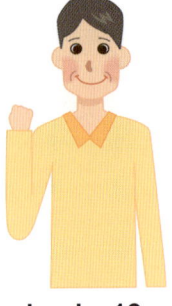

20 表情集

hyojo_17
元気！

hyojo_18
元気！

hyojo_19
元気！

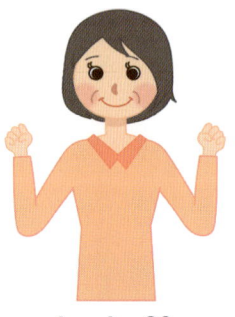

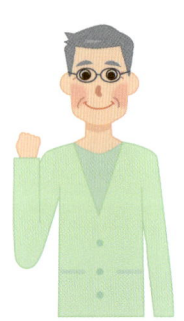

hyojo_20
元気！

hyojo_21
元気！

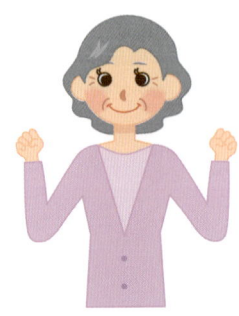

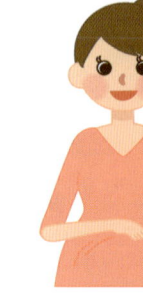

hyojo_22
元気！

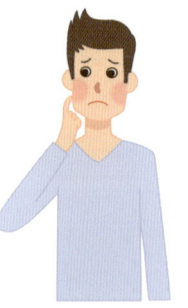

hyojo_23
元気！

hyojo_24
困る

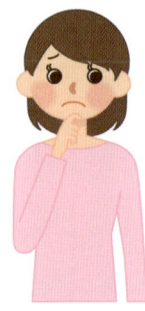

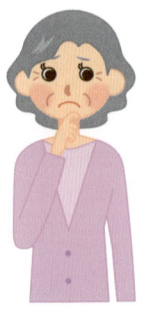

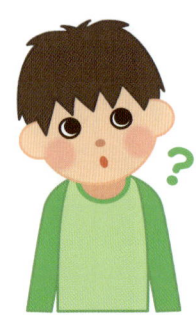

hyojo_25
困る

hyojo_26
困る

hyojo_27
困る

hyojo_28
困る

hyojo_29
疑問

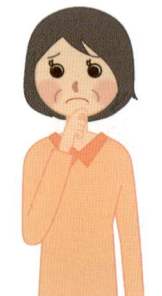

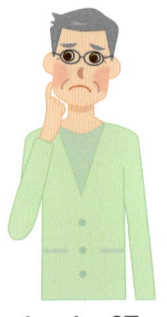

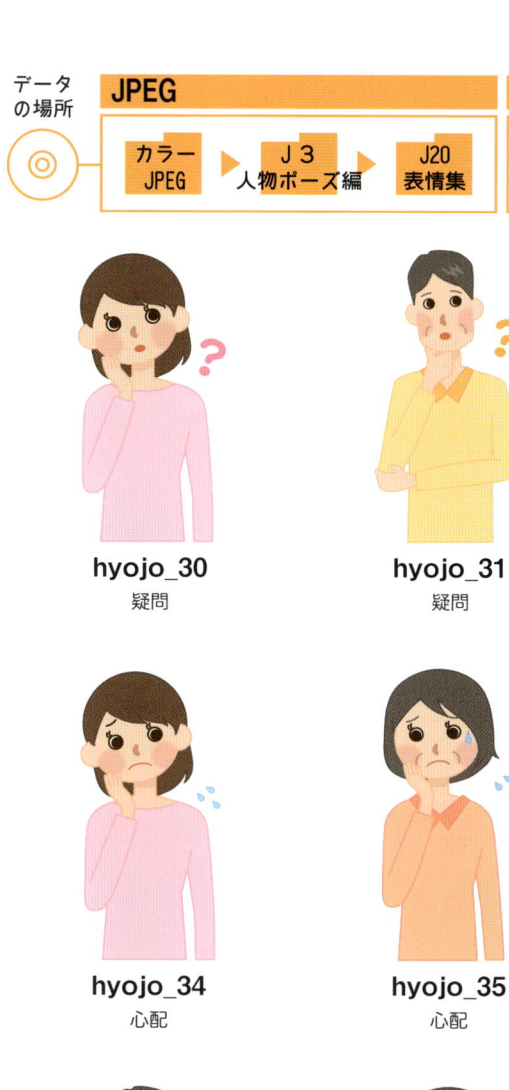

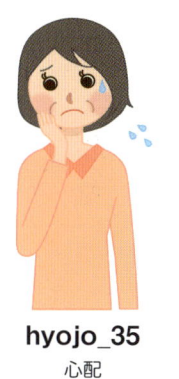

データの場所	JPEG			PNG			☆白黒はP159
◎	カラーJPEG ▶	J3 人物ポーズ編 ▶	J20 表情集	カラーPNG ▶	P3 人物ポーズ編 ▶	P20 表情集	

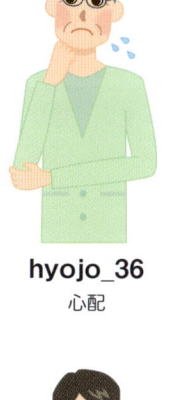

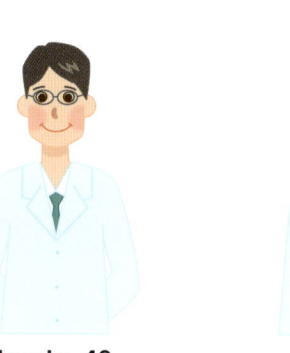

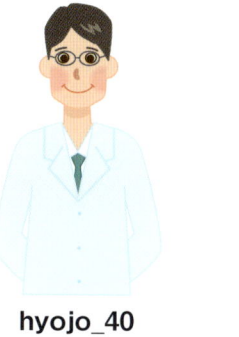

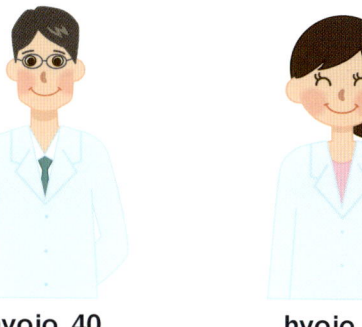

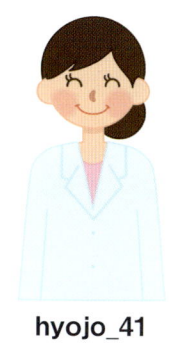

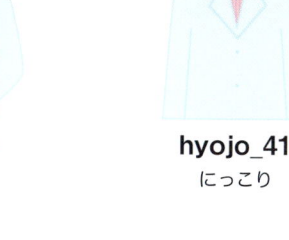

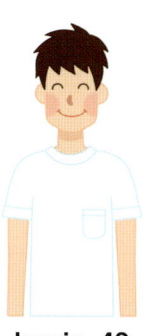

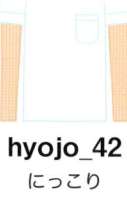

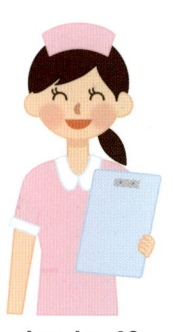

hyojo_30 疑問　　**hyojo_31** 疑問　　**hyojo_32** 疑問　　**hyojo_33** 疑問

hyojo_34 心配　　**hyojo_35** 心配　　**hyojo_36** 心配　　**hyojo_37** 心配

hyojo_38 ほっとする　　**hyojo_39** ほっとする　　**hyojo_40** にっこり　　**hyojo_41** にっこり

hyojo_42 にっこり　　**hyojo_43** にっこり　　**hyojo_44** にっこり　　**hyojo_45** にっこり

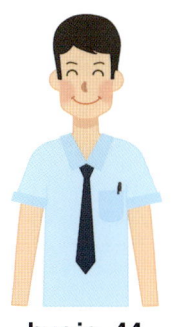

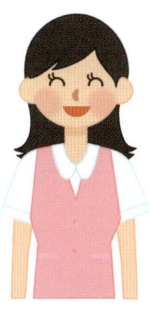

20 表情集

☆白黒はP160

データの場所	JPEG			PNG		
◎	カラーJPEG	▶ J3 人物ポーズ編	▶ J20 表情集	カラーPNG	▶ P3 人物ポーズ編	▶ P20 表情集

hyojo_46
頑張ろう！

hyojo_47
頑張ろう！

hyojo_48

hyojo_49

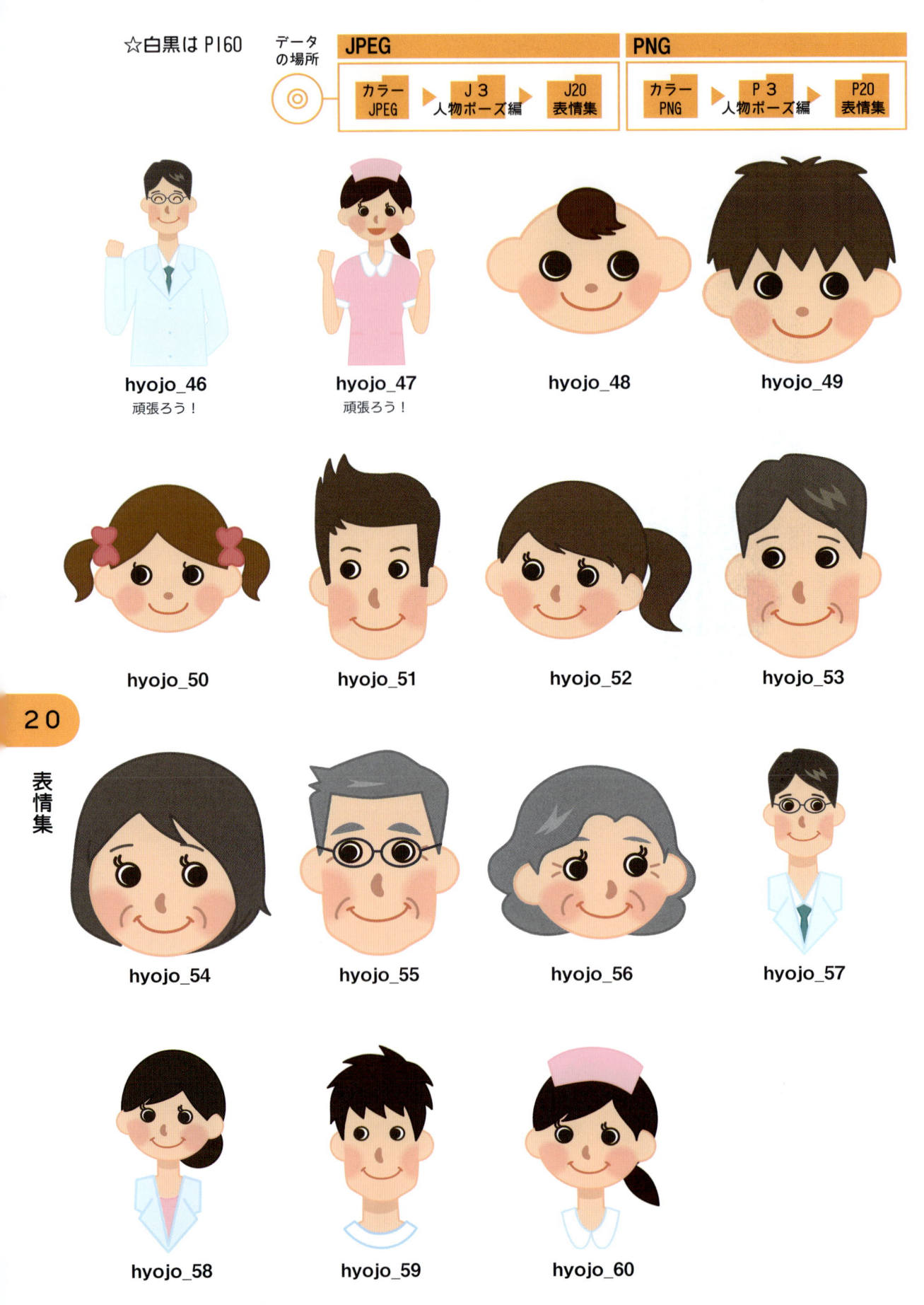

hyojo_50

hyojo_51

hyojo_52

hyojo_53

20 表情集

hyojo_54

hyojo_55

hyojo_56

hyojo_57

hyojo_58

hyojo_59

hyojo_60

ミニカット編

カラー

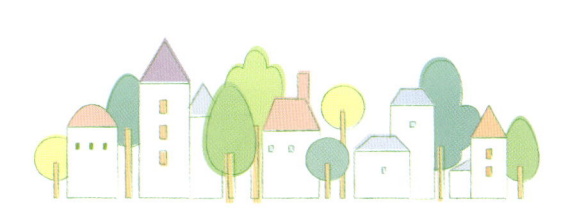

☆白黒はP162

データの場所

JPEG: カラーJPEG ▶ J4 ミニカット編 ▶ J21 医療器具・薬ほか

PNG: カラーPNG ▶ P4 ミニカット編 ▶ P21 医療器具・薬ほか

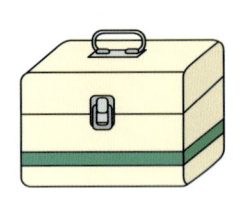

kigu_01 救急箱	**kigu_02** 救急箱	**kigu_03** 体温計
kigu_04 体温計	**kigu_05** マスク	**kigu_06** 包帯
kigu_07 絆創膏	**kigu_08** テーピング	**kigu_09** ピンセットと脱脂綿
kigu_10 消毒液	**kigu_11** 医療用はさみと糸	**kigu_12** メス
kigu_13 医療用水枕	**kigu_14** 聴診器	**kigu_15** 聴診器
kigu_16 心電図モニター	**kigu_17** 胃カメラ装置	**kigu_18** 胸部レントゲン装置
kigu_19 腹部レントゲン装置	**kigu_20** CT	**kigu_21** MRI
kigu_22 血圧計	**kigu_23** 血圧計	**kigu_24** 体脂肪計
kigu_25 体重計		

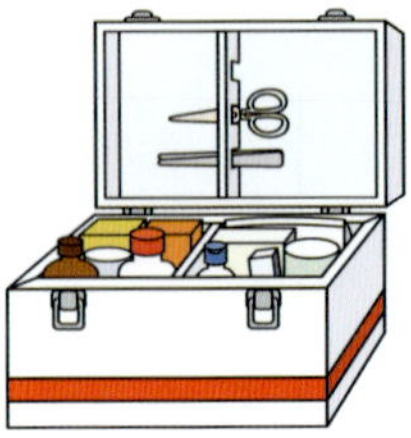

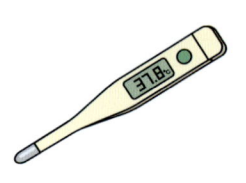

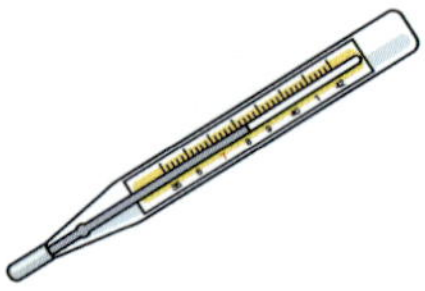

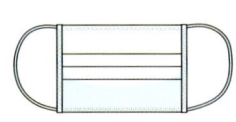

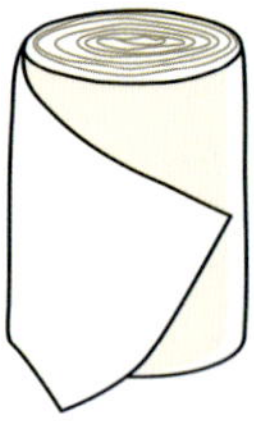

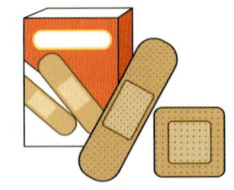

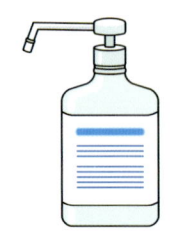

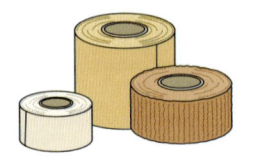

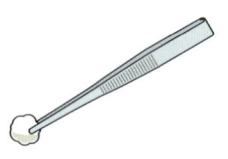

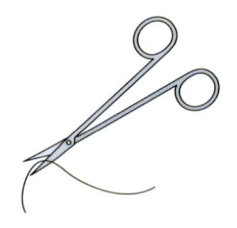

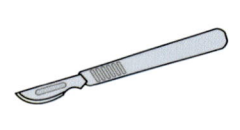

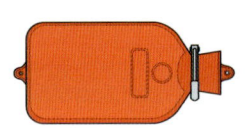

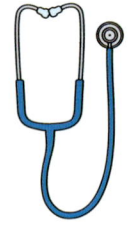

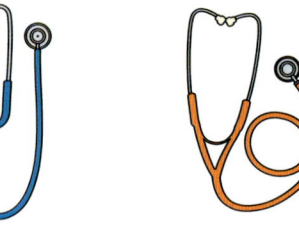

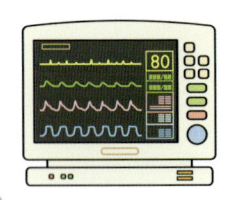

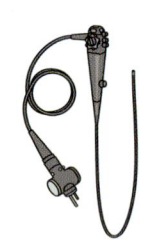

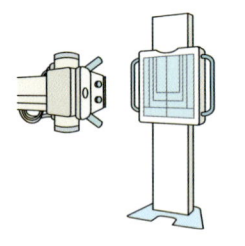

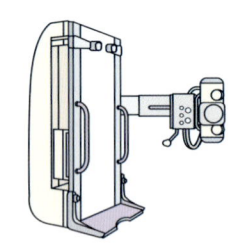

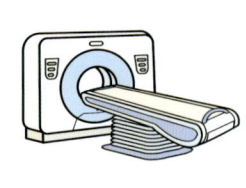

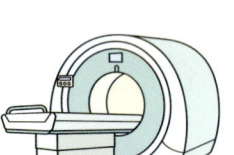

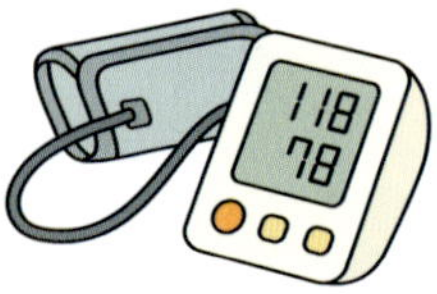

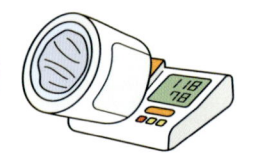

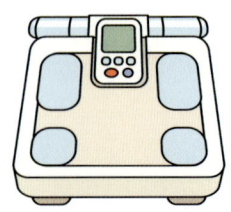

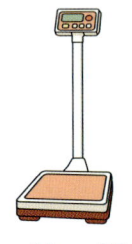

（医療器具）

21 医療器具・薬ほか

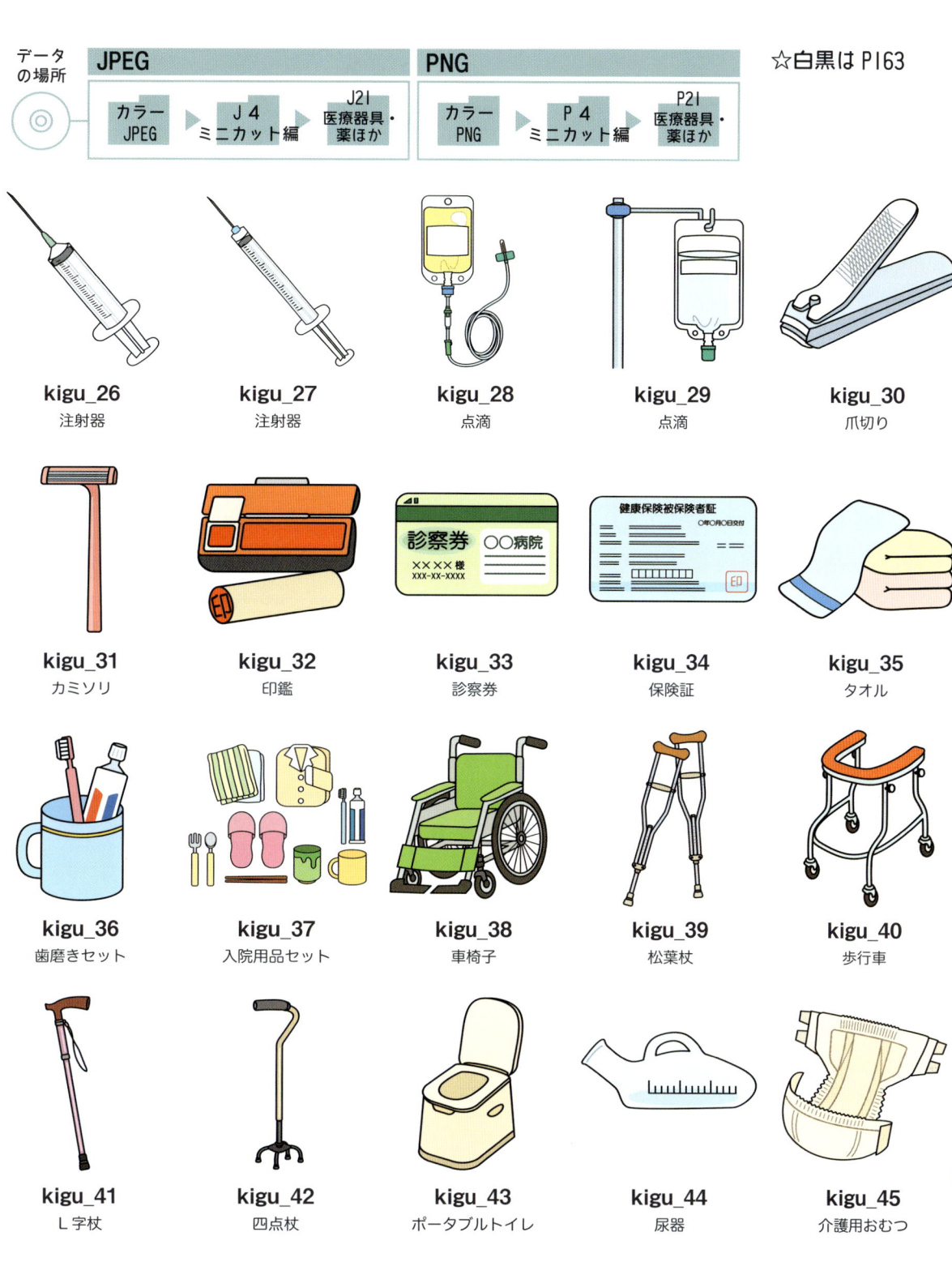

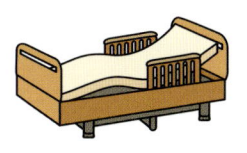

データの場所: JPEG → カラーJPEG → J4 ミニカット編 → J21 医療器具・薬ほか
PNG → カラーPNG → P4 ミニカット編 → P21 医療器具・薬ほか

☆白黒はP163

kigu_26	注射器
kigu_27	注射器
kigu_28	点滴
kigu_29	点滴
kigu_30	爪切り
kigu_31	カミソリ
kigu_32	印鑑
kigu_33	診察券
kigu_34	保険証
kigu_35	タオル
kigu_36	歯磨きセット
kigu_37	入院用品セット
kigu_38	車椅子
kigu_39	松葉杖
kigu_40	歩行車
kigu_41	L字杖
kigu_42	四点杖
kigu_43	ポータブルトイレ
kigu_44	尿器
kigu_45	介護用おむつ
kigu_46	介護用ベッド
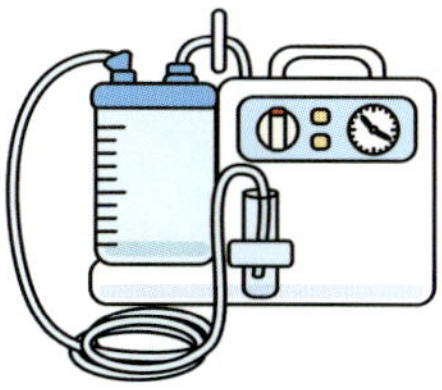 kigu_47	たん吸引器
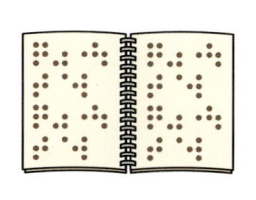 kigu_48	点字図書
kigu_49	本
kigu_50	カセットテープ

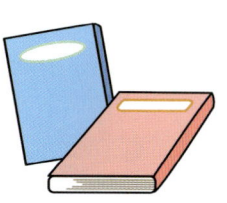

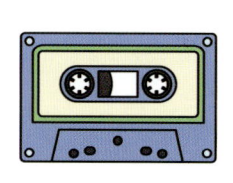

21 医療器具・薬ほか（医療器具／入院用品／介護・福祉用品）

☆白黒はP164

データの場所

JPEG: カラーJPEG ▶ J4 ミニカット編 ▶ J21 医療器具・薬ほか

PNG: カラーPNG ▶ P4 ミニカット編 ▶ P21 医療器具・薬ほか

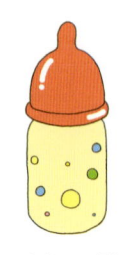

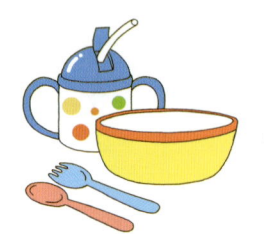

kigu_51 CD	**kigu_52** 哺乳瓶	**kigu_53** 食事セット	**kigu_54** 沐浴セット	**kigu_55** おもちゃ
kigu_56 ベビーカー	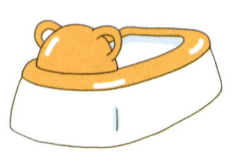 **kigu_57** おまる	**kigu_58** 臓器提供意思表示カード	**kigu_59** 献血カード	**kigu_60** お薬手帳
kigu_61 母子健康手帳	**kigu_62** 処方せん	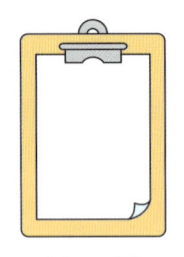 **kigu_63** カルテ・メモ	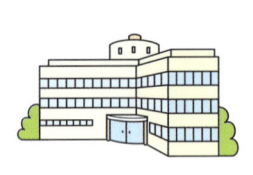 **kigu_64** 病院	**kigu_65** 病院
kigu_66 診療所	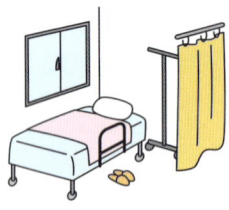 **kigu_67** 病室	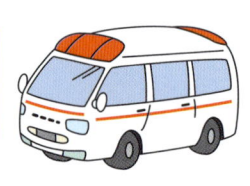 **kigu_68** 救急車	**kigu_69** 救急車	**kigu_70** ドクターヘリ
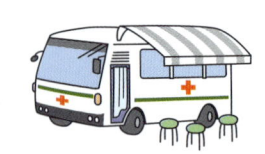 **kigu_71** 採血車	**kigu_72** 電動リフト付き送迎車	**kigu_73** パソコン	**kigu_74** 携帯電話	**kigu_75** 電話機

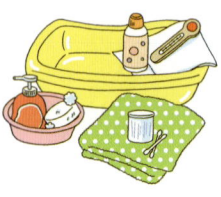

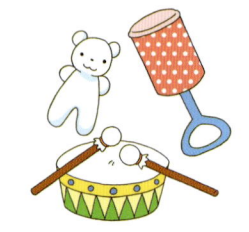

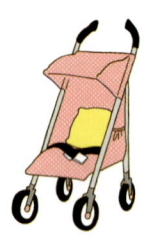

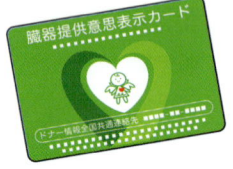

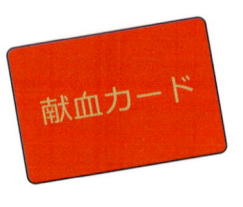

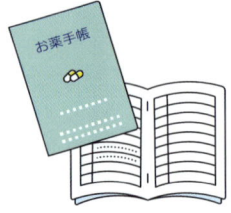

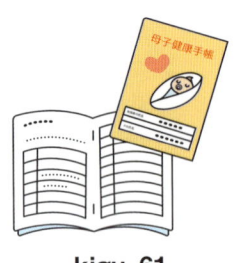

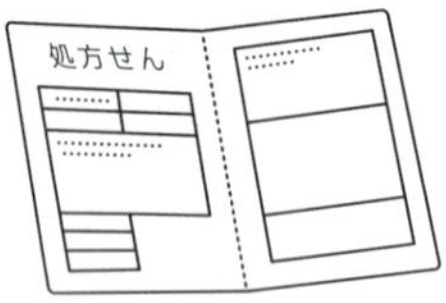

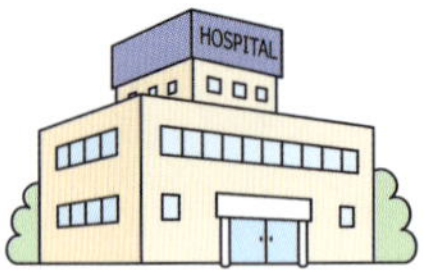

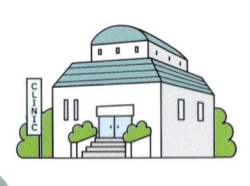

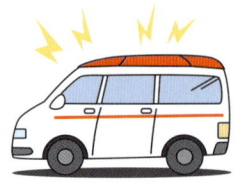

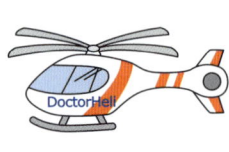

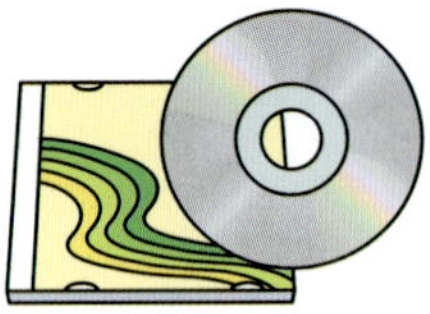

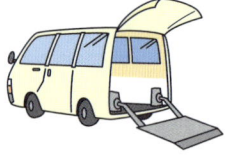

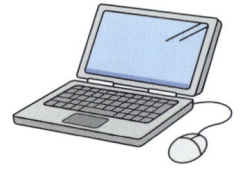

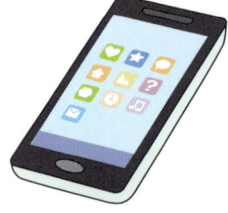

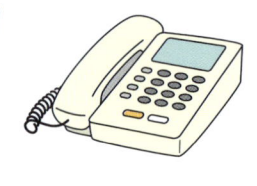

（福祉用品／育児用品／その他小物・建物・車）

21 医療器具・薬ほか

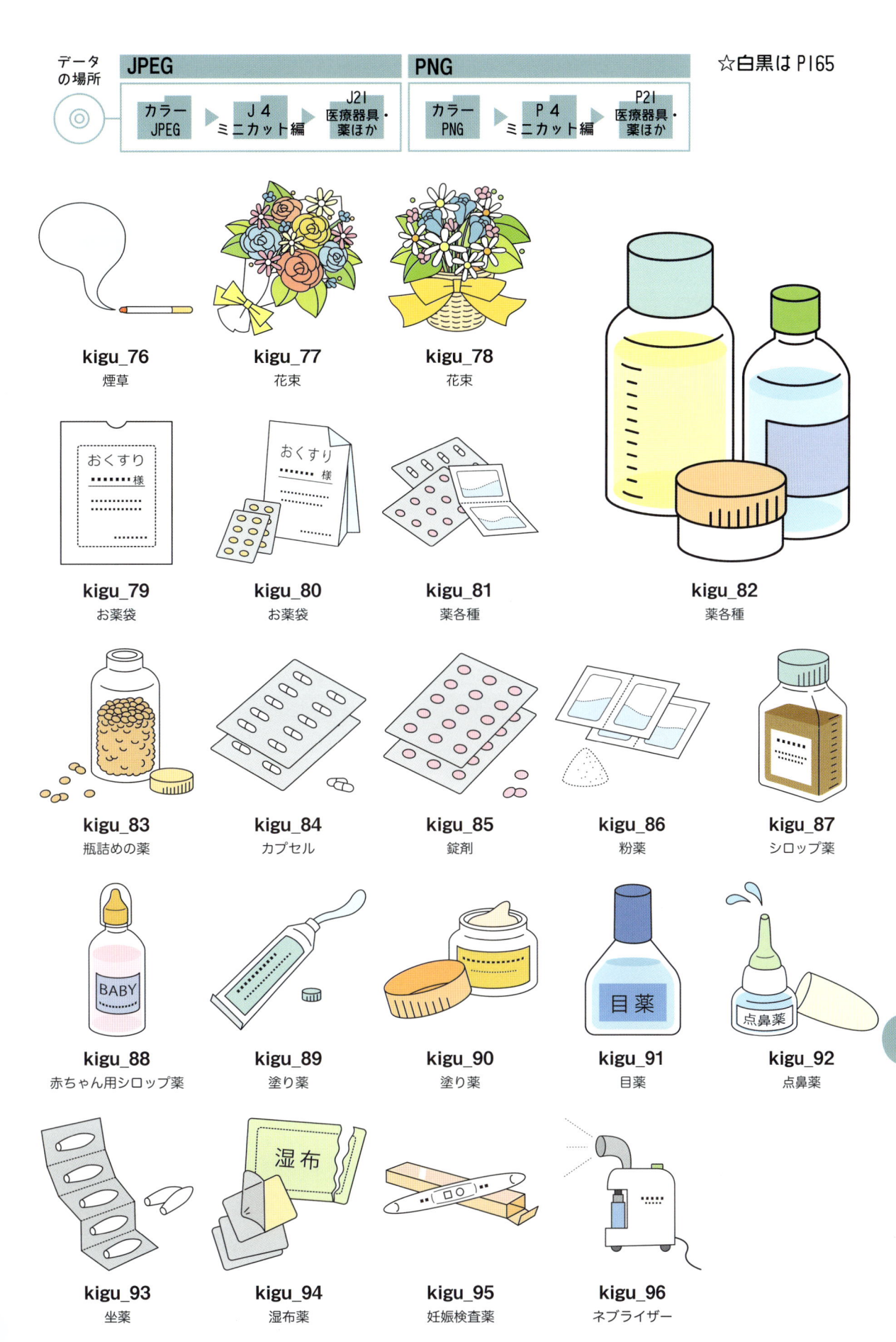

データの場所	JPEG			PNG			☆白黒はP165
	カラーJPEG ▶	J4ミニカット編 ▶	J21医療器具・薬ほか	カラーPNG ▶	P4ミニカット編 ▶	P21医療器具・薬ほか	

kigu_76 煙草

kigu_77 花束

kigu_78 花束

kigu_79 お薬袋

kigu_80 お薬袋

kigu_81 薬各種

kigu_82 薬各種

kigu_83 瓶詰めの薬

kigu_84 カプセル

kigu_85 錠剤

kigu_86 粉薬

kigu_87 シロップ薬

kigu_88 赤ちゃん用シロップ薬

kigu_89 塗り薬

kigu_90 塗り薬

kigu_91 目薬

kigu_92 点鼻薬

kigu_93 坐薬

kigu_94 湿布薬

kigu_95 妊娠検査薬

kigu_96 ネブライザー

21 （その他小物／薬）医療器具・薬ほか

☆白黒は P166

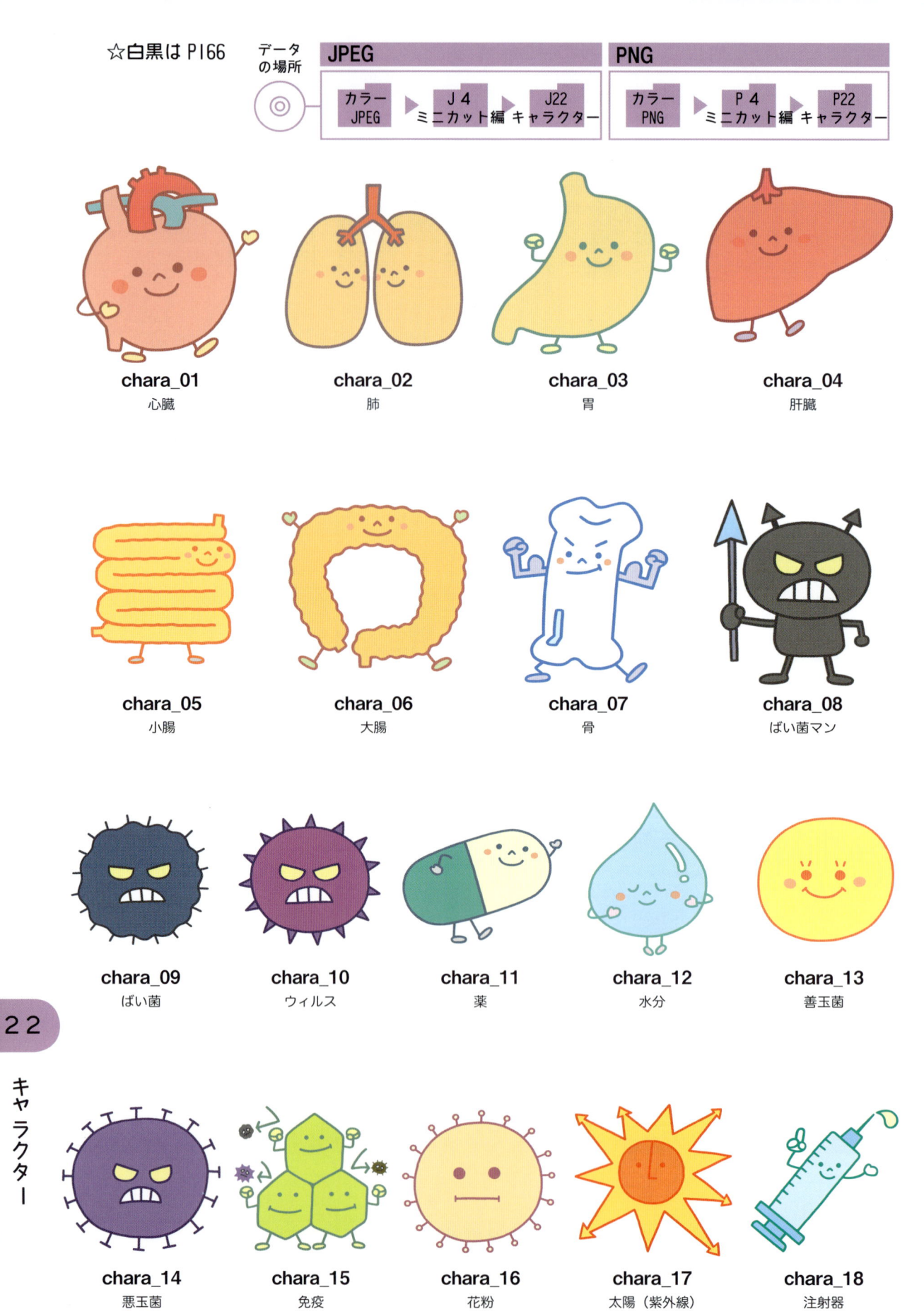

データの場所	JPEG			PNG		
◎	カラーJPEG ▶	J 4 ミニカット編 ▶	J22 キャラクター	カラーPNG ▶	P 4 ミニカット編 ▶	P22 キャラクター

chara_01 心臓

chara_02 肺

chara_03 胃

chara_04 肝臓

chara_05 小腸

chara_06 大腸

chara_07 骨

chara_08 ばい菌マン

chara_09 ばい菌

chara_10 ウィルス

chara_11 薬

chara_12 水分

chara_13 善玉菌

chara_14 悪玉菌

chara_15 免疫

chara_16 花粉

chara_17 太陽（紫外線）

chara_18 注射器

キャラクター

22

90

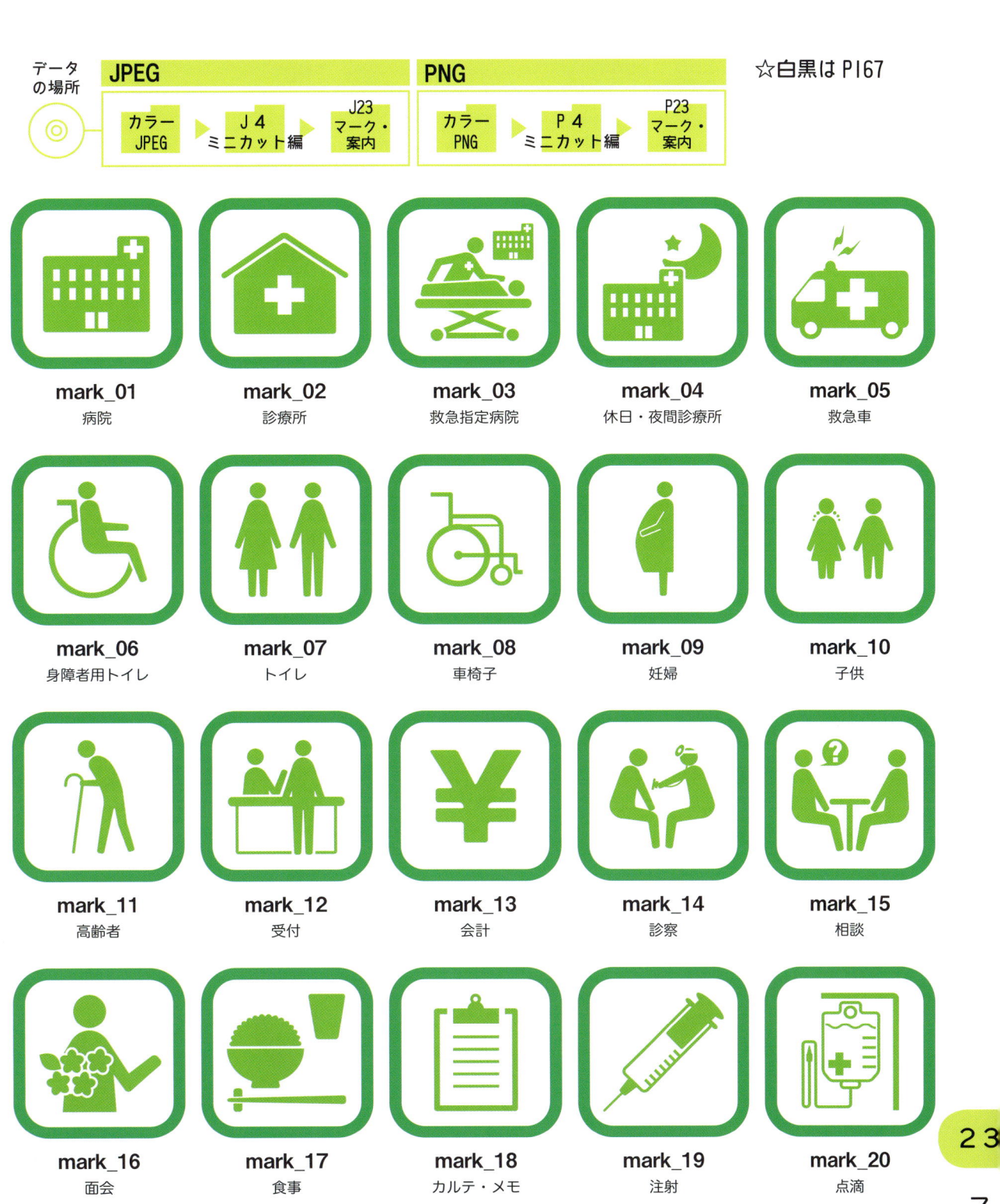

データの場所	JPEG			PNG			☆白黒はP167
	カラーJPEG ▶	J4ミニカット編 ▶	J23マーク・案内	カラーPNG ▶	P4ミニカット編 ▶	P23マーク・案内	

mark_01 病院

mark_02 診療所

mark_03 救急指定病院

mark_04 休日・夜間診療所

mark_05 救急車

mark_06 身障者用トイレ

mark_07 トイレ

mark_08 車椅子

mark_09 妊婦

mark_10 子供

mark_11 高齢者

mark_12 受付

mark_13 会計

mark_14 診察

mark_15 相談

mark_16 面会

mark_17 食事

mark_18 カルテ・メモ

mark_19 注射

mark_20 点滴

mark_21 薬

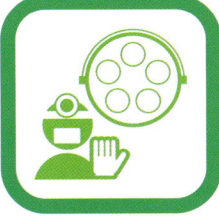

mark_22 手術

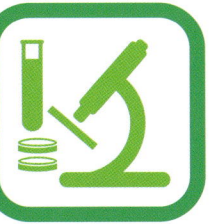

mark_23 検査

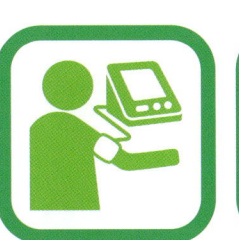

mark_24 血圧検査

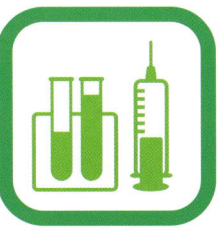

mark_25 血液検査（採血）

☆白黒はP168

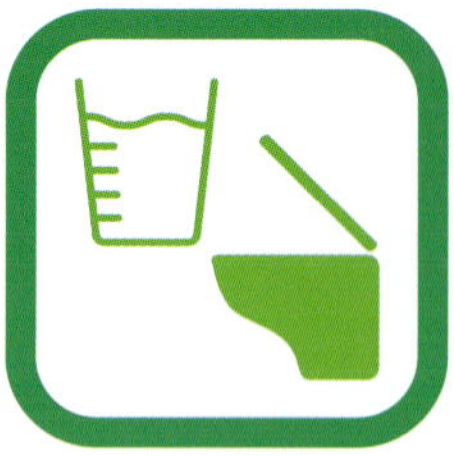

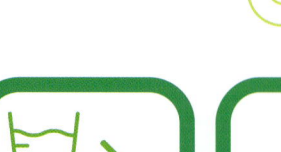

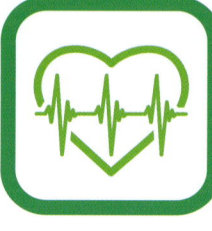

データの場所

JPEG: カラーJPEG ▶ J4 ミニカット編 ▶ J23 マーク・案内

PNG: カラーPNG ▶ P4 ミニカット編 ▶ P23 マーク・案内

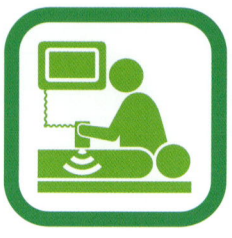

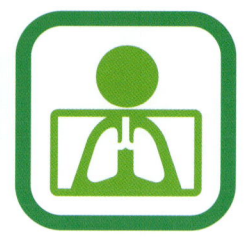

mark_26 尿検査	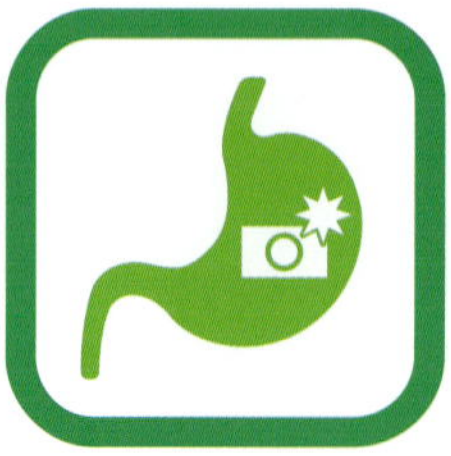 mark_27 胃カメラ	mark_28 心電図	mark_29 エコー検査	mark_30 胸部レントゲン
mark_31 腹部レントゲン	mark_32 CT	mark_33 MRI	mark_34 電話	mark_35 電話
mark_36 携帯電話	mark_37 パソコン	mark_38 メール	mark_39 携帯電話禁止	mark_40 喫煙禁止
mark_41 喫煙可	mark_42 注意	mark_43 禁止	mark_44 ピンクリボン	mark_45 レッドリボン
mark_46 グリーンリボン	mark_47 AED	mark_48	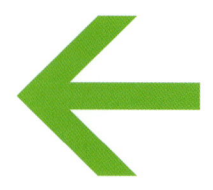 mark_49	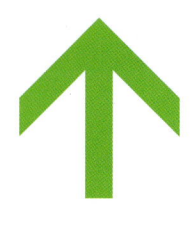 mark_50

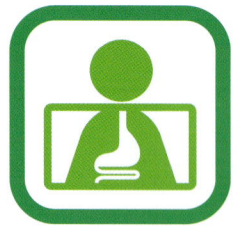

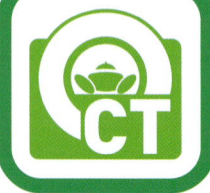

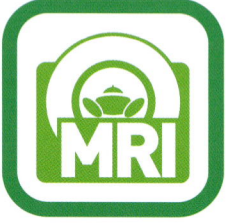

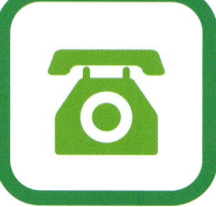

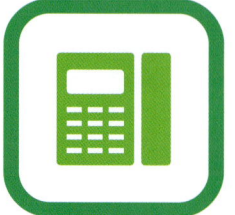

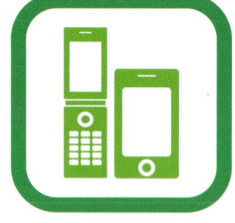

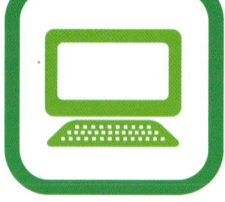

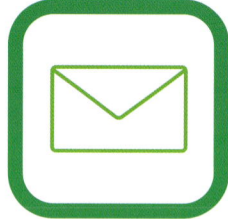

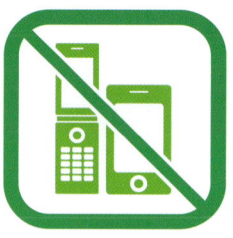

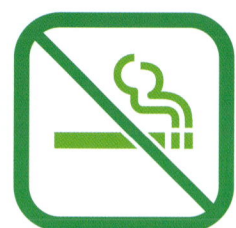

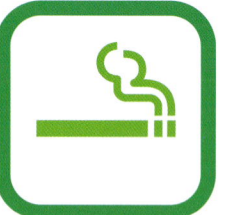

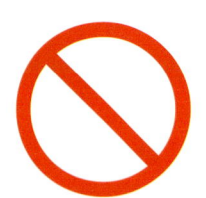

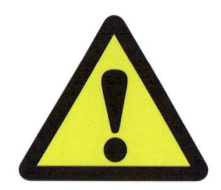

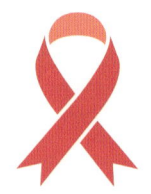

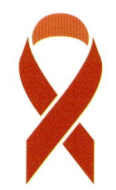

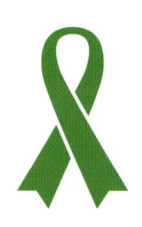

23 マーク・案内

※ AED 設置場所を示す標識としてのみご使用下さい
※ カットのご使用にあたっては日本救急医療財団（soumu@qqzaidan.jp）にお問い合わせ下さい。

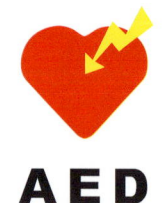

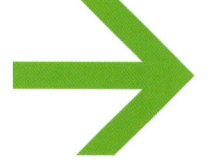

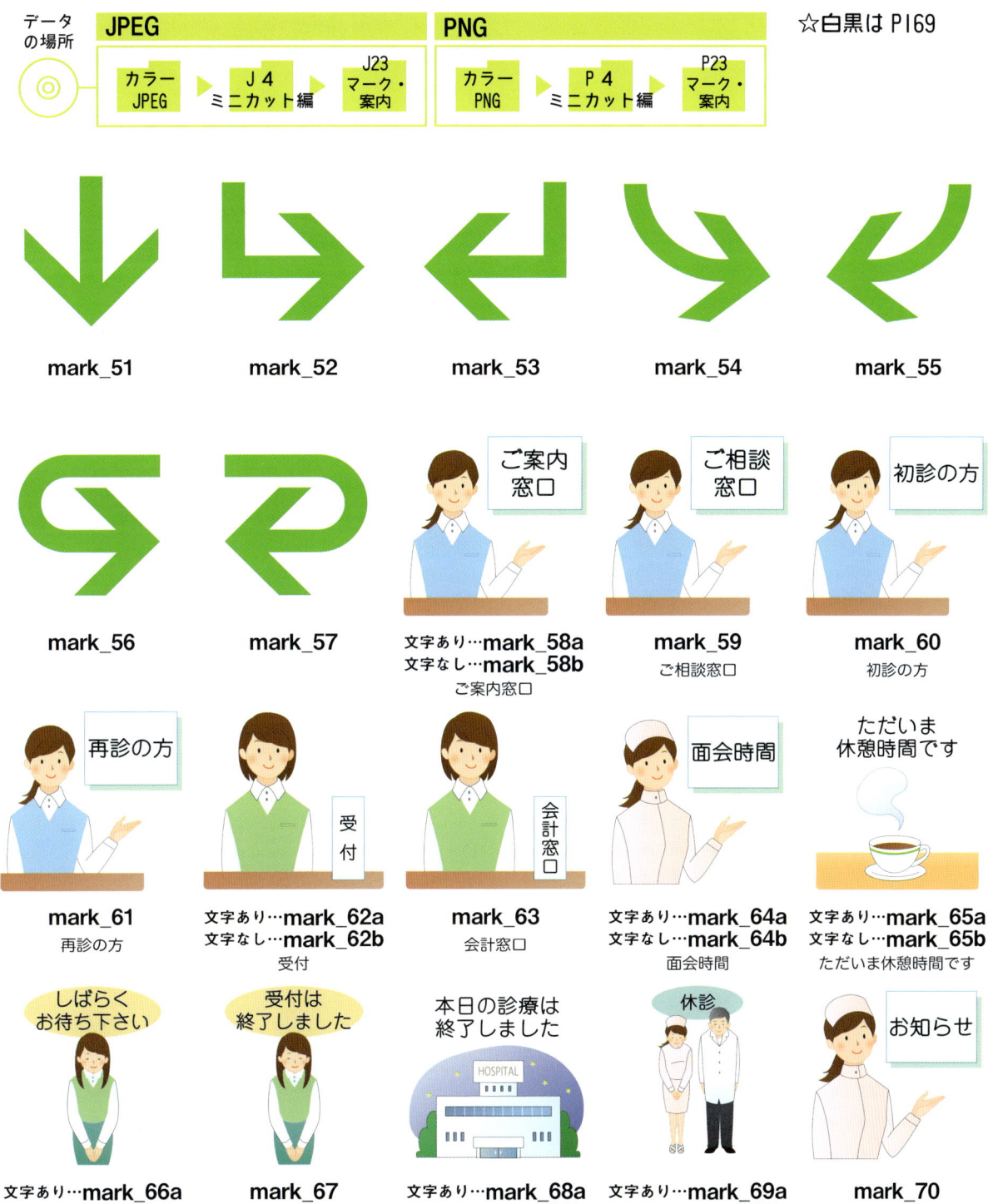

データの場所	JPEG			PNG			☆白黒はP169
💿	カラーJPEG	▶ J4 ミニカット編	▶ J23 マーク・案内	カラーPNG	▶ P4 ミニカット編	▶ P23 マーク・案内	

mark_51　mark_52　mark_53　mark_54　mark_55

mark_56　mark_57

文字あり…mark_58a
文字なし…mark_58b
ご案内窓口

mark_59
ご相談窓口

mark_60
初診の方

mark_61
再診の方

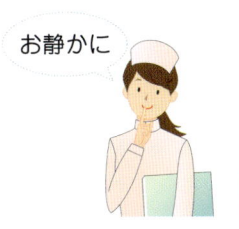

文字あり…mark_62a
文字なし…mark_62b
受付

mark_63
会計窓口

文字あり…mark_64a
文字なし…mark_64b
面会時間

文字あり…mark_65a
文字なし…mark_65b
ただいま休憩時間です

文字あり…mark_66a
文字なし…mark_66b
しばらくお待ち下さい

mark_67
受付は終了しました

文字あり…mark_68a
文字なし…mark_68b
本日の診療は終了しました

文字あり…mark_69a
文字なし…mark_69b
休診

mark_70
お知らせ

文字あり…mark_71a
文字なし…mark_71b
お静かに

文字あり…mark_72a
文字なし…mark_72b
携帯電話禁止

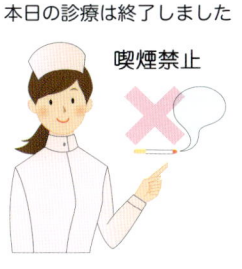

文字あり…mark_73a
文字なし…mark_73b
喫煙禁止

23 マーク・案内

93

☆白黒はP170

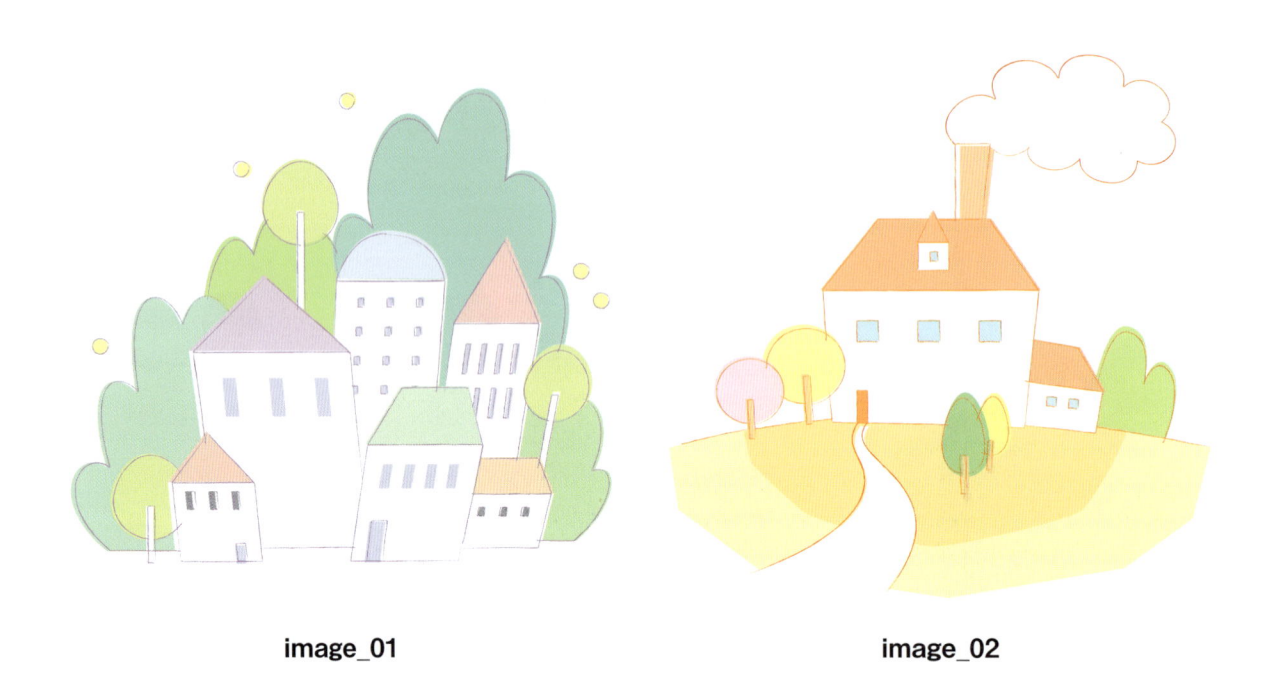

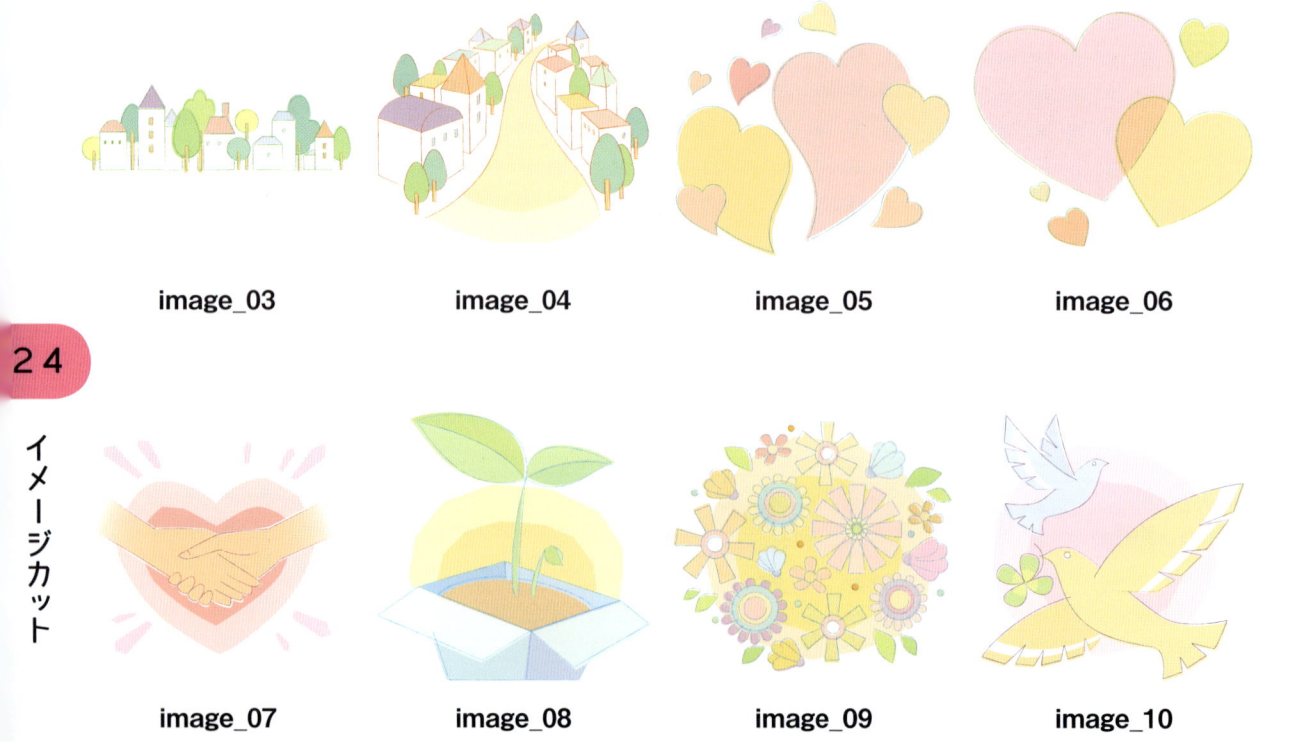

データの場所

JPEG				PNG			
カラーJPEG	▶	J4ミニカット編	▶ J24イメージカット	カラーPNG	▶	P4ミニカット編	▶ P24イメージカット

image_01

image_02

image_03

image_04

image_05

image_06

24

イメージカット

image_07

image_08

image_09

image_10

健康編

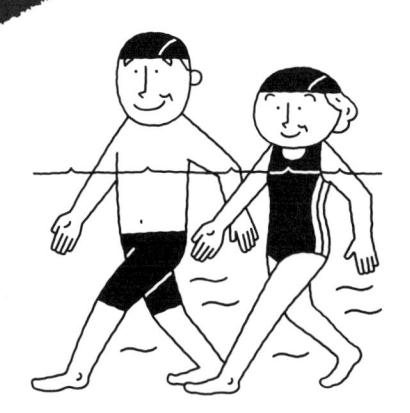

白黒

01 衛生と予防

☆カラーは P20

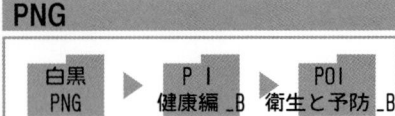

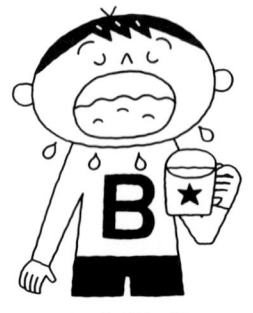

データの場所: 白黒JPEG ▶ J1 健康編_B ▶ J01 衛生と予防_B
白黒PNG ▶ P1 健康編_B ▶ P01 衛生と予防_B

eisei_01_B うがい（がらがら）	**eisei_02_B** うがい（がらがら）	**eisei_03_B** うがい（がらがら）	**eisei_04_B** うがい（がらがら）
eisei_05_B うがい（がらがら）	**eisei_06_B** うがい（がらがら）	**eisei_07_B** うがい（がらがら）	**eisei_08_B** うがい（ぶくぶく）
eisei_09_B うがい（ぶくぶく）	**eisei_10_B** うがい（ぶくぶく）	**eisei_11_B** マスク	**eisei_12_B** マスク
eisei_13_B マスク	**eisei_14_B** マスク	**eisei_15_B** マスク	**eisei_16_B** 手洗い

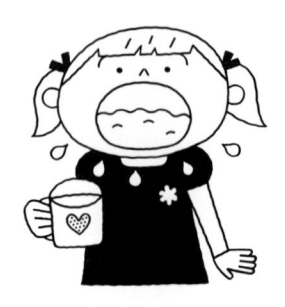

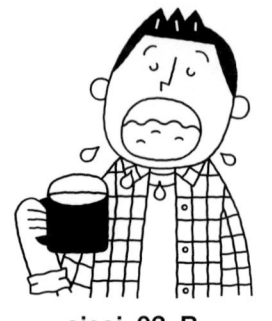

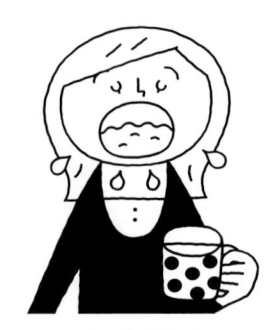

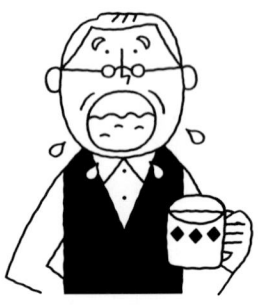

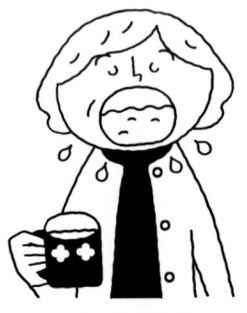

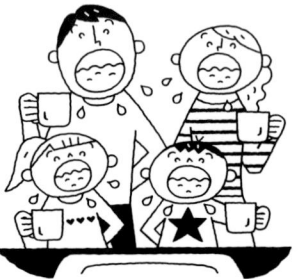

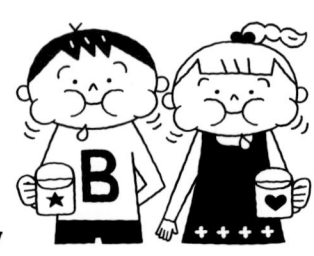

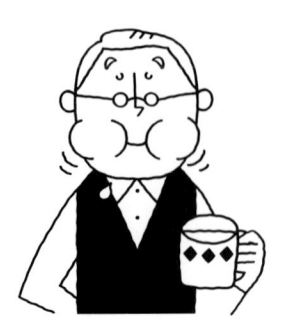

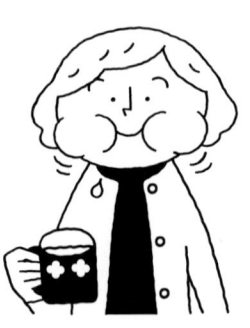

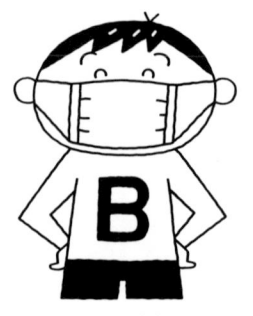

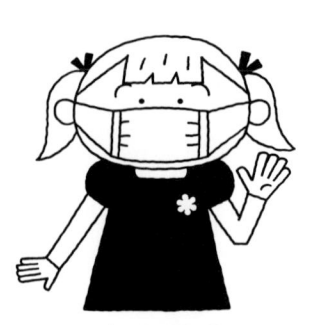

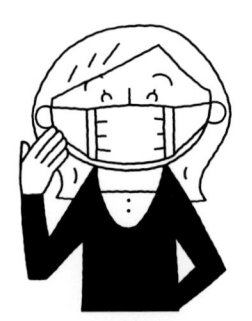

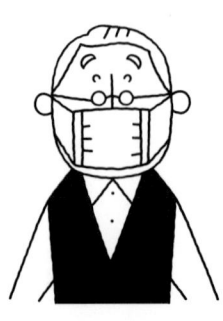

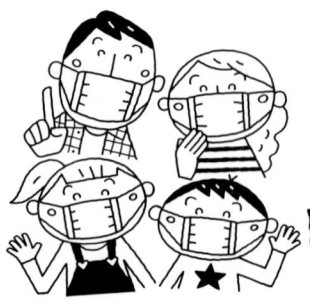

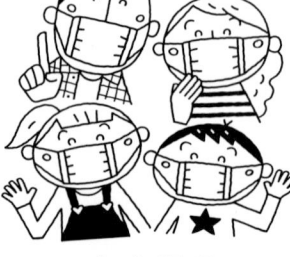

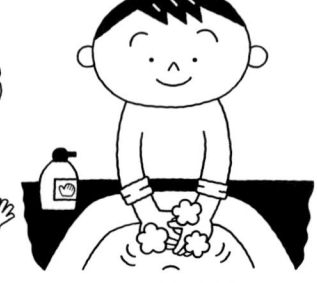

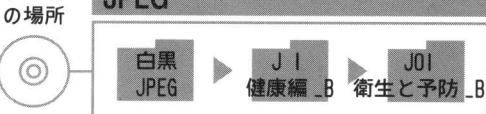

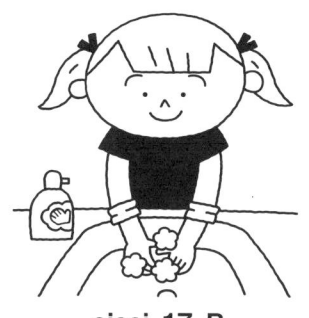

データの場所	JPEG			PNG			☆カラーは P21
◎	白黒 JPEG	▶ J1 健康編_B	▶ J01 衛生と予防_B	白黒 PNG	▶ P1 健康編_B	▶ P01 衛生と予防_B	

01 衛生と予防

eisei_17_B
手洗い

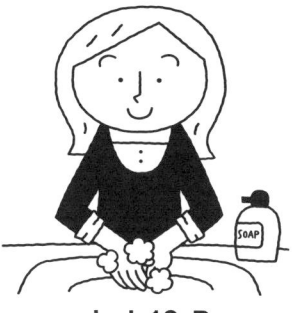

eisei_18_B
手洗い

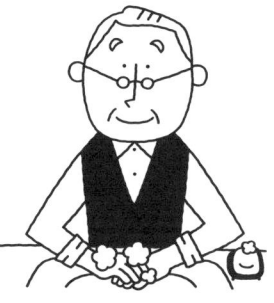

eisei_19_B
手洗い

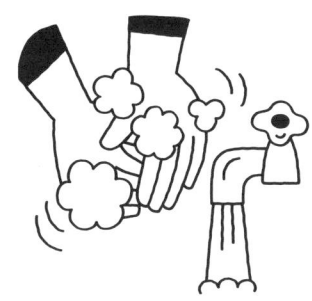

eisei_20_B
手洗い

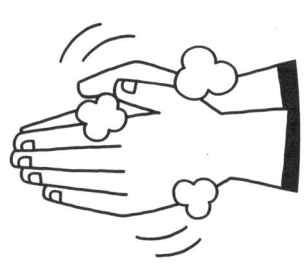

eisei_21_B
手洗い手順：手の平

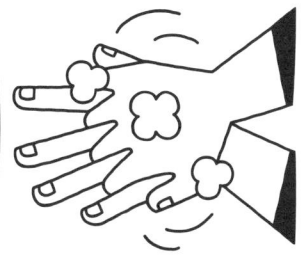

eisei_22_B
手洗い手順：手の甲

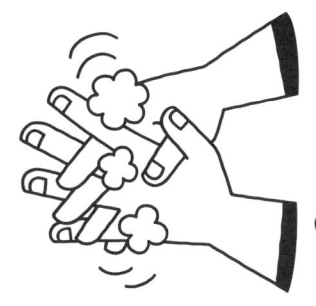

eisei_23_B
手洗い手順：指の間

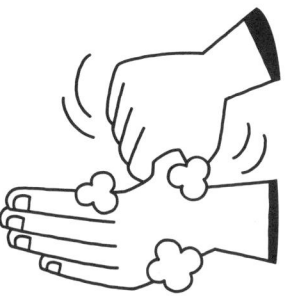

eisei_24_B
手洗い手順：親指

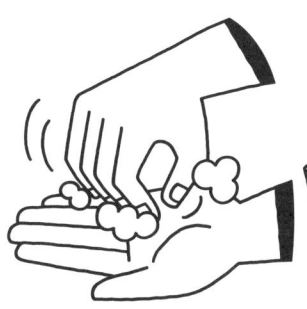

eisei_25_B
手洗い手順：指先・爪の間

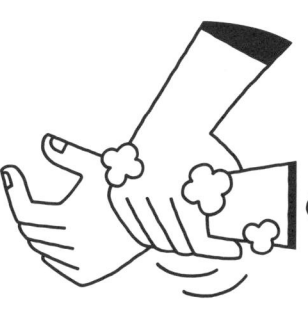

eisei_26_B
手洗い手順：手首

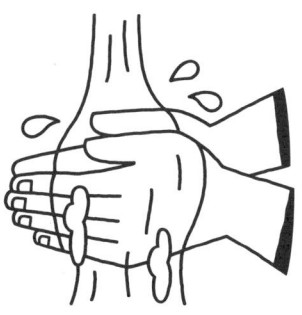

eisei_27_B
手洗い手順：すすぎ

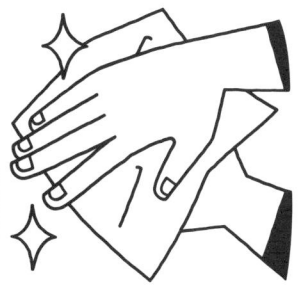

eisei_28_B
手洗い手順：清潔な布でふく

eisei_29_B
うがい手順：ぶくぶく

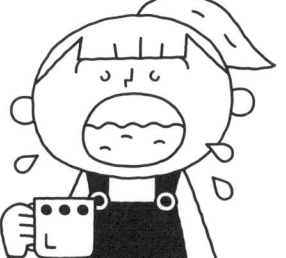

eisei_30_B
うがい手順：がらがら

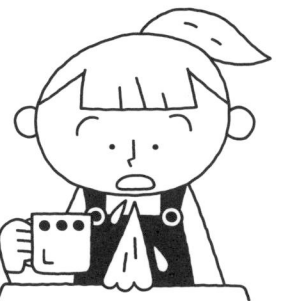

eisei_31_B
うがい手順：ぺっ

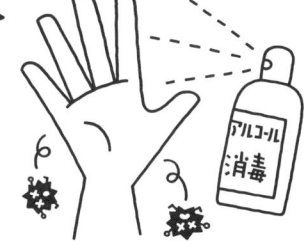

eisei_32_B
アルコール消毒

97

01

☆カラーは P22

衛生と予防

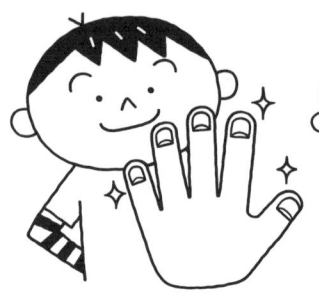

データの場所	JPEG			PNG		
◎	白黒JPEG ▶	J1 健康編_B ▶	J01 衛生と予防_B	白黒PNG ▶	P1 健康編_B ▶	P01 衛生と予防_B

eisei_33_B
爪を清潔に

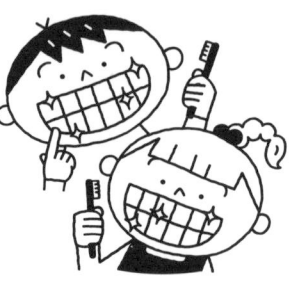

eisei_34_B
歯を清潔に

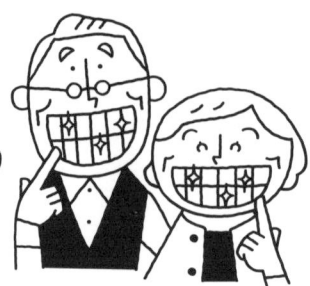

eisei_35_B
歯を清潔に

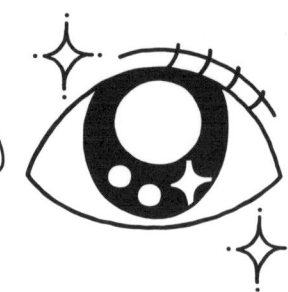

eisei_36_B
目を清潔に

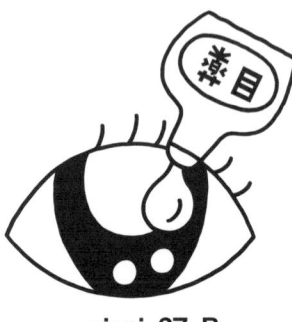

eisei_37_B
目薬

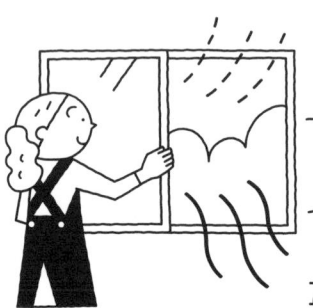

eisei_38_B
換気

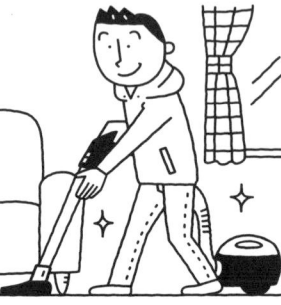

eisei_39_B
掃除

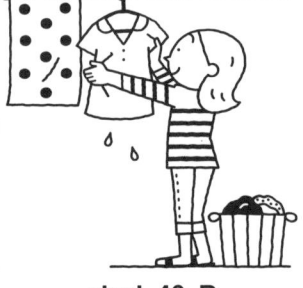

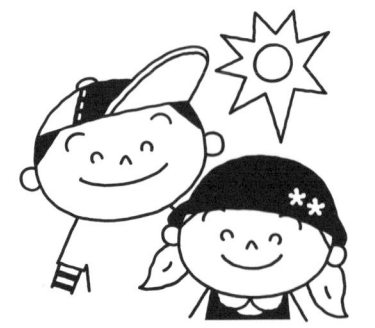

eisei_40_B
洗濯

eisei_41_B
熱中症予防

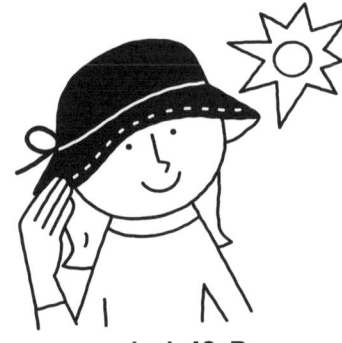

eisei_42_B
熱中症予防

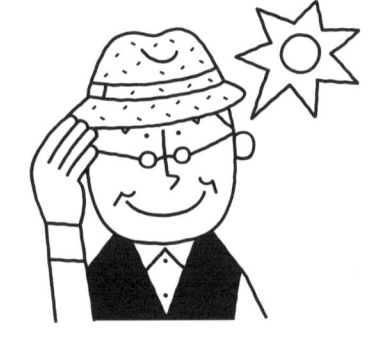

eisei_43_B
熱中症予防

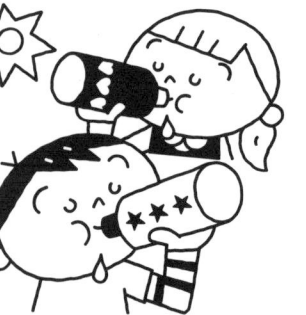

eisei_44_B
熱中症予防

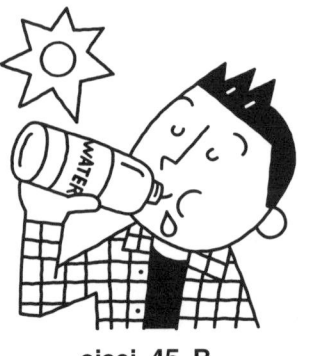

eisei_45_B
熱中症予防

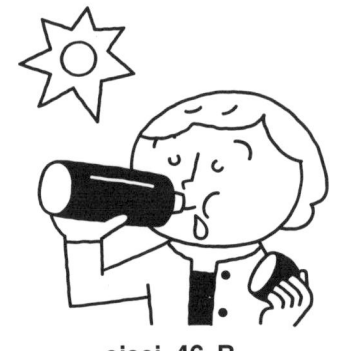

eisei_46_B
熱中症予防

データの場所	JPEG			PNG			☆カラーは P23	02
◎	白黒 JPEG	▶	J1 健康編_B	▶ J02 健康生活_B	白黒 PNG	▶	P1 健康編_B ▶ P02 健康生活_B	

健康生活

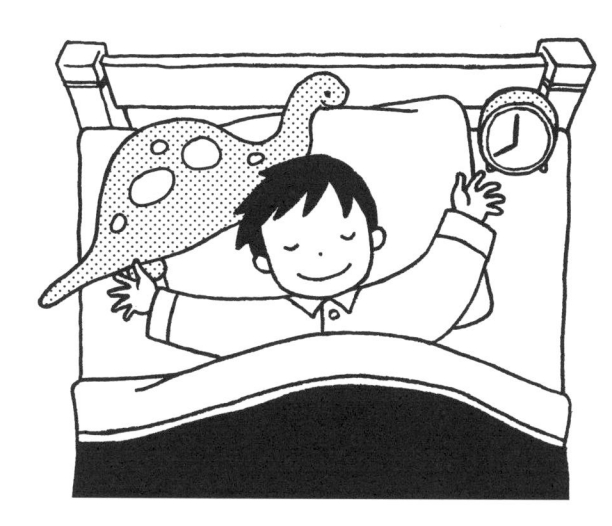

kenko_01_B
早寝

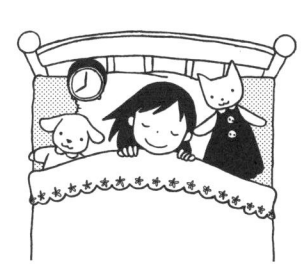

kenko_02_B
早寝

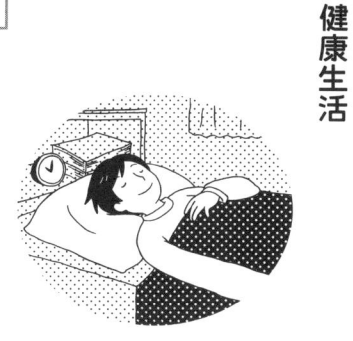

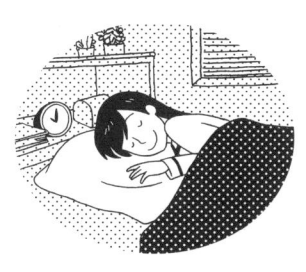

kenko_03_B
早寝

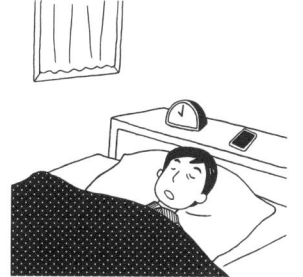

kenko_04_B
早寝

kenko_05_B
早寝

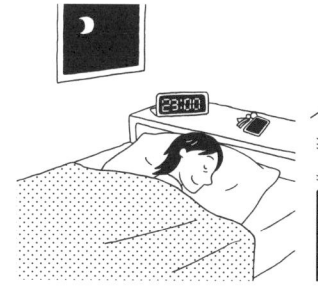

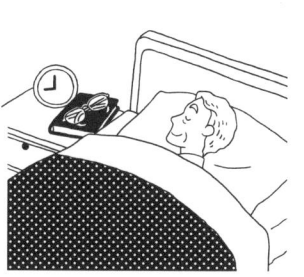

kenko_06_B
早寝

kenko_07_B
早寝

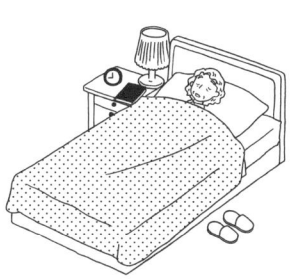

kenko_08_B
早寝

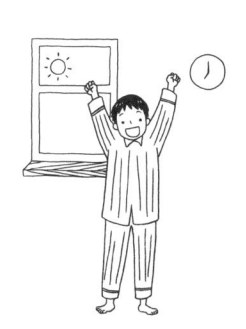

kenko_09_B
早起き

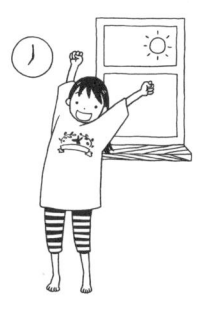

kenko_10_B
早起き

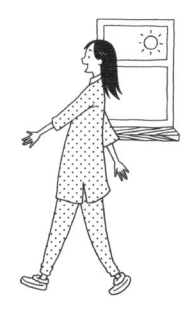

kenko_11_B
早起き

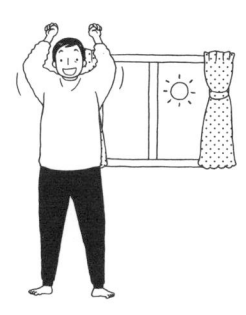

kenko_12_B
早起き

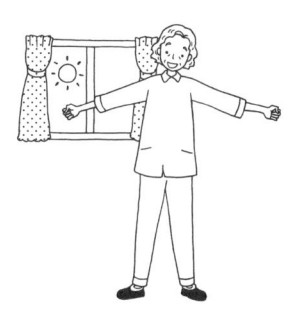

kenko_13_B
早起き

02

健康生活

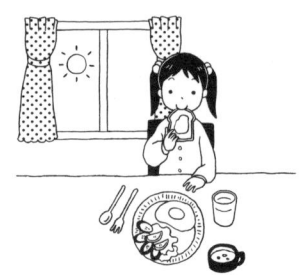

☆カラーは P24

データの場所 ◎

JPEG: 白黒JPEG ▶ J1 健康編_B ▶ J02 健康生活_B

PNG: 白黒PNG ▶ P1 健康編_B ▶ P02 健康生活_B

kenko_14_B 食事

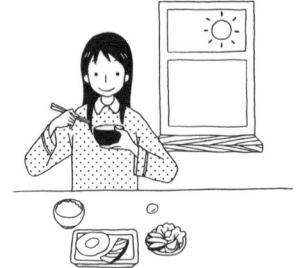

kenko_15_B 食事

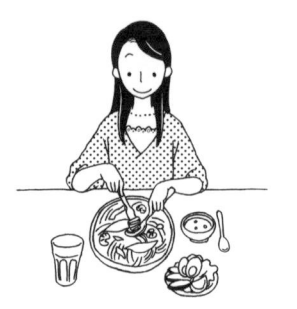

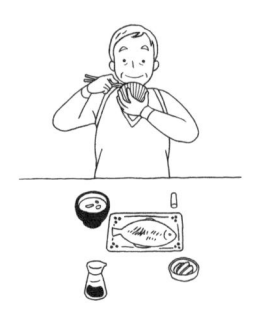

kenko_16_B 食事

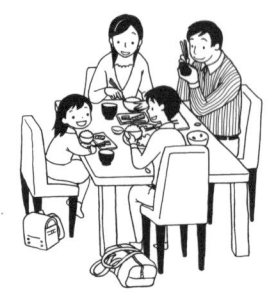

kenko_17_B 食事

kenko_18_B 食事

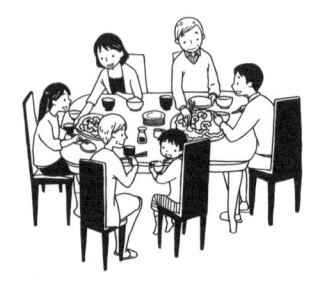

kenko_19_B 食事

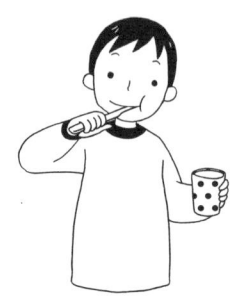

kenko_20_B 歯磨き

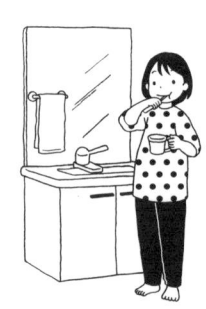

kenko_21_B 歯磨き

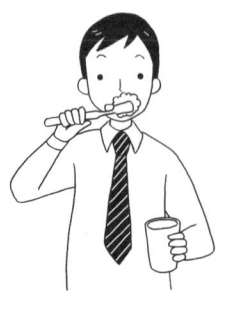

kenko_22_B 歯磨き

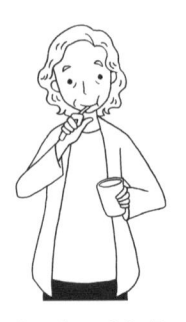

kenko_23_B 歯磨き

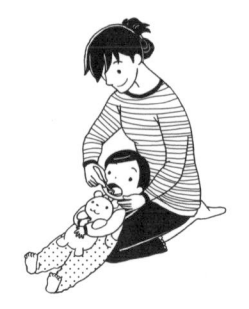

kenko_24_B 歯磨き

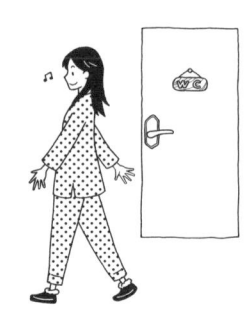

kenko_25_B 快便

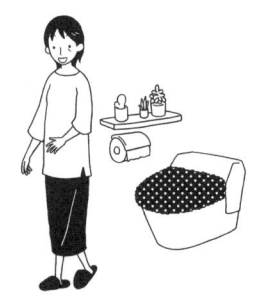

kenko_26_B 快便

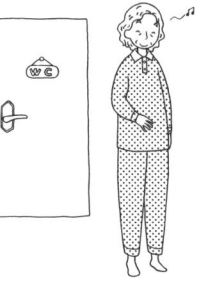

kenko_27_B 快便

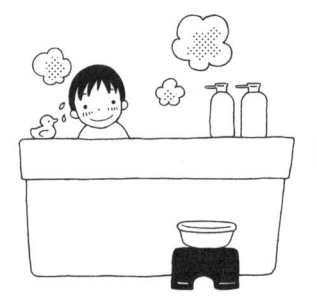

kenko_28_B 入浴

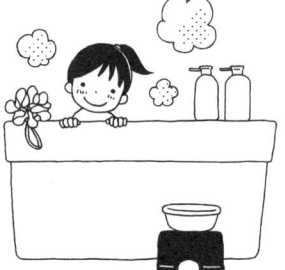

kenko_29_B 入浴

データの場所	JPEG			PNG			☆カラーは P25
◎	白黒JPEG	▶ J1 健康編_B	▶ J02 健康生活_B	白黒PNG	▶ P1 健康編_B	▶ P02 健康生活_B	

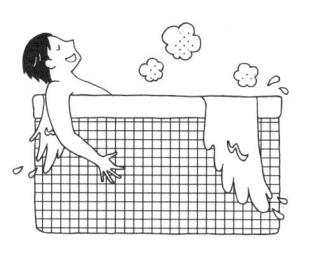

02 健康生活

kenko_30_B
入浴

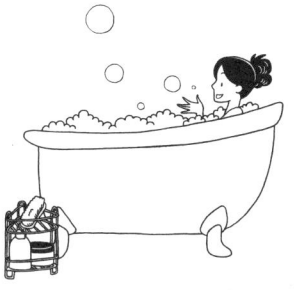

kenko_31_B
入浴

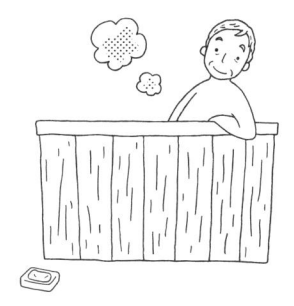

kenko_32_B
入浴

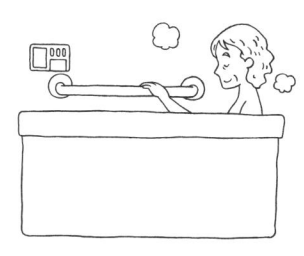

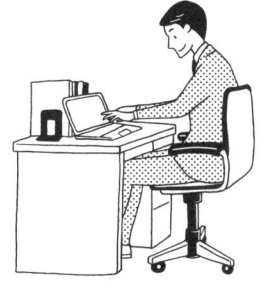

kenko_33_B
入浴

kenko_34_B
いきいき仕事

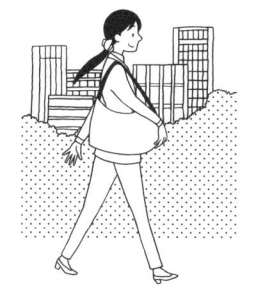

kenko_35_B
いきいき仕事

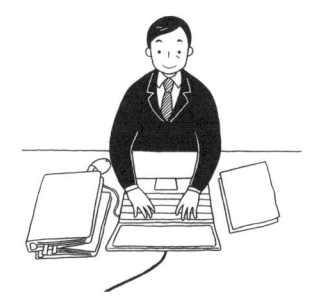

kenko_36_B
いきいき仕事

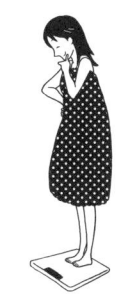

kenko_37_B
体重チェック

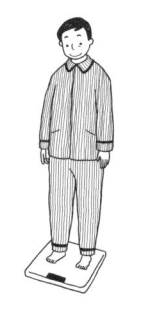

kenko_38_B
体重チェック

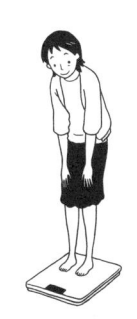

kenko_39_B
体重チェック

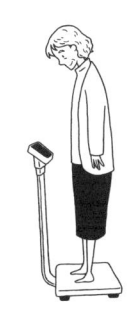

kenko_40_B
体重チェック

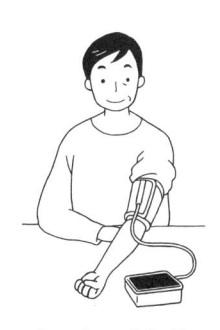

kenko_41_B
血圧管理

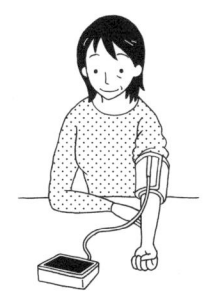

kenko_42_B
血圧管理

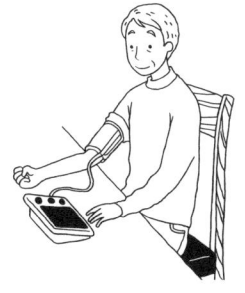

kenko_43_B
血圧管理

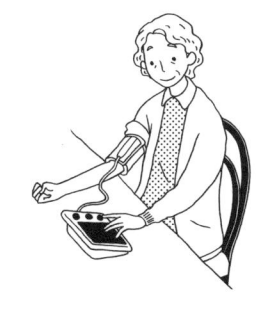

kenko_44_B
血圧管理

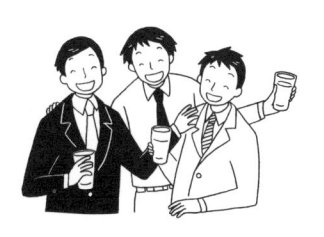

kenko_45_B
楽しく節度あるお酒

02 健康生活

☆カラーはP26

データの場所: JPEG → 白黒JPEG → J1 健康編_B → J02 健康生活_B
PNG → 白黒PNG → P1 健康編_B → P02 健康生活_B

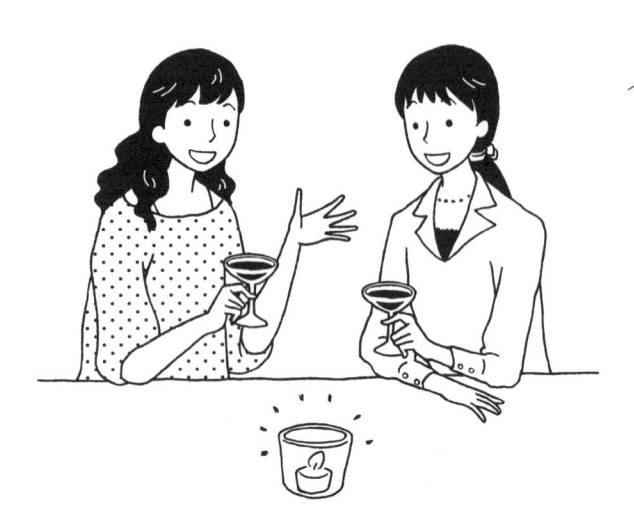

kenko_46_B
楽しく節度あるお酒

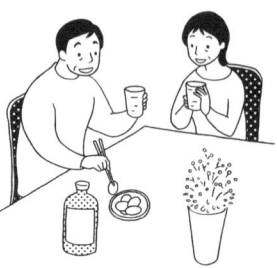

kenko_47_B
楽しく節度あるお酒

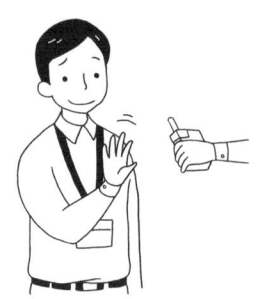

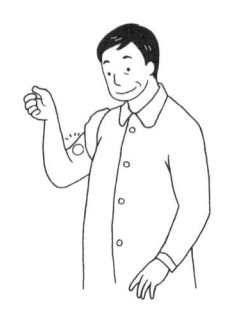

kenko_48_B
禁煙

kenko_49_B
禁煙

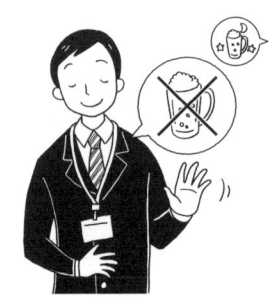

kenko_50_B
禁酒

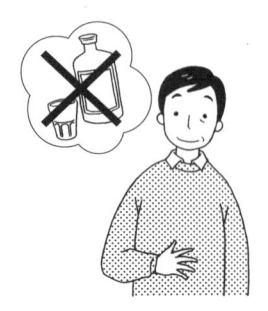

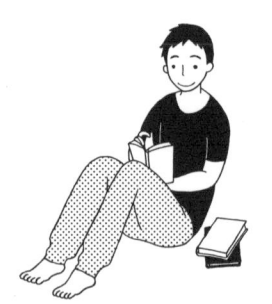

kenko_51_B
禁酒

kenko_52_B
ゆとりの時間

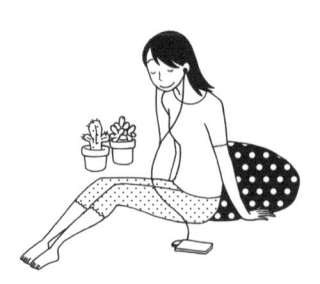

kenko_53_B
ゆとりの時間

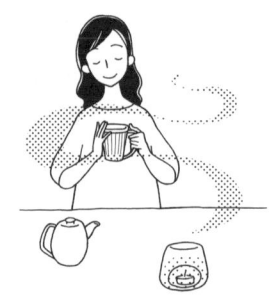

kenko_54_B
ゆとりの時間

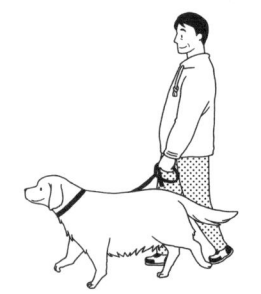

kenko_55_B
ゆとりの時間

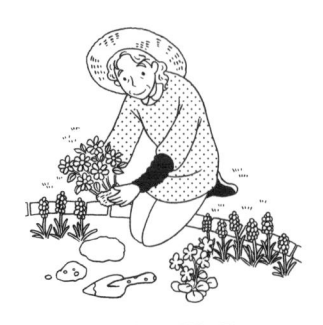

kenko_56_B
ゆとりの時間

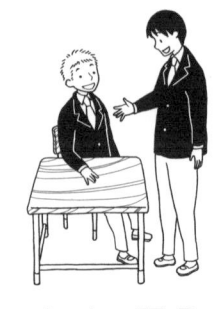

kenko_57_B
楽しい会話

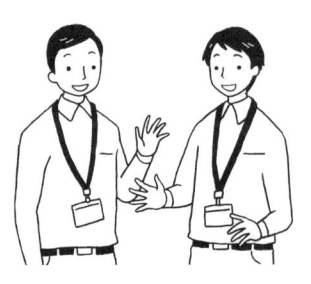

kenko_58_B
楽しい会話

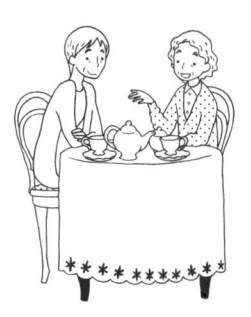

データの場所	JPEG			PNG			☆カラーは P27
◎	白黒 JPEG ▶	J1 健康編_B ▶	J02 健康生活_B	白黒 PNG ▶	P1 健康編_B ▶	P02 健康生活_B	

02 健康生活

kenko_59_B
楽しい会話

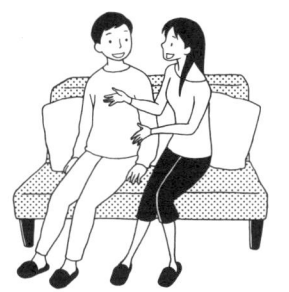

kenko_60_B
楽しい会話

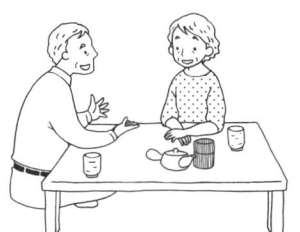

kenko_61_B
楽しい会話

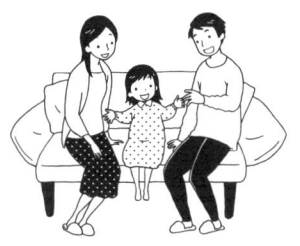

kenko_62_B
楽しい会話

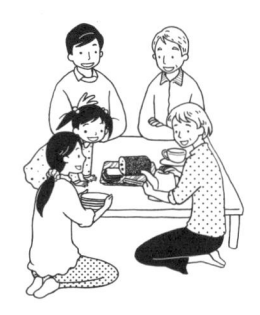

kenko_63_B
楽しい会話

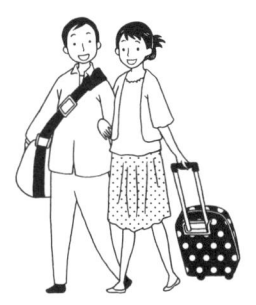

kenko_64_B
旅行

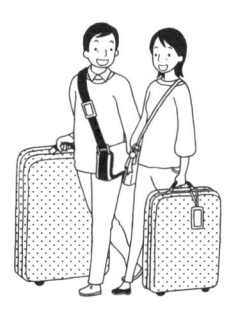

kenko_65_B
旅行

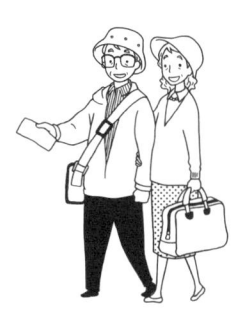

kenko_66_B
旅行

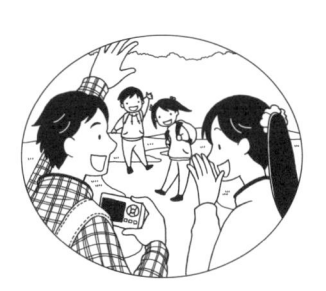

kenko_67_B
旅行

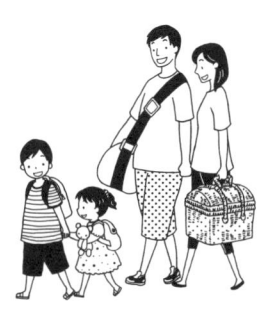

kenko_68_B
旅行

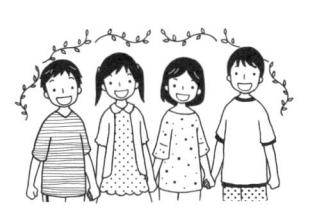

背景あり…**kenko_69a_B**
背景なし…**kenko_69b_B**
仲良し

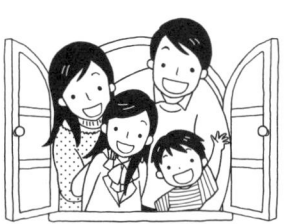

kenko_70_B
仲良し家族

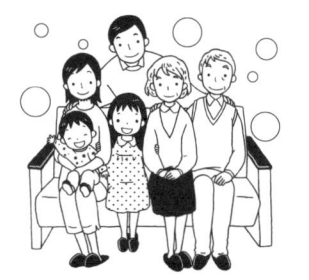

背景あり…**kenko_71a_B**
背景なし…**kenko_71b_B**
仲良し家族

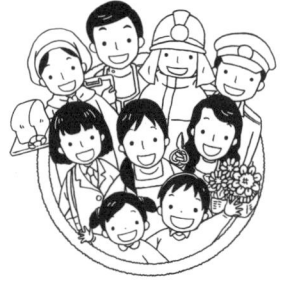

kenko_72_B
仲良しコミュニティー

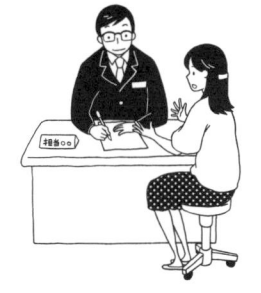

kenko_73_B
相談

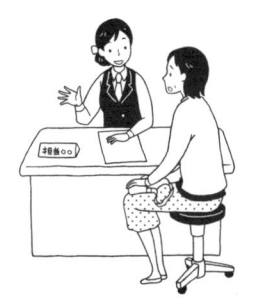

kenko_74_B
相談

103

03 ☆カラーは P28

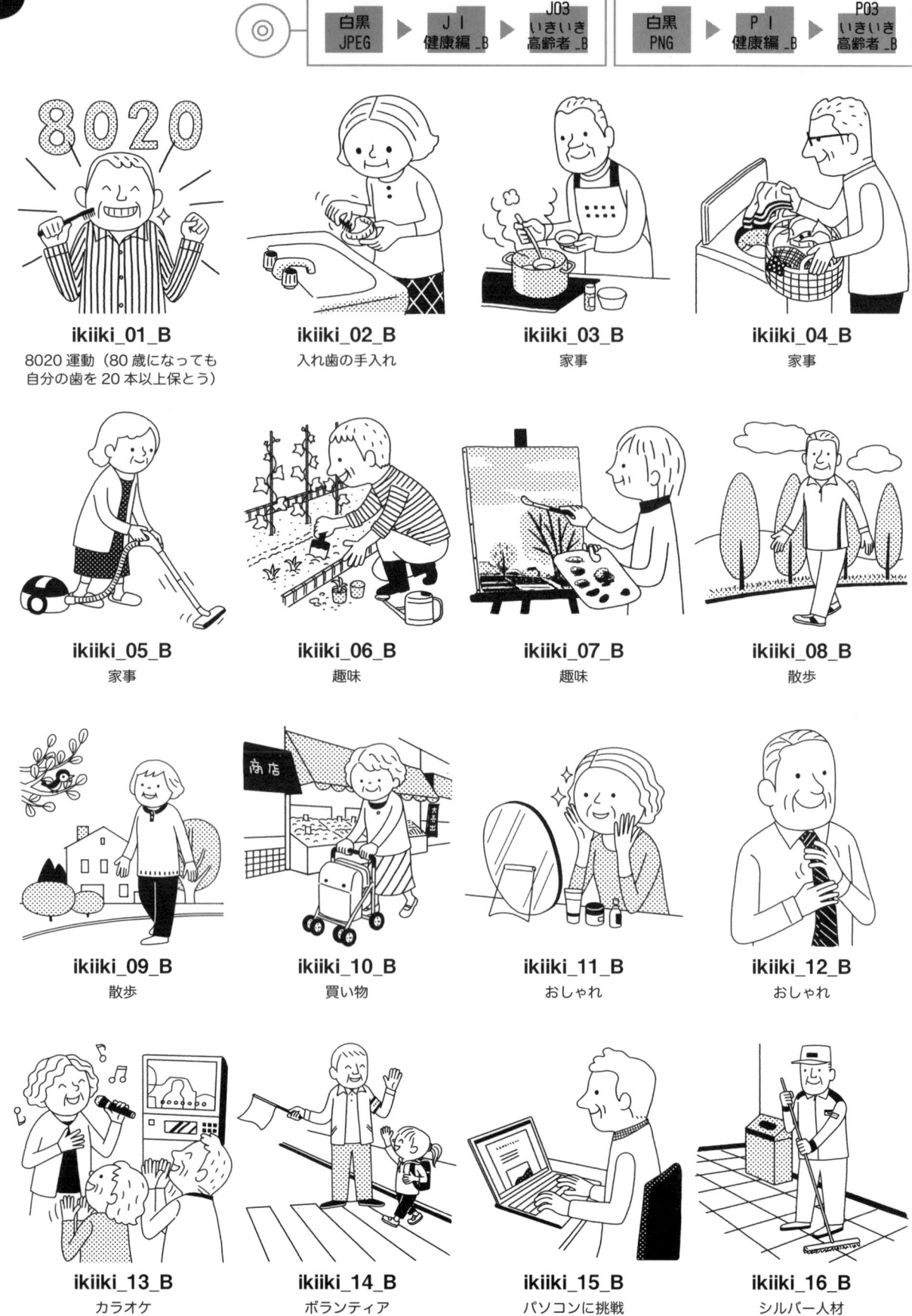

いきいき高齢者

データの場所	JPEG			PNG		
◎	白黒JPEG ▶	J1 健康編_B ▶	J03 いきいき高齢者_B	白黒PNG ▶	P1 健康編_B ▶	P03 いきいき高齢者_B

ikiiki_01_B
8020運動（80歳になっても自分の歯を20本以上保とう）

ikiiki_02_B
入れ歯の手入れ

ikiiki_03_B
家事

ikiiki_04_B
家事

ikiiki_05_B
家事

ikiiki_06_B
趣味

ikiiki_07_B
趣味

ikiiki_08_B
散歩

ikiiki_09_B
散歩

ikiiki_10_B
買い物

ikiiki_11_B
おしゃれ

ikiiki_12_B
おしゃれ

ikiiki_13_B
カラオケ

ikiiki_14_B
ボランティア

ikiiki_15_B
パソコンに挑戦

ikiiki_16_B
シルバー人材

データの場所	JPEG			PNG			☆カラーは P29
💿	白黒JPEG	▶ J1健康編_B	▶ J04妊娠と育児_B	白黒PNG	▶ P1健康編_B	▶ P04妊娠と育児_B	

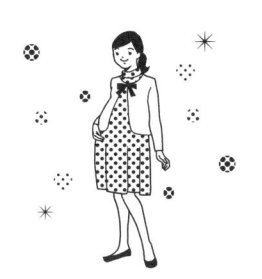

04 妊娠と育児

背景あり…ninshin_01a_B
背景なし…ninshin_01b_B
妊婦

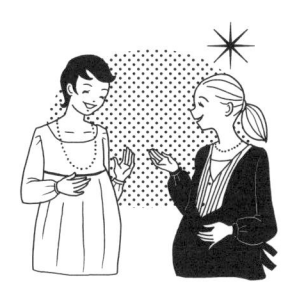

背景あり…ninshin_02a_B
背景なし…ninshin_02b_B
妊婦

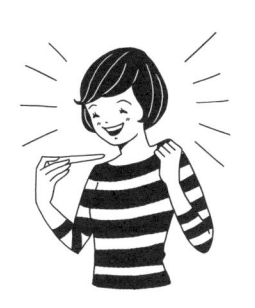

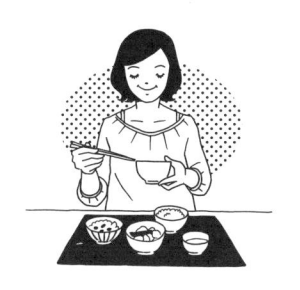

ninshin_03_B
妊娠

背景あり…ninshin_04a_B
背景なし…ninshin_04b_B
食事

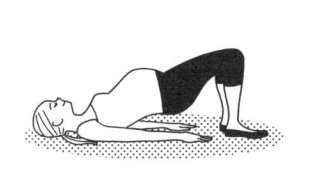

ninshin_05_B
体操

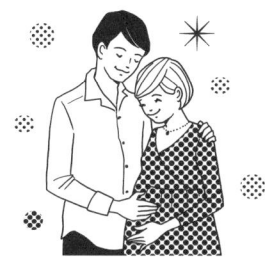

背景あり…ninshin_06a_B
背景なし…ninshin_06b_B
幸せ夫婦

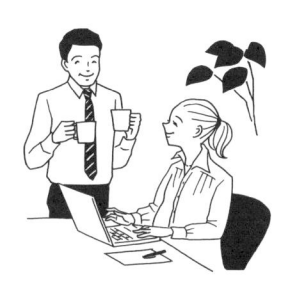

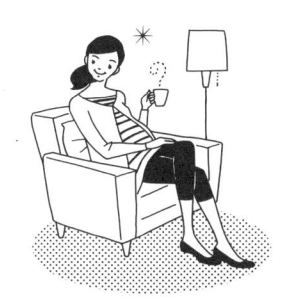

ninshin_07_B
仕事

背景あり…ninshin_08a_B
背景なし…ninshin_08b_B
リラックス

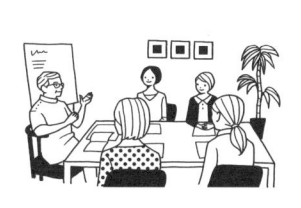

ninshin_09_B
講習会

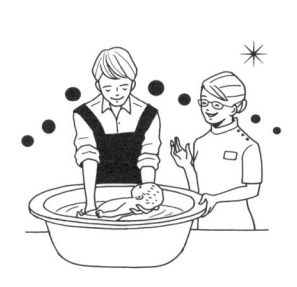

背景あり…ninshin_10a_B
背景なし…ninshin_10b_B
講習会

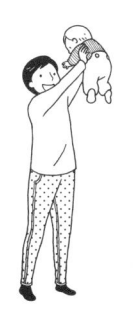

ninshin_11_B
スキンシップ

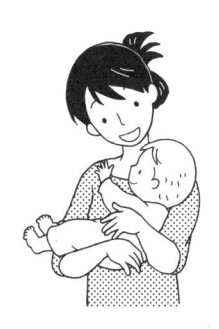

ninshin_12_B
スキンシップ

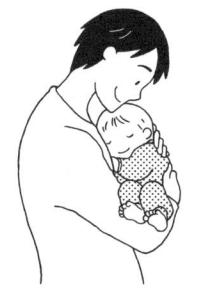

ninshin_13_B
スキンシップ

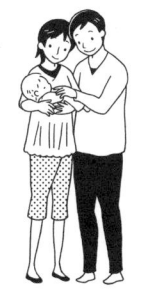

ninshin_14_B
幸せ親子

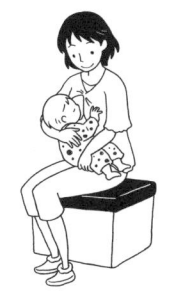

ninshin_15_B
授乳

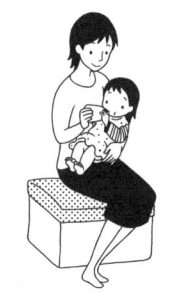

ninshin_16_B
授乳

04

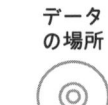

妊娠と育児

☆カラーは P30

データの場所: JPEG → 白黒JPEG → J1 健康編_B → J04 妊娠と育児_B
PNG → 白黒PNG → P1 健康編_B → P04 妊娠と育児_B

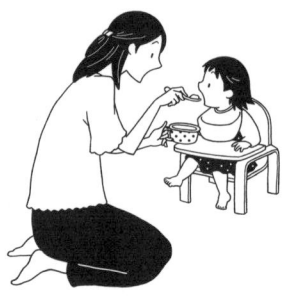

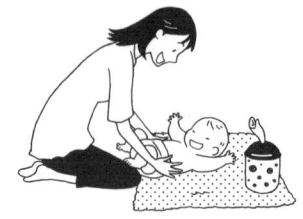

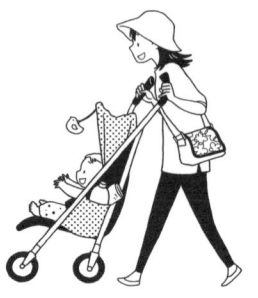

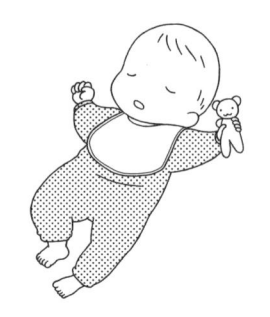

ninshin_17_B
離乳食

ninshin_18_B
おむつ替え

ninshin_19_B
散歩

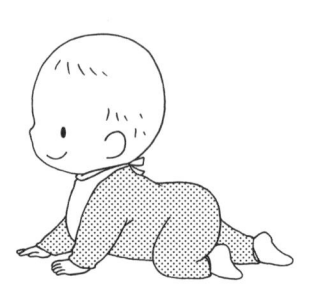

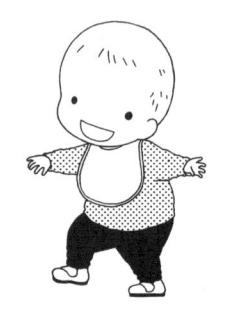

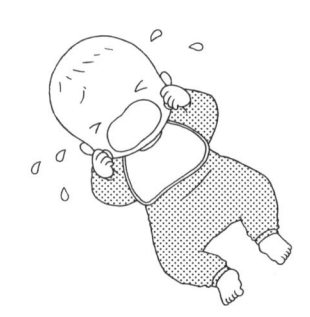

ninshin_20_B
睡眠

ninshin_21_B
はいはい

ninshin_22_B
おすわり

ninshin_23_B
あんよ

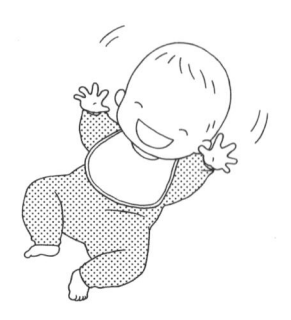

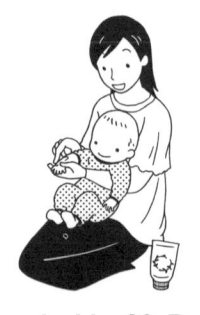

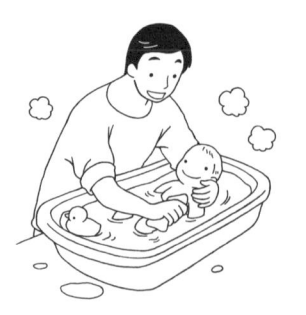

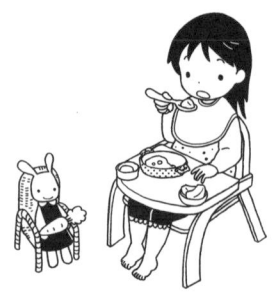

ninshin_24_B
泣く

ninshin_25_B
喜ぶ

ninshin_26_B
スキンケア

ninshin_27_B
スキンケア

ninshin_28_B
一人で食事

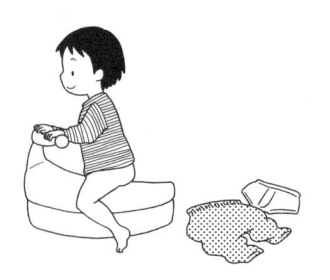

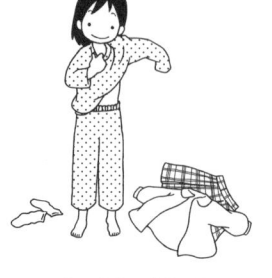

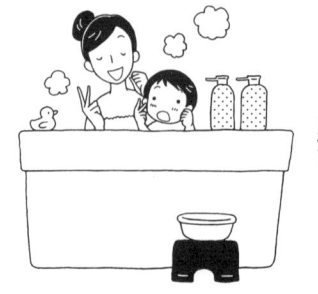

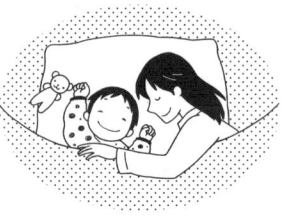

ninshin_29_B
一人でトイレ

ninshin_30_B
一人で着替え

ninshin_31_B
入浴

ninshin_32_B
睡眠

データの場所	JPEG			PNG			☆カラーはP31
◎	白黒JPEG ▶	J1健康編_B ▶	J05運動と美容_B	白黒PNG ▶	P1健康編_B ▶	P05運動と美容_B	05

運動と美容

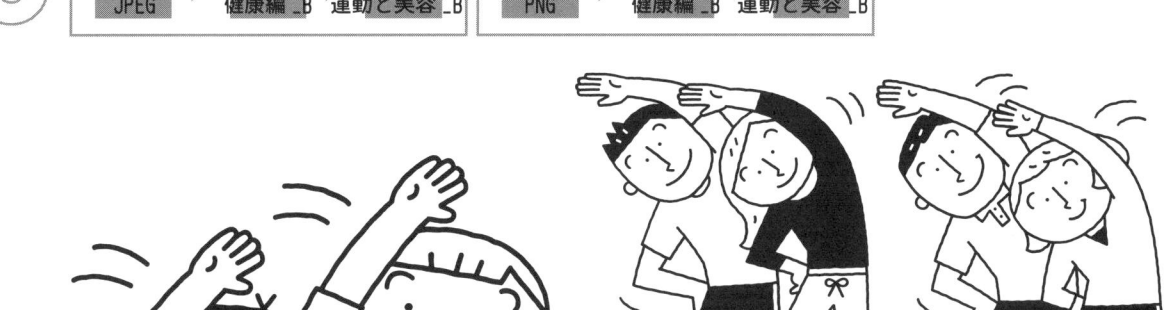

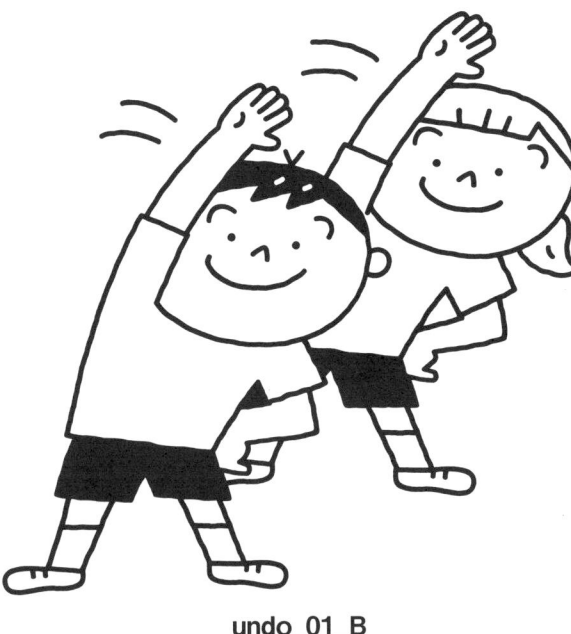

undo_01_B
体操

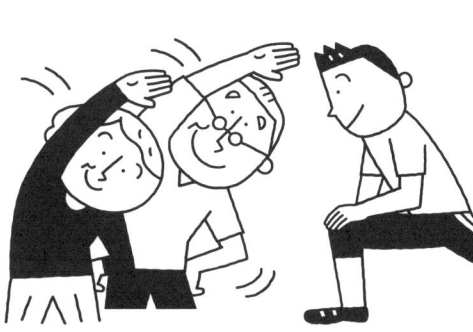

undo_02_B
体操

undo_03_B
体操

undo_04_B
体操

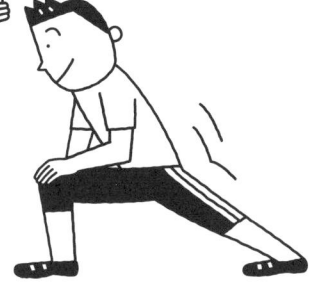

undo_05_B
ストレッチ

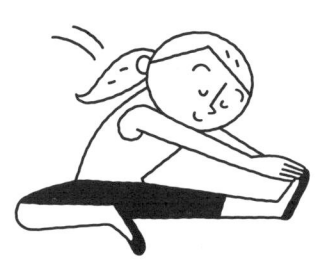

undo_06_B
ストレッチ

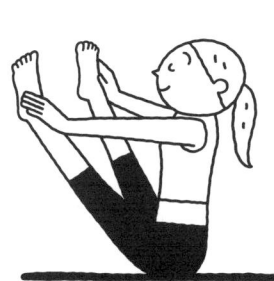

undo_07_B
ピラティス

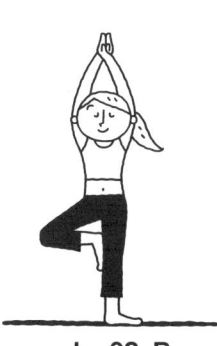

undo_08_B
ヨガ

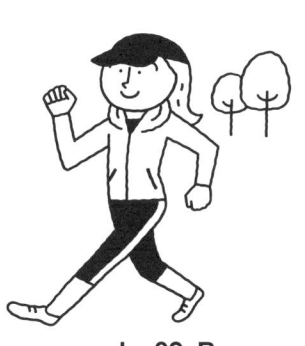

undo_09_B
ウォーキング

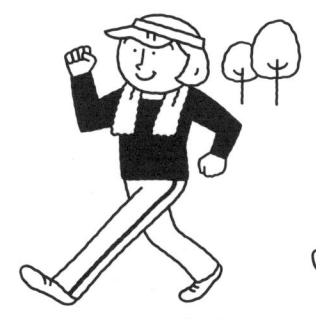

undo_10_B
ウォーキング

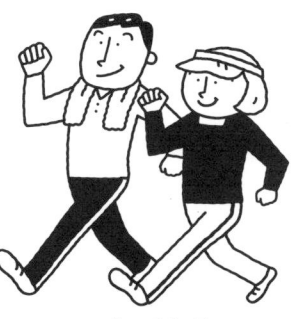

undo_11_B
ウォーキング

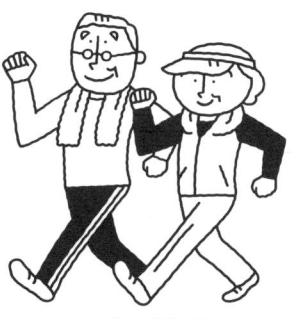

undo_12_B
ウォーキング

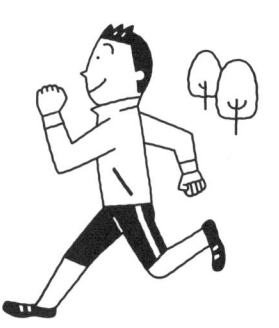

undo_13_B
ランニング

☆カラーは P32

データの場所	JPEG			PNG		
◎	白黒JPEG ▶	J1 健康編_B ▶	J05 運動と美容_B	白黒PNG ▶	P1 健康編_B ▶	P05 運動と美容_B

運動と美容

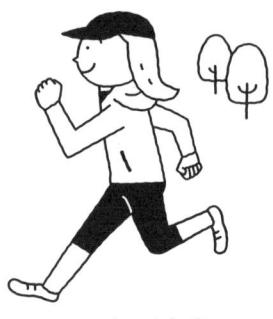

undo_14_B
ランニング

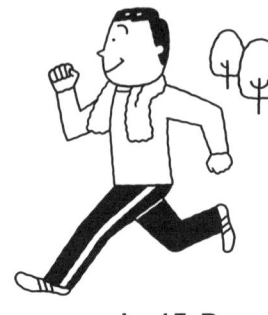

undo_15_B
ランニング

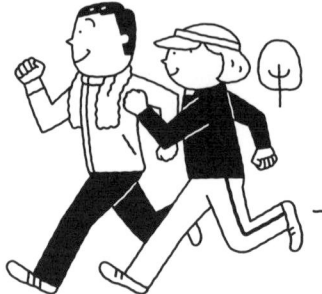

undo_16_B
ランニング

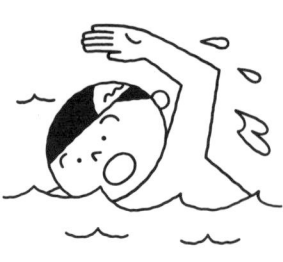

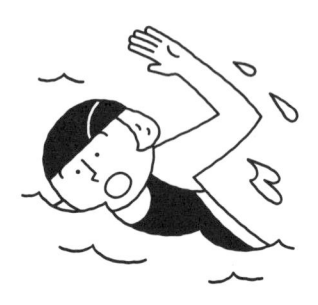

undo_17_B
水泳

undo_18_B
水泳

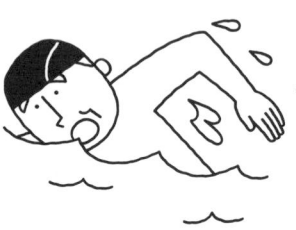

undo_19_B
水泳

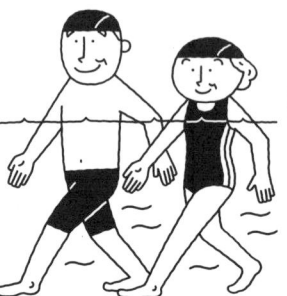

undo_20_B
水中歩行

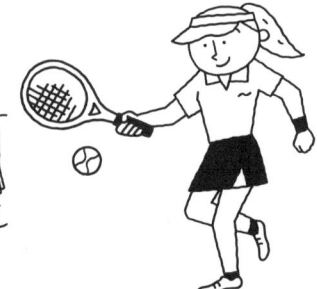

undo_21_B
テニス

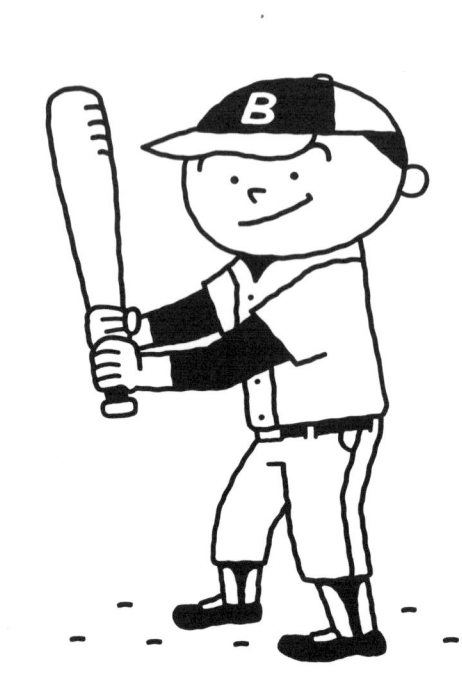

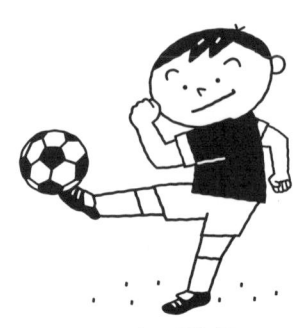

undo_22_B
野球

undo_23_B
サッカー

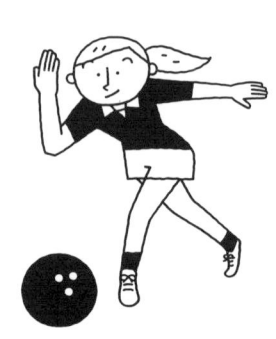

undo_24_B
ボウリング

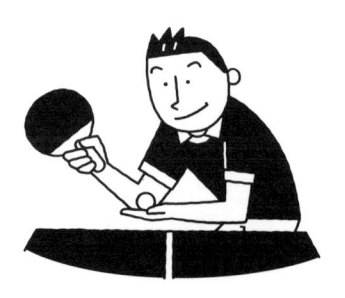

undo_25_B
卓球

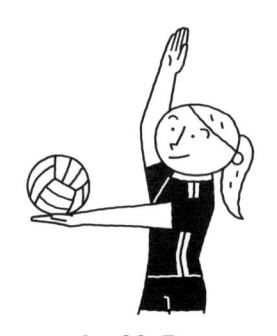

undo_26_B
バレーボール

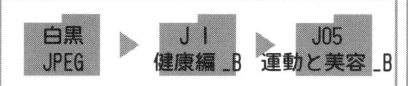

データの場所	JPEG			PNG		
	白黒JPEG	▶ J1 健康編_B	▶ J05 運動と美容_B	白黒PNG	▶ P1 健康編_B	▶ P05 運動と美容_B

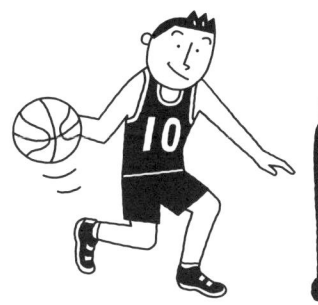

☆カラーは P33

05 運動と美容

undo_27_B
バスケットボール

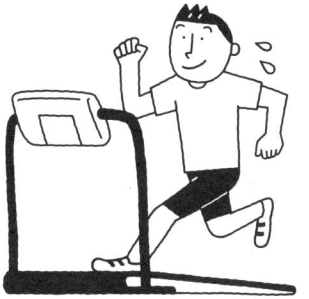

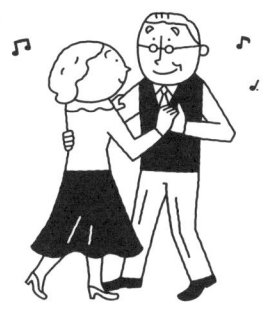

undo_28_B
ジム

undo_29_B
ダンス

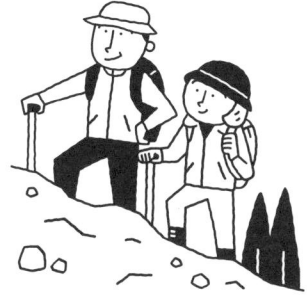

undo_30_B
登山

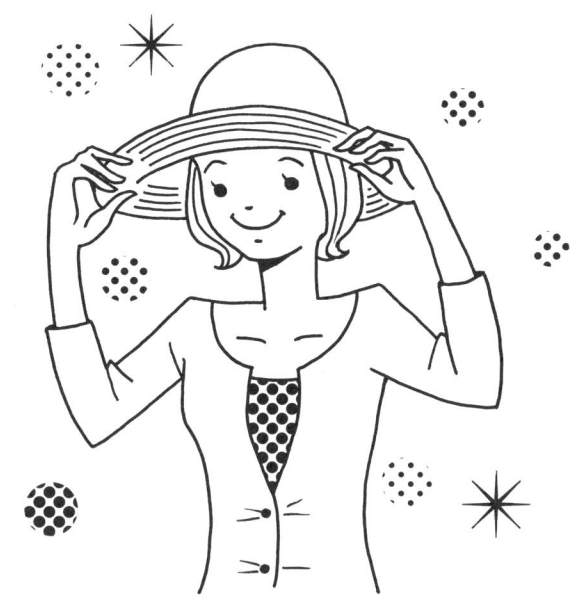

背景あり…**undo_31a_B**
背景なし…**undo_31b_B**
紫外線予防

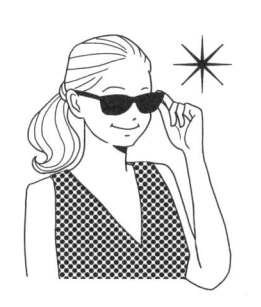

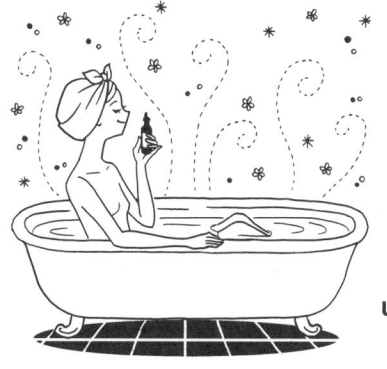

背景あり…**undo_32a_B**
背景なし…**undo_32b_B**
紫外線予防

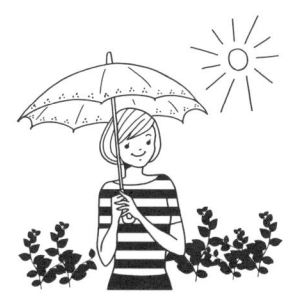

undo_33_B
紫外線予防

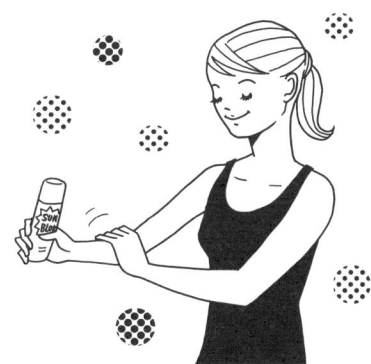

背景あり…**undo_34a_B**
背景なし…**undo_34b_B**
紫外線予防

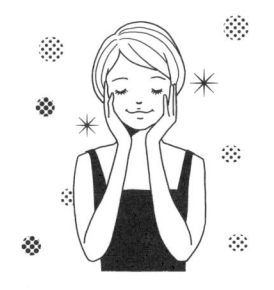

背景あり…**undo_35a_B**
背景なし…**undo_35b_B**
スキンケア

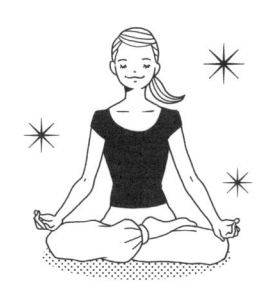

背景あり…**undo_36a_B**
背景なし…**undo_36b_B**
ヨガ

undo_37_B
半身浴

109

06 栄養管理

☆カラーは P34

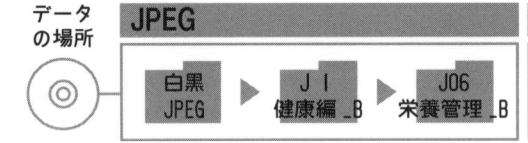

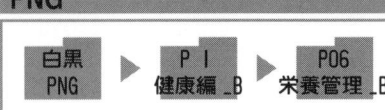

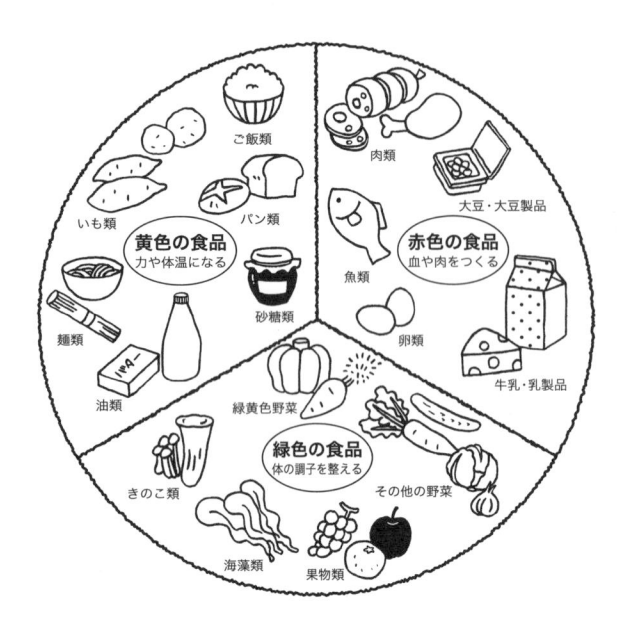

データの場所

JPEG: 白黒JPEG ▶ J1 健康編_B ▶ J06 栄養管理_B

PNG: 白黒PNG ▶ P1 健康編_B ▶ P06 栄養管理_B

eiyo_01_B
三色食品群

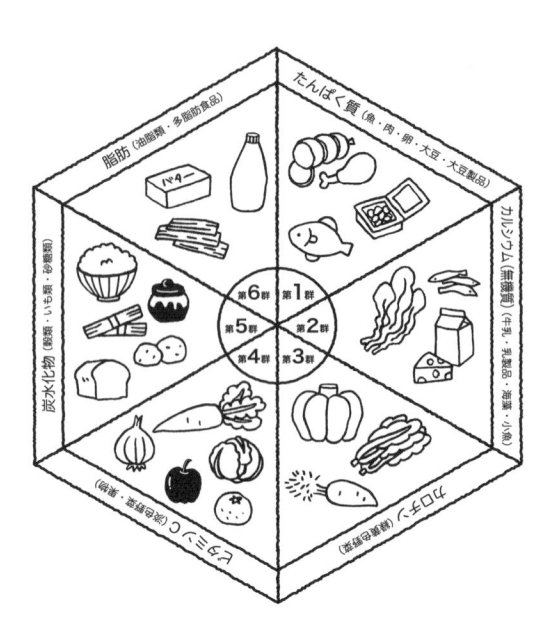

eiyo_02_B
六つの基礎食品群

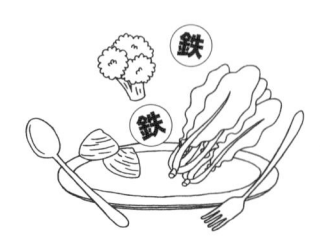

eiyo_03_B
鉄分をとろう

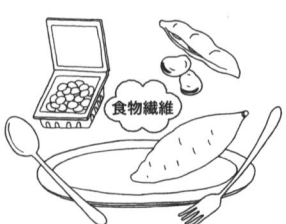

eiyo_04_B
食物繊維をとろう

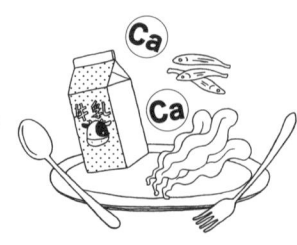

eiyo_05_B
カルシウムをとろう

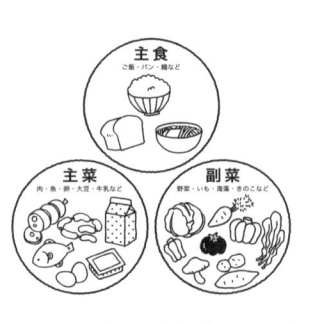

eiyo_06_B
主食・主菜・副菜

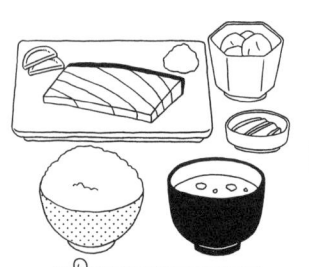

eiyo_07_B
主食・主菜・副菜

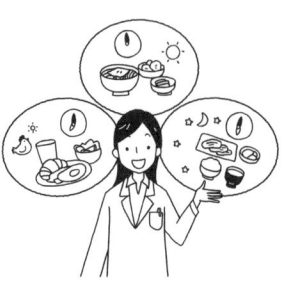

eiyo_08_B
規則正しい食事

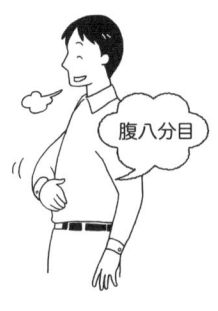

eiyo_09_B
腹八分目

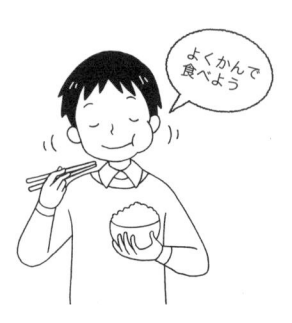

ふきだしあり…**eiyo_10a_B**
ふきだしなし…**eiyo_10b_B**
よくかんで食べよう

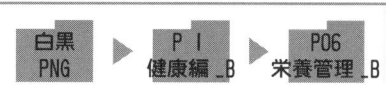

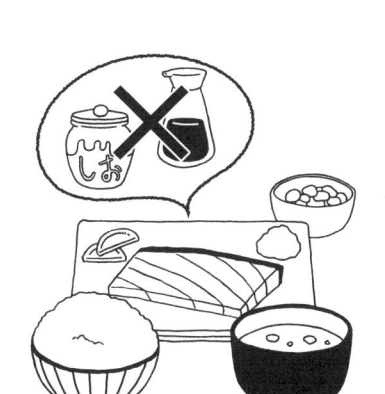

データの場所	JPEG	PNG	☆カラーは P35
◎	白黒JPEG ▶ J1 健康編_B ▶ J06 栄養管理_B	白黒PNG ▶ P1 健康編_B ▶ P06 栄養管理_B	

06

栄養管理

eiyo_11_B
塩分控えめ

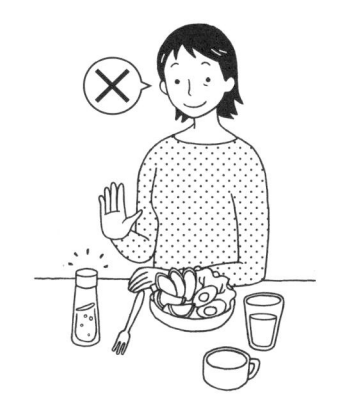

eiyo_12_B
塩分控えめ

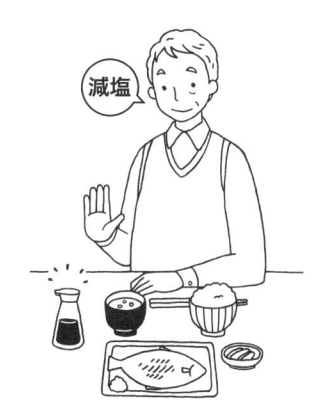

eiyo_13_B
塩分控えめ

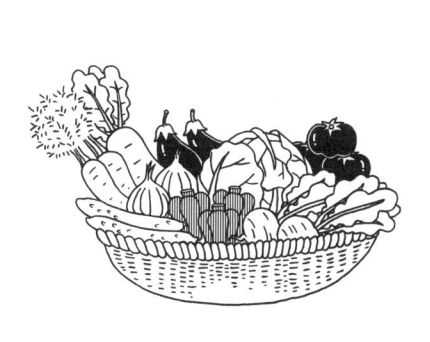

eiyo_14_B
野菜を食べよう

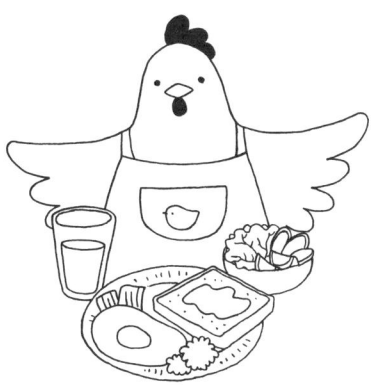

eiyo_15_B
朝食を食べよう

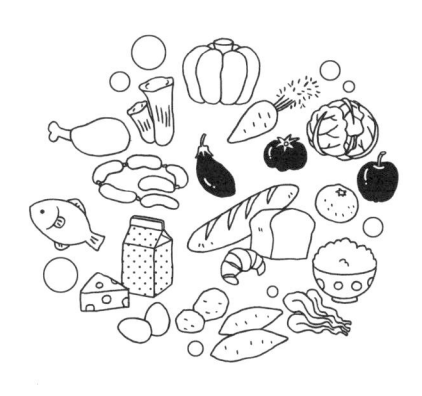

背景あり…**eiyo_16a_B**
背景なし…**eiyo_16b_B**
いろいろな食材を食べよう

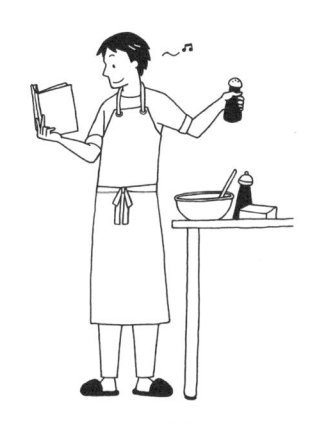

eiyo_17_B
手作りしよう

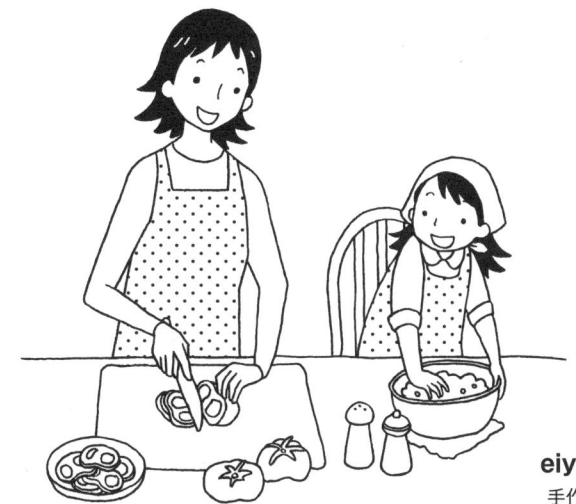

eiyo_18_B
手作りしよう

07 不健康生活

☆カラーはP36

データの場所: JPEG → 白黒JPEG ▶ J1 健康編_B ▶ J07 不健康生活_B
PNG → 白黒PNG ▶ P1 健康編_B ▶ P07 不健康生活_B

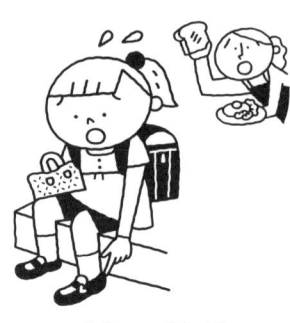

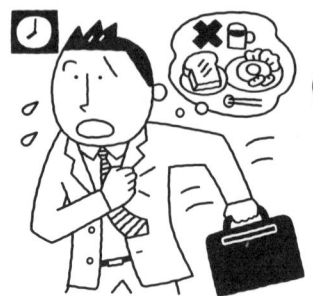

fuken_01_B 欠食	**fuken_02_B** 欠食	**fuken_03_B** 欠食	**fuken_04_B** 野菜嫌い
fuken_05_B 野菜嫌い	**fuken_06_B** ファストフード	**fuken_07_B** 甘いお菓子とジュース	**fuken_08_B** 塩分の摂り過ぎ
fuken_09_B 塩分の摂り過ぎ	**fuken_10_B** 肉の摂り過ぎ	**fuken_11_B** 脂肪の摂り過ぎ	**fuken_12_B** 不規則な食事
fuken_13_B 夜更かし	**fuken_14_B** 夜更かし	**fuken_15_B** 寝不足	**fuken_16_B** 寝不足

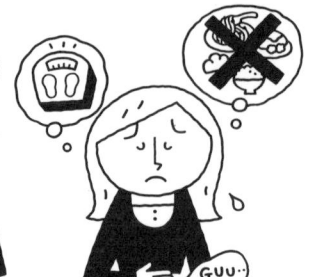

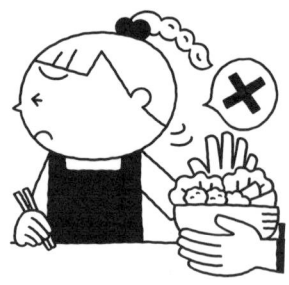

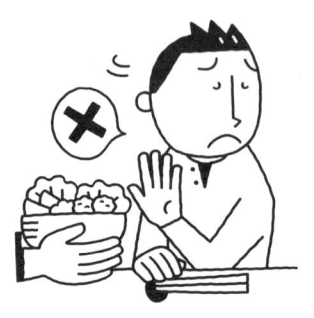

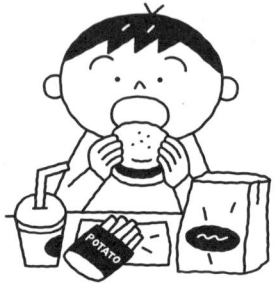

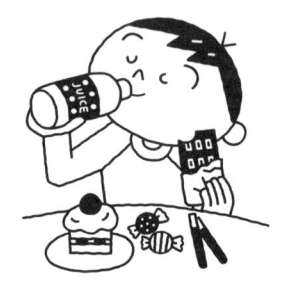

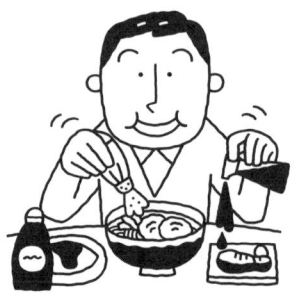

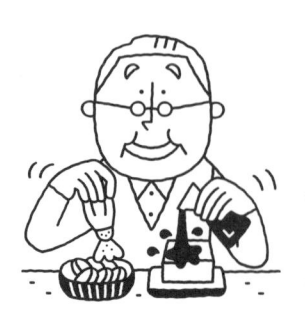

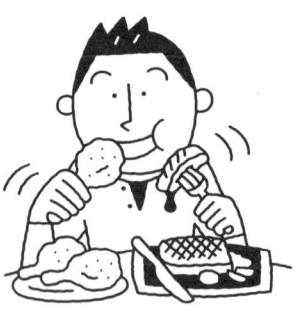

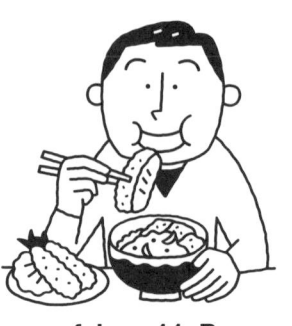

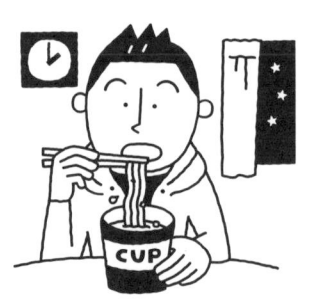

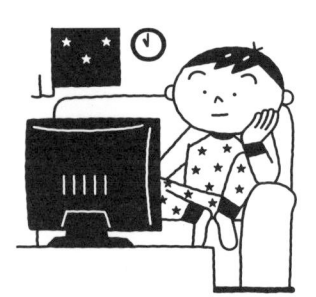

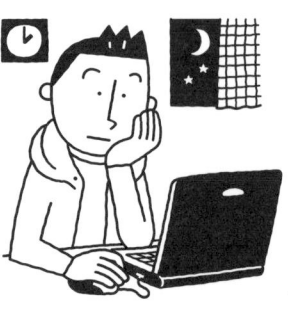

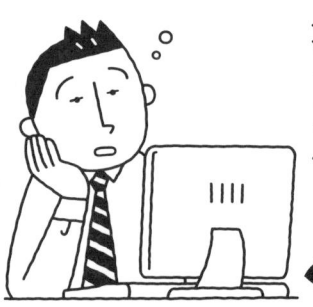

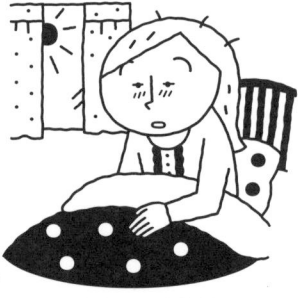

112

データの場所	JPEG			PNG			☆カラーは P37

白黒JPEG ▶ J1 健康編_B ▶ J07 不健康生活_B
白黒PNG ▶ P1 健康編_B ▶ P07 不健康生活_B

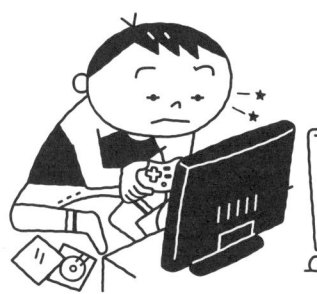

07 不健康生活

fuken_17_B 目の使い過ぎ

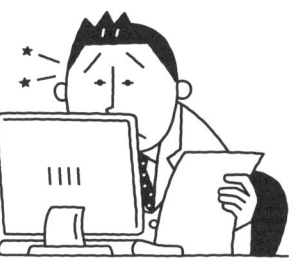

fuken_18_B 目の使い過ぎ

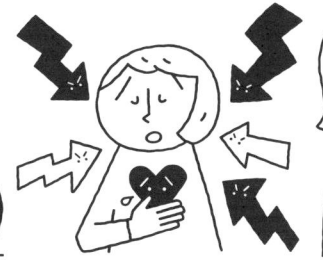

fuken_19_B ストレス

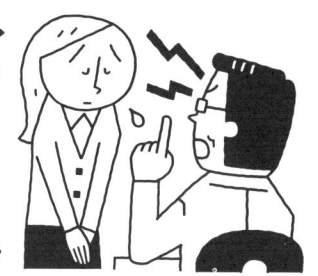

fuken_20_B ストレス

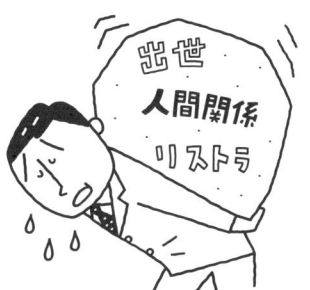

fuken_21_B ストレス

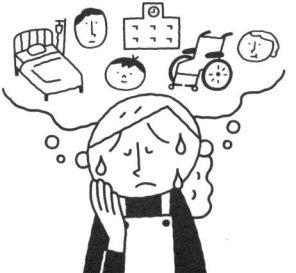

fuken_22_B ストレス

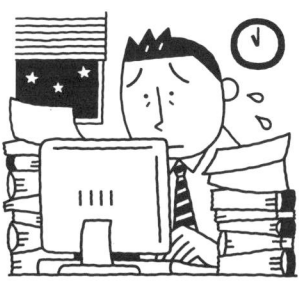

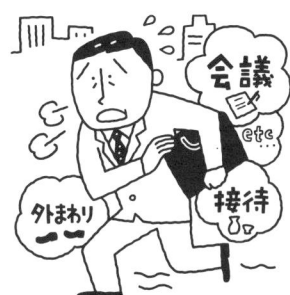

fuken_23_B 過労

fuken_24_B 過労

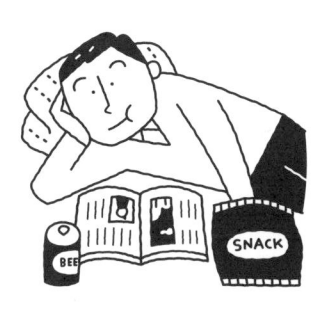

fuken_25_B 運動不足

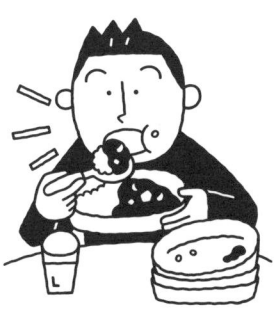

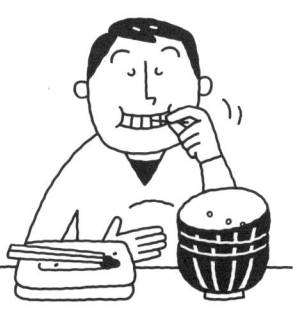

fuken_26_B 暴食

fuken_27_B 暴食

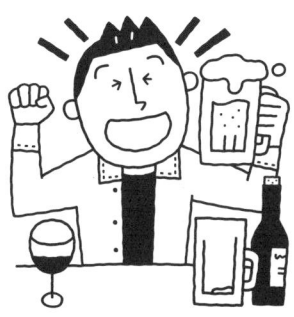

fuken_28_B 暴飲

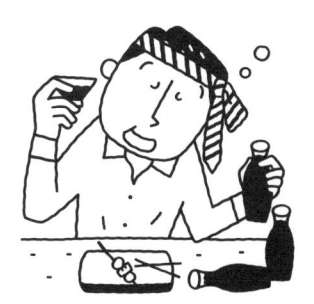

fuken_29_B 暴飲

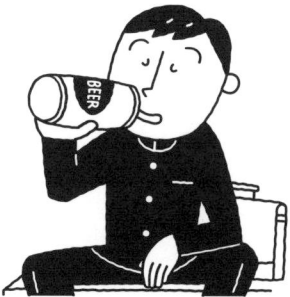

fuken_30_B 未成年の飲酒

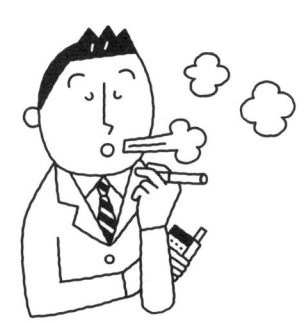

fuken_31_B 喫煙

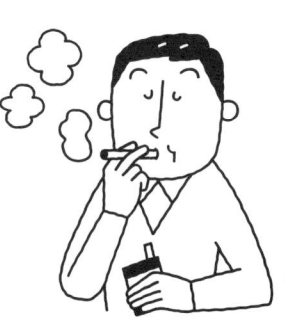

fuken_32_B 喫煙

07

☆カラーは P38

不健康生活

データの場所	JPEG			PNG		
◎	白黒JPEG ▶	J1健康編_B ▶	J07不健康生活_B	白黒PNG ▶	P1健康編_B ▶	P07不健康生活_B

fuken_33_B
未成年の喫煙

fuken_34_B
薬物

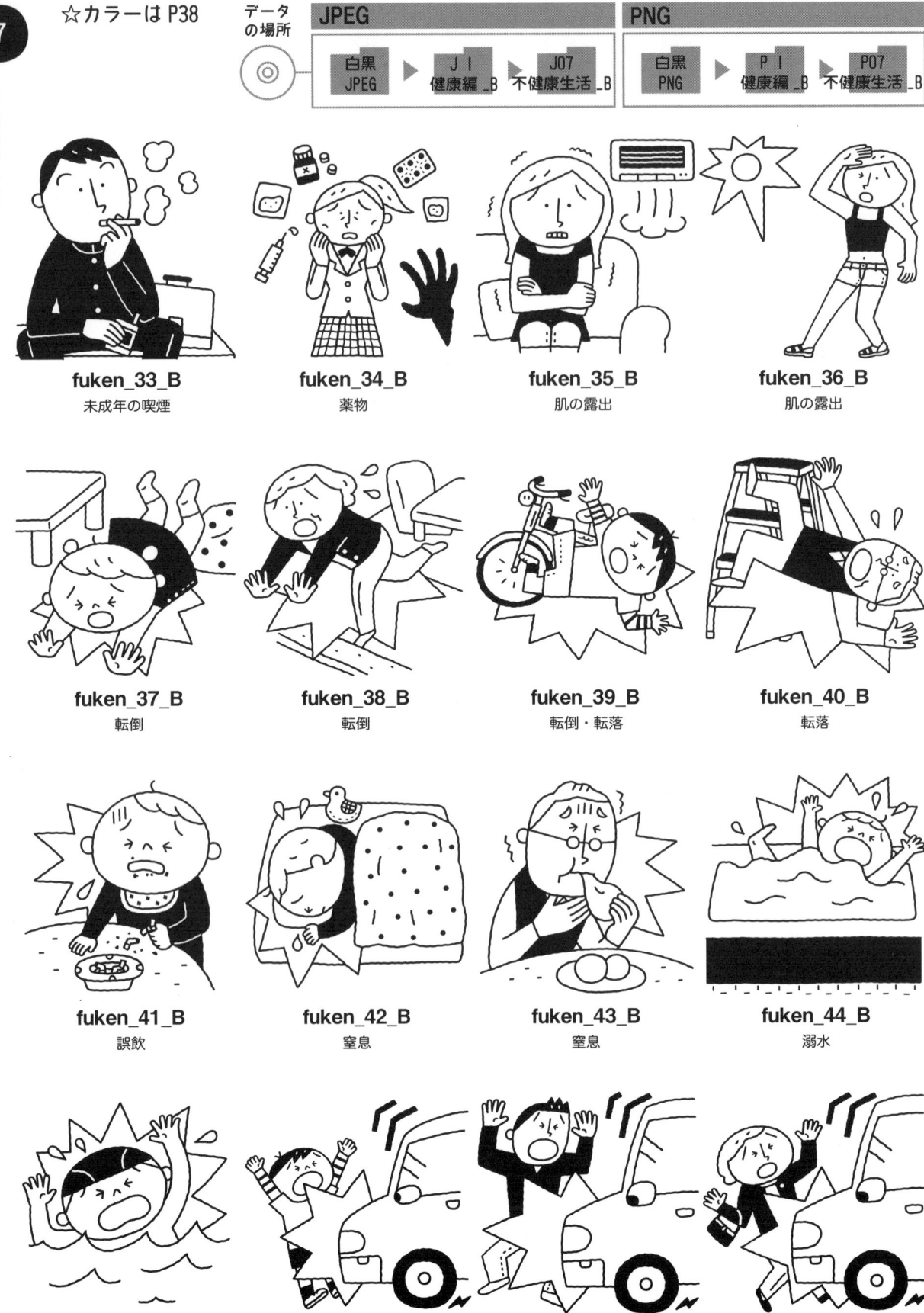

fuken_35_B
肌の露出

fuken_36_B
肌の露出

fuken_37_B
転倒

fuken_38_B
転倒

fuken_39_B
転倒・転落

fuken_40_B
転落

fuken_41_B
誤飲

fuken_42_B
窒息

fuken_43_B
窒息

fuken_44_B
溺水

fuken_45_B
溺水

fuken_46_B
交通事故

fuken_47_B
交通事故

fuken_48_B
交通事故

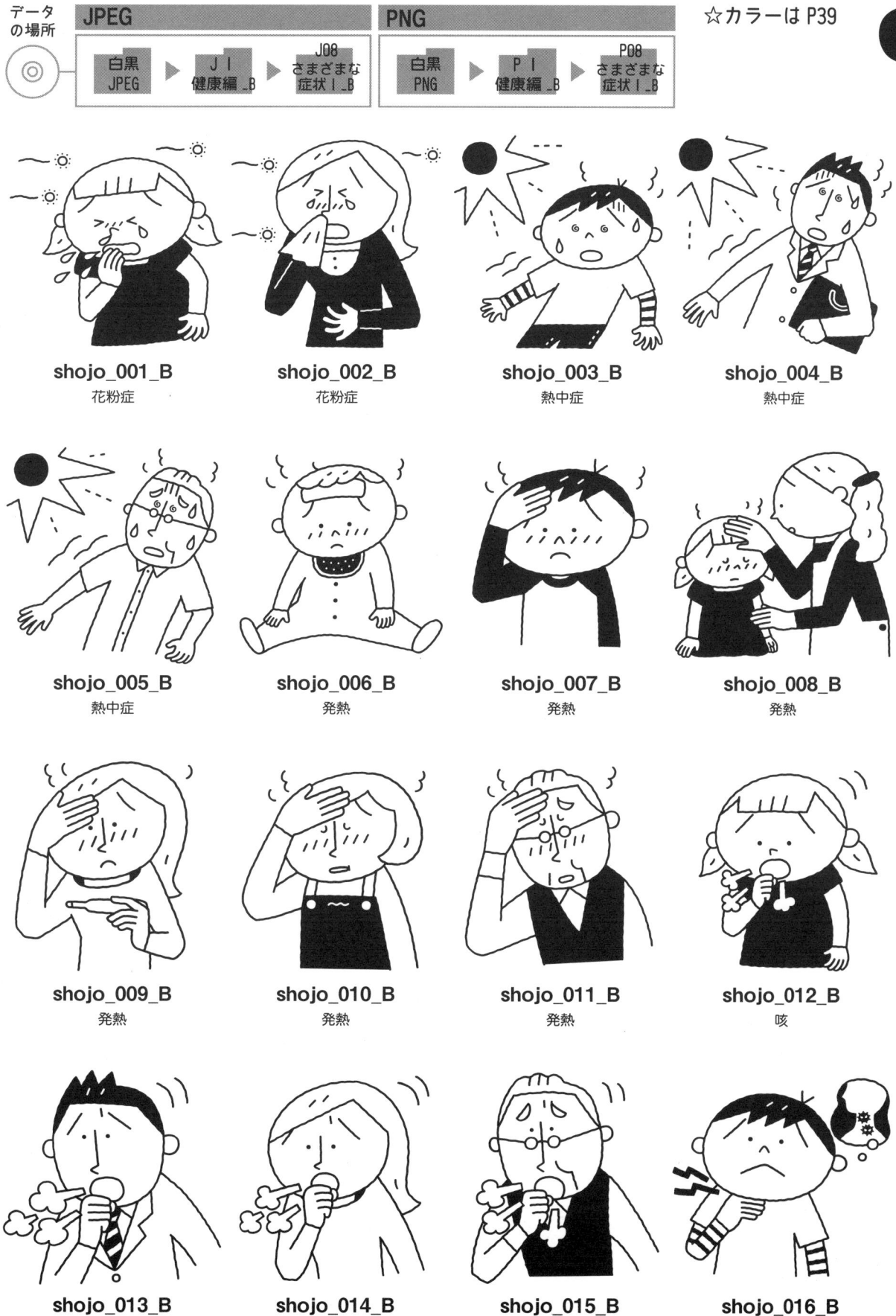

データの場所	JPEG			PNG		
	白黒JPEG	J1 健康編_B	J08 さまざまな症状1_B	白黒PNG	P1 健康編_B	P08 さまざまな症状1_B

☆カラーは P39

08

さまざまな症状1

shojo_001_B
花粉症

shojo_002_B
花粉症

shojo_003_B
熱中症

shojo_004_B
熱中症

shojo_005_B
熱中症

shojo_006_B
発熱

shojo_007_B
発熱

shojo_008_B
発熱

shojo_009_B
発熱

shojo_010_B
発熱

shojo_011_B
発熱

shojo_012_B
咳

shojo_013_B
咳

shojo_014_B
咳

shojo_015_B
咳

shojo_016_B
ノドの痛み

08 ☆カラーは P40

さまざまな症状1

データの場所	JPEG	PNG
◎	白黒JPEG ▶ J1 健康編_B ▶ J08 さまざまな症状1_B	白黒PNG ▶ P1 健康編_B ▶ P08 さまざまな症状1_B

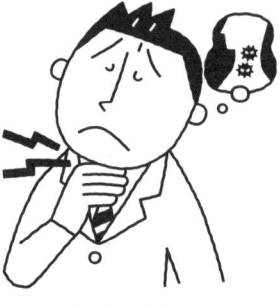

shojo_017_B
ノドの痛み

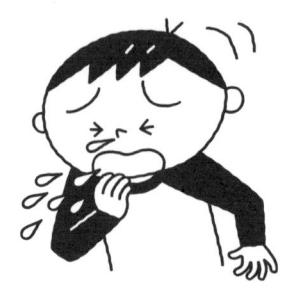

shojo_018_B
くしゃみ

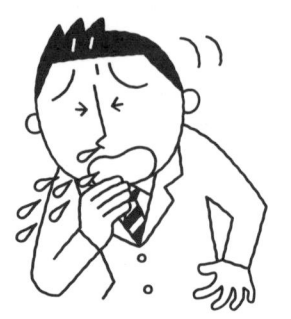

shojo_019_B
くしゃみ

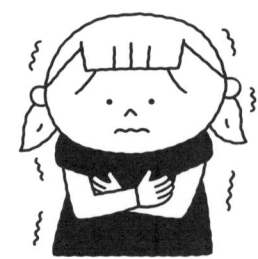

shojo_020_B
寒気

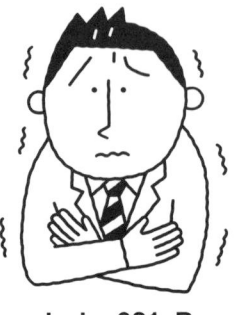

shojo_021_B
寒気

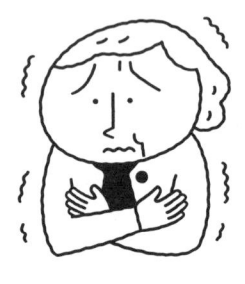

shojo_022_B
寒気

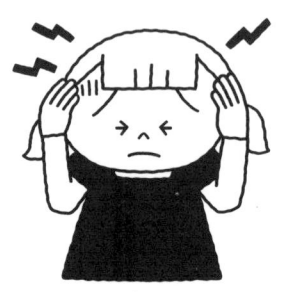

shojo_023_B
頭痛

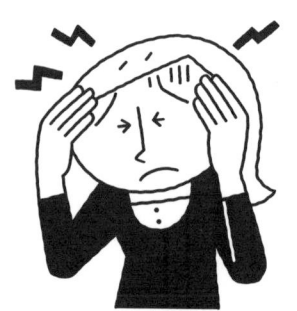

shojo_024_B
頭痛

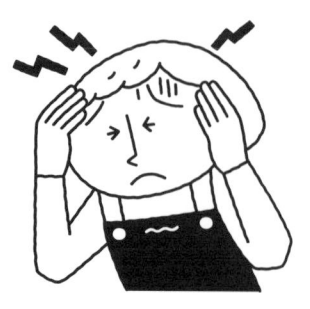

shojo_025_B
頭痛

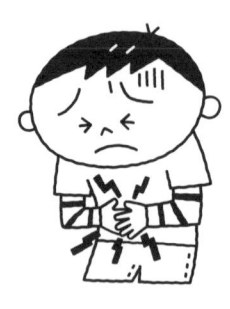

shojo_026_B
腹痛

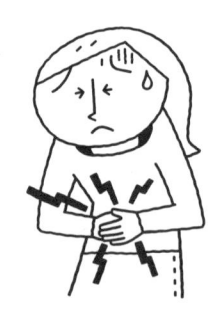

shojo_027_B
腹痛

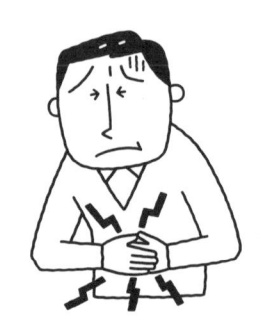

shojo_028_B
腹痛

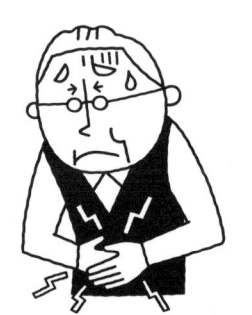

shojo_029_B
腹痛

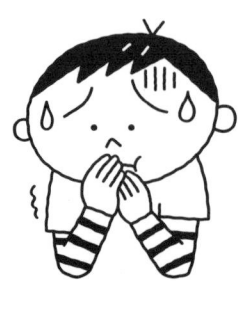

shojo_030_B
吐き気

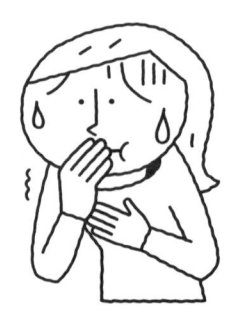

shojo_031_B
吐き気

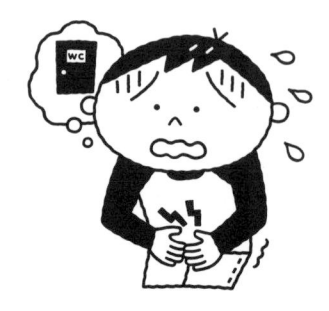

shojo_032_B
下痢

データの場所	JPEG			PNG			☆カラーは P41	08
	白黒 JPEG	J I 健康編_B	J08 さまざまな症状 I_B	白黒 PNG	P I 健康編_B	P08 さまざまな症状 I_B		

さまざまな症状ー

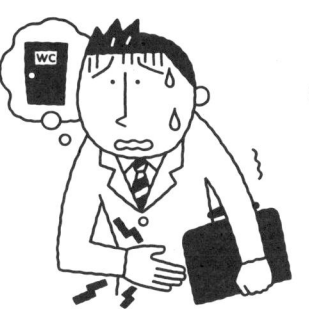

shojo_033_B
下痢

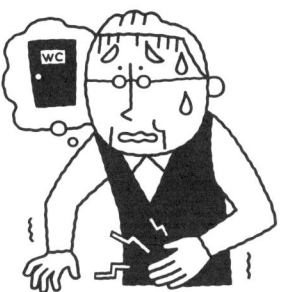

shojo_034_B
下痢

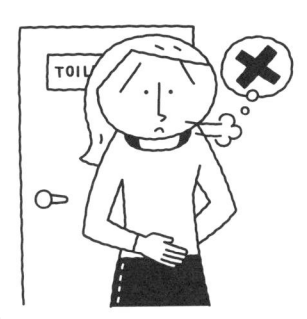

shojo_035_B
便秘

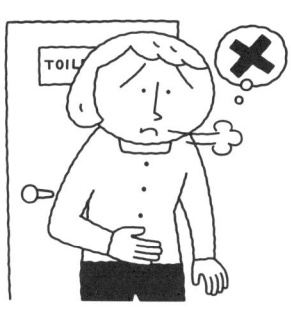

shojo_036_B
便秘

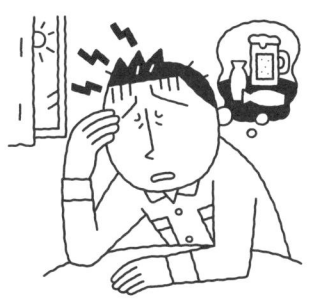

shojo_037_B
二日酔い

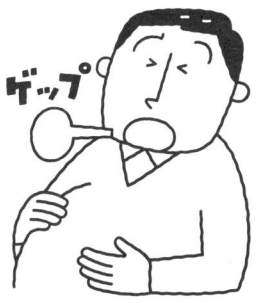

shojo_038_B
ゲップ

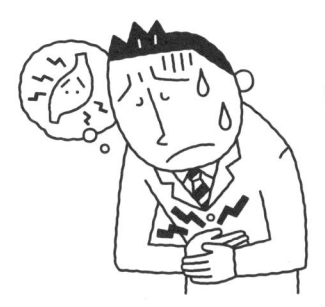

shojo_039_B
胃痛

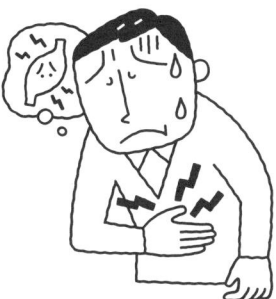

shojo_040_B
胃痛

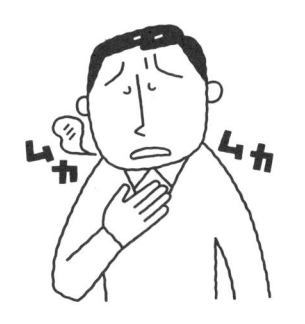

shojo_041_B
胸やけ

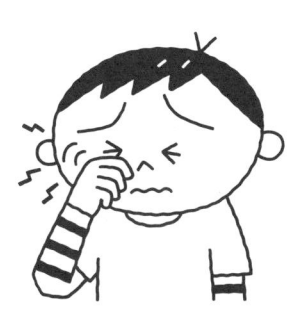

shojo_042_B
目のかゆみ

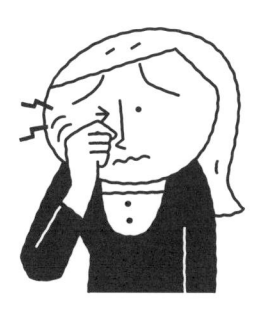

shojo_043_B
目のかゆみ

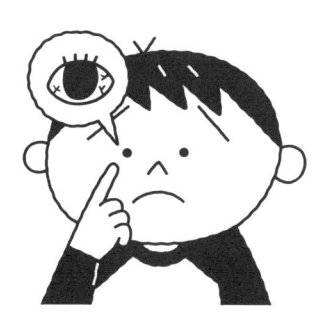

shojo_044_B
充血

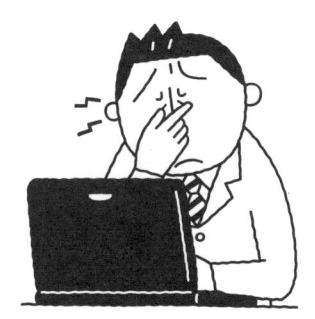

shojo_045_B
目の疲れ

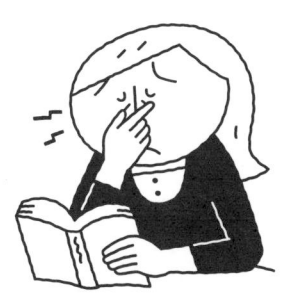

shojo_046_B
目の疲れ

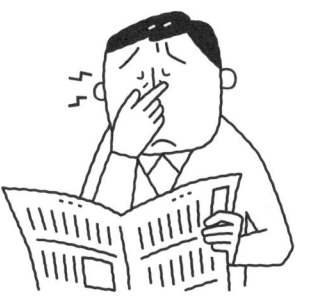

shojo_047_B
目の疲れ

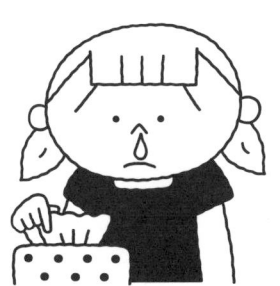

shojo_048_B
鼻水

08 さまざまな症状一

☆カラーは P42

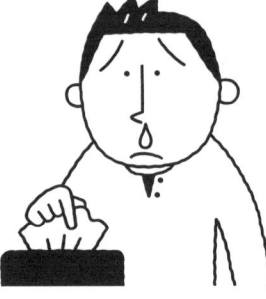

データの場所: JPEG → 白黒JPEG → J1 健康編_B → J08 さまざまな症状1_B

PNG → 白黒PNG → P1 健康編_B → P08 さまざまな症状1_B

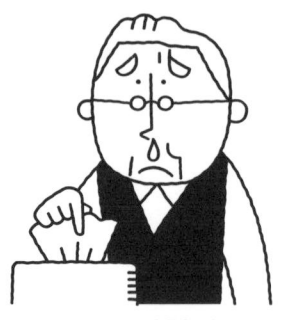

shojo_049_B 鼻水	**shojo_050_B** 鼻水	**shojo_051_B** 鼻詰まり	**shojo_052_B** 鼻詰まり
shojo_053_B 歯の痛み	**shojo_054_B** 歯の痛み	**shojo_055_B** 歯の痛み	**shojo_056_B** かゆみ
shojo_057_B かゆみ	**shojo_058_B** かゆみ	**shojo_059_B** かゆみ	**shojo_060_B** かゆみ
shojo_061_B 発疹	**shojo_062_B** 発疹	**shojo_063_B** 水虫	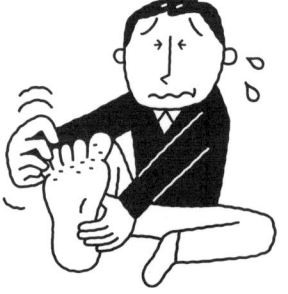 **shojo_064_B** 水虫

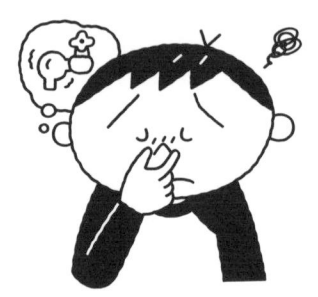

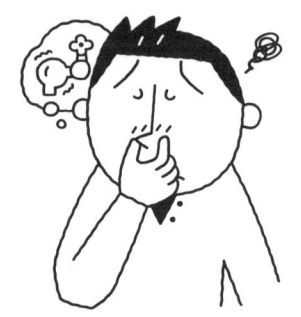

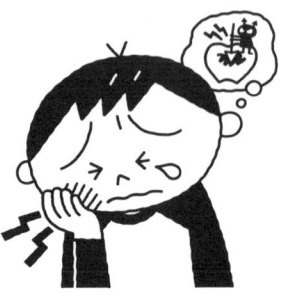

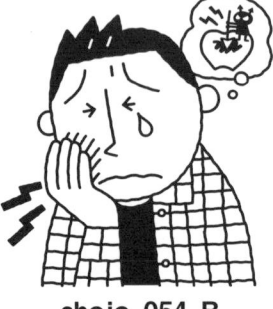

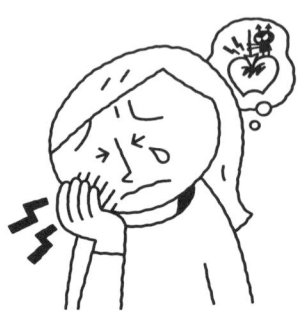

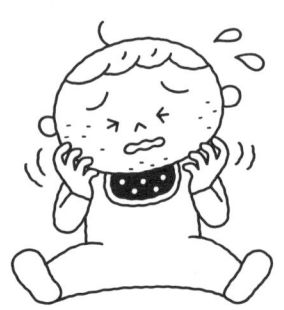

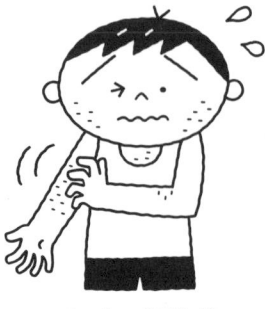

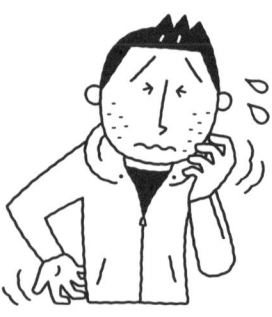

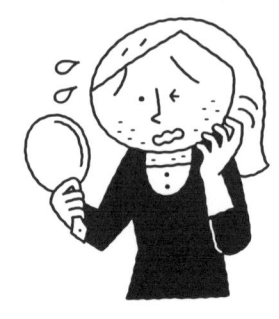

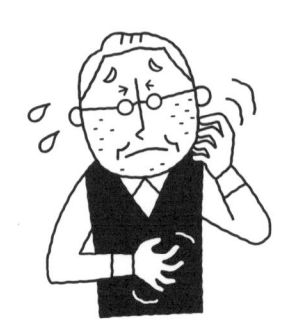

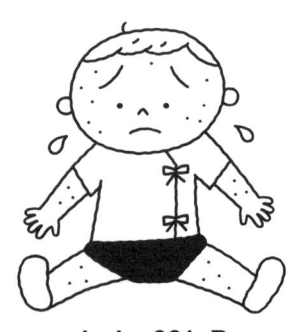

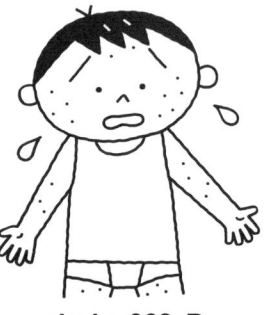

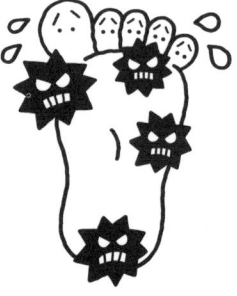

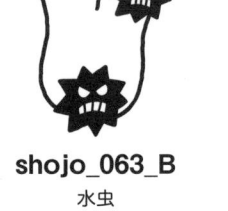

データの場所	JPEG			PNG			☆カラーは P43
	白黒 JPEG	▶ J1 健康編_B	▶ J09 さまざまな症状2_B	白黒 PNG	▶ P1 健康編_B	▶ P09 さまざまな症状2_B	

09 さまざまな症状2

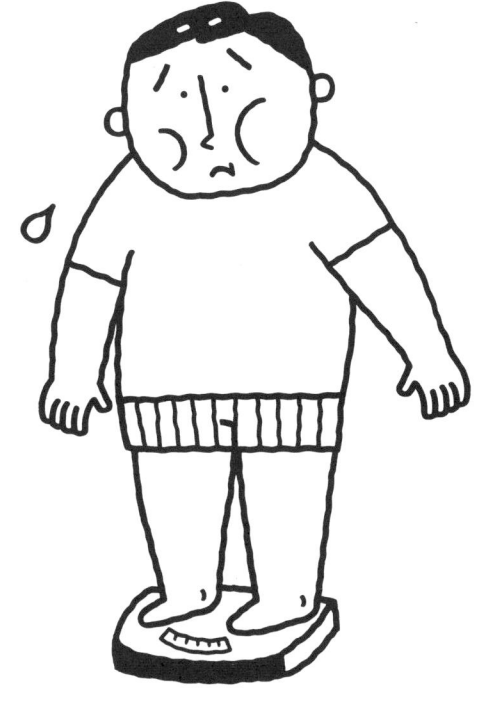

shojo_065_B
太り過ぎ

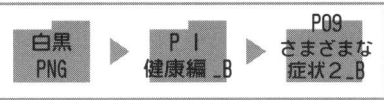

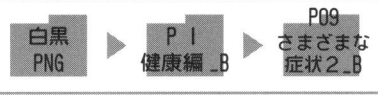

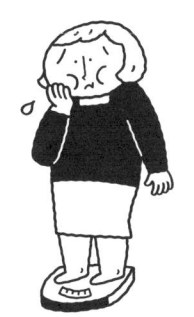

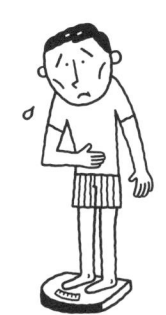

shojo_066_B
太り過ぎ

shojo_067_B
太り過ぎ

shojo_068_B
やせ過ぎ

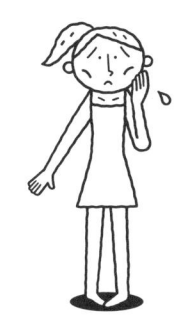

shojo_069_B
やせ過ぎ

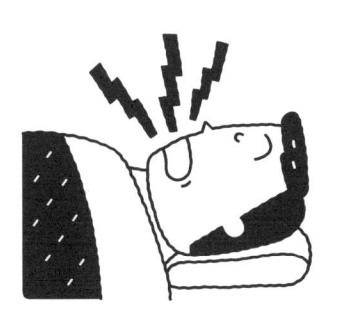

shojo_070_B
いびき

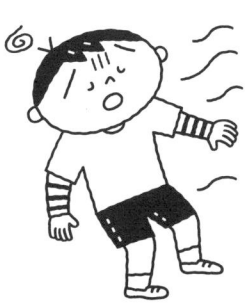

shojo_071_B
めまい

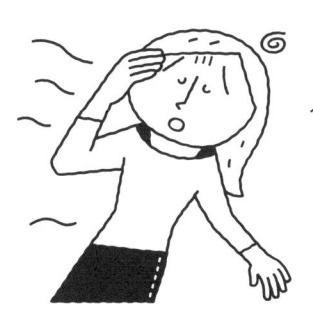

shojo_072_B
めまい

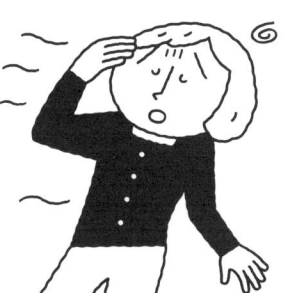

shojo_073_B
めまい

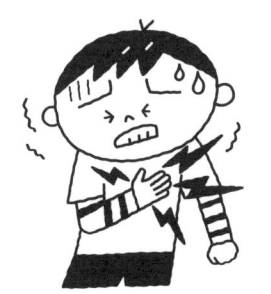

shojo_074_B
胸の痛み

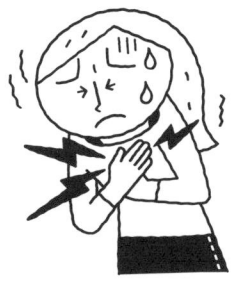

shojo_075_B
胸の痛み

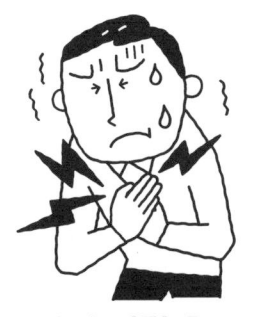

shojo_076_B
胸の痛み

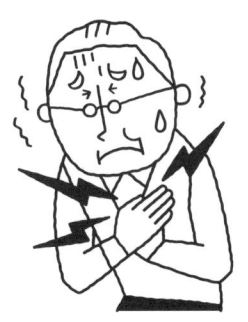

shojo_077_B
胸の痛み

09 さまざまな症状2

☆カラーは P44

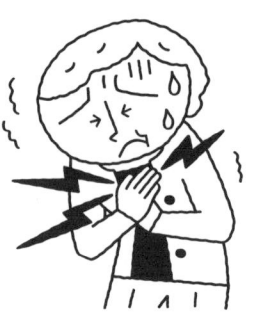

データの場所	JPEG	PNG
◎	白黒JPEG ▶ J1 健康編_B ▶ J09 さまざまな症状2_B	白黒PNG ▶ P1 健康編_B ▶ P09 さまざまな症状2_B

shojo_078_B
胸の痛み

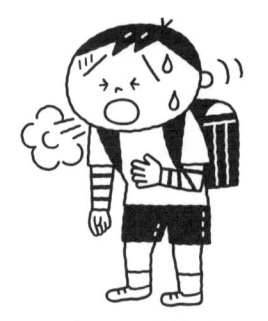

shojo_079_B
息切れ

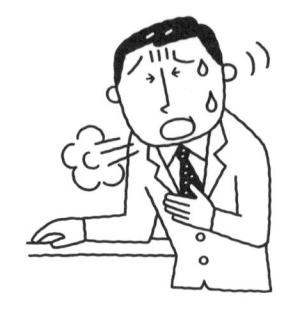

shojo_080_B
息切れ

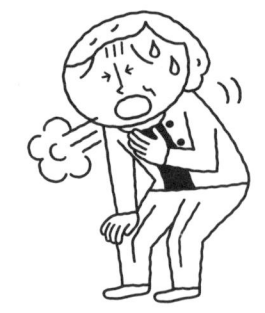

shojo_081_B
息切れ

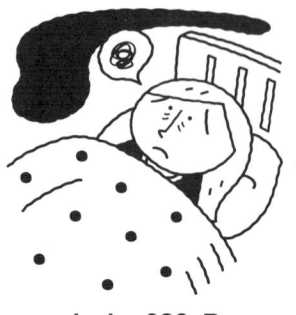

shojo_082_B
不眠

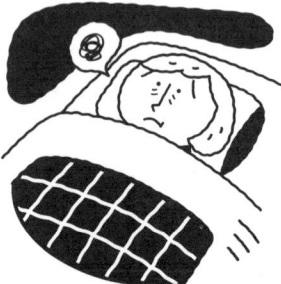

shojo_083_B
不眠

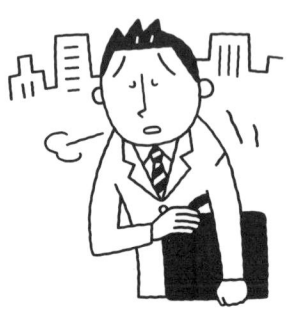

shojo_084_B
疲労感

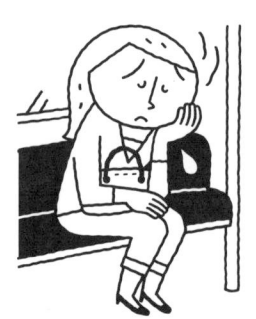

shojo_085_B
疲労感

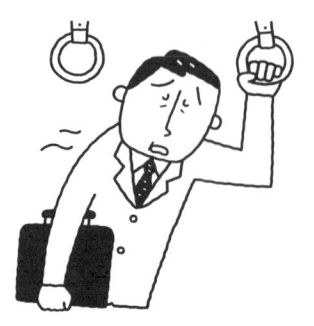

shojo_086_B
疲労感

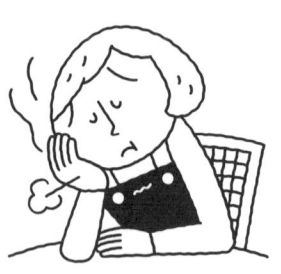

shojo_087_B
疲労感

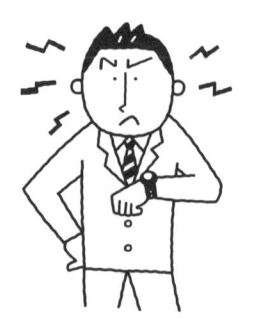

shojo_088_B
イライラ

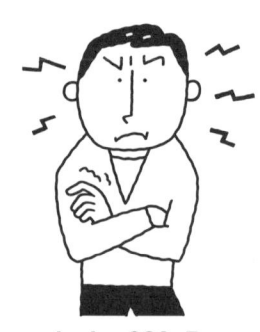

shojo_089_B
イライラ

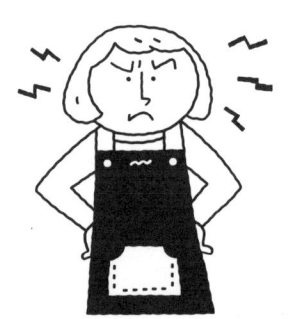

shojo_090_B
イライラ

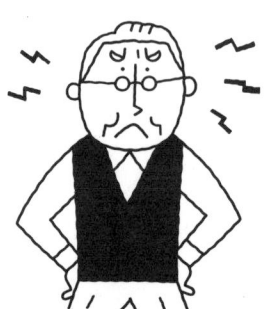

shojo_091_B
イライラ

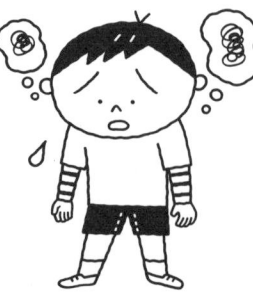

shojo_092_B
憂鬱・不安

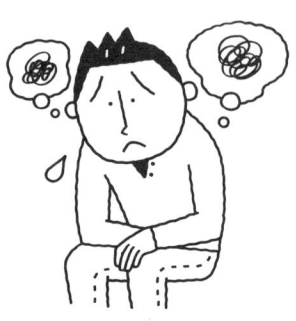

shojo_093_B
憂鬱・不安

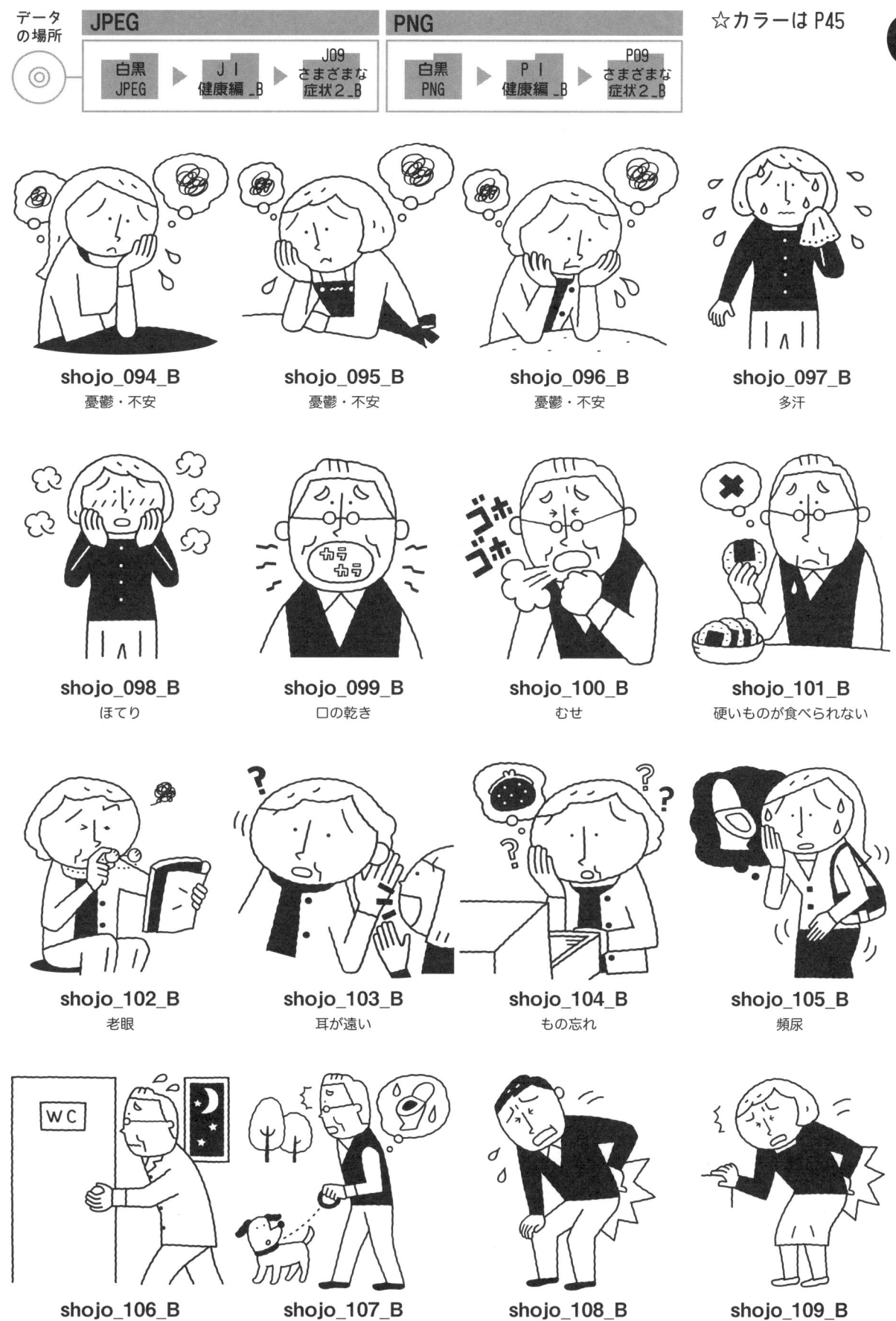

データの場所	JPEG			PNG		
	白黒 JPEG ▶	J1 健康編_B ▶	J09 さまざまな症状2_B	白黒 PNG ▶	P1 健康編_B ▶	P09 さまざまな症状2_B

☆カラーは P45

09

さまざまな症状2

shojo_094_B
憂鬱・不安

shojo_095_B
憂鬱・不安

shojo_096_B
憂鬱・不安

shojo_097_B
多汗

shojo_098_B
ほてり

shojo_099_B
口の乾き

shojo_100_B
むせ

shojo_101_B
硬いものが食べられない

shojo_102_B
老眼

shojo_103_B
耳が遠い

shojo_104_B
もの忘れ

shojo_105_B
頻尿

shojo_106_B
頻尿

shojo_107_B
尿失禁

shojo_108_B
腰痛

shojo_109_B
腰痛

09 さまざまな症状2

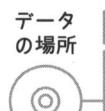

☆カラーは P46

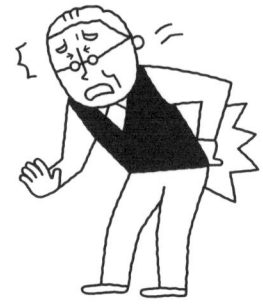

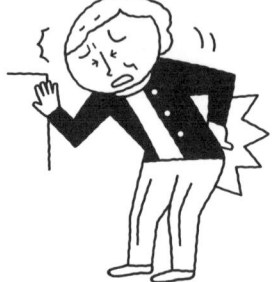

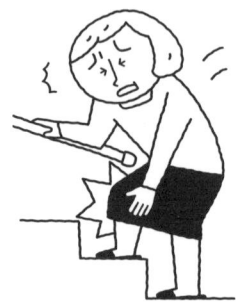

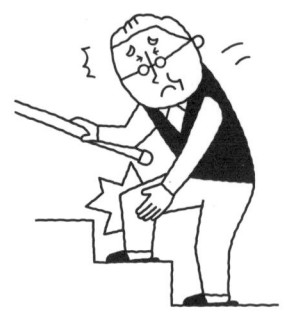

データの場所：JPEG → 白黒JPEG → J1 健康編_B → J09 さまざまな症状2_B
PNG → 白黒PNG → P1 健康編_B → P09 さまざまな症状2_B

| shojo_110_B | shojo_111_B | shojo_112_B | shojo_113_B |
| 腰痛 | 腰痛 | 膝痛 | 膝痛 |

| shojo_114_B | shojo_115_B | shojo_116_B | shojo_117_B |
| 肩こり | 肩こり | 肩こり | 肩こり |

| shojo_118_B | shojo_119_B | shojo_120_B | shojo_121_B |
| 肩こり | しびれ | しびれ | 腕の怪我 |

| shojo_122_B | shojo_123_B | shojo_124_B | shojo_125_B |
| 脚の怪我 | 脚の怪我 | 首の怪我 | 頭の怪我 |

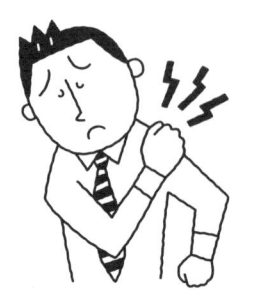

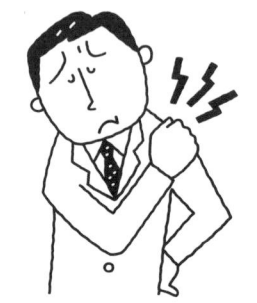

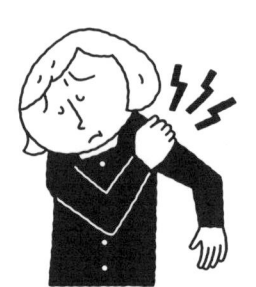

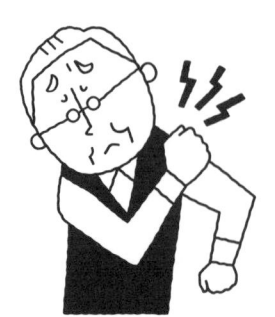

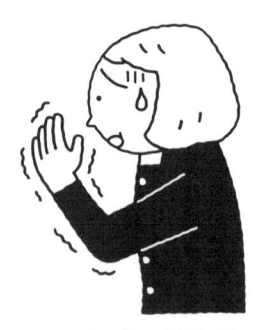

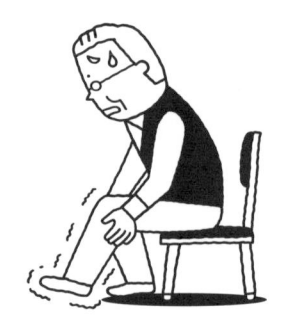

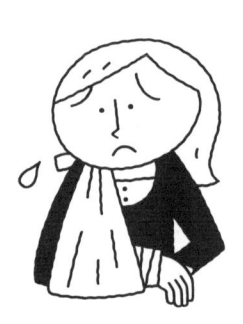

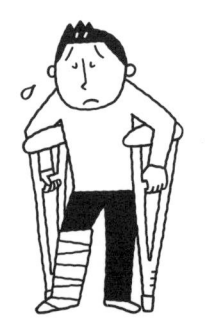

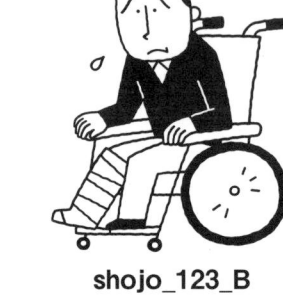

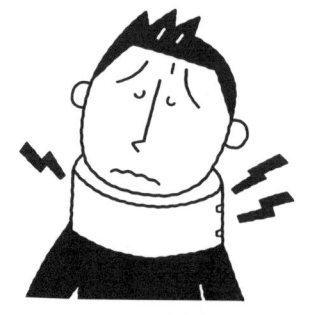

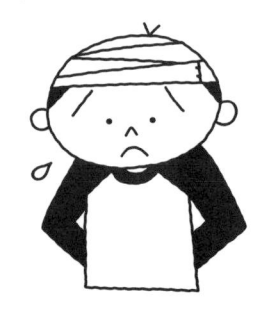

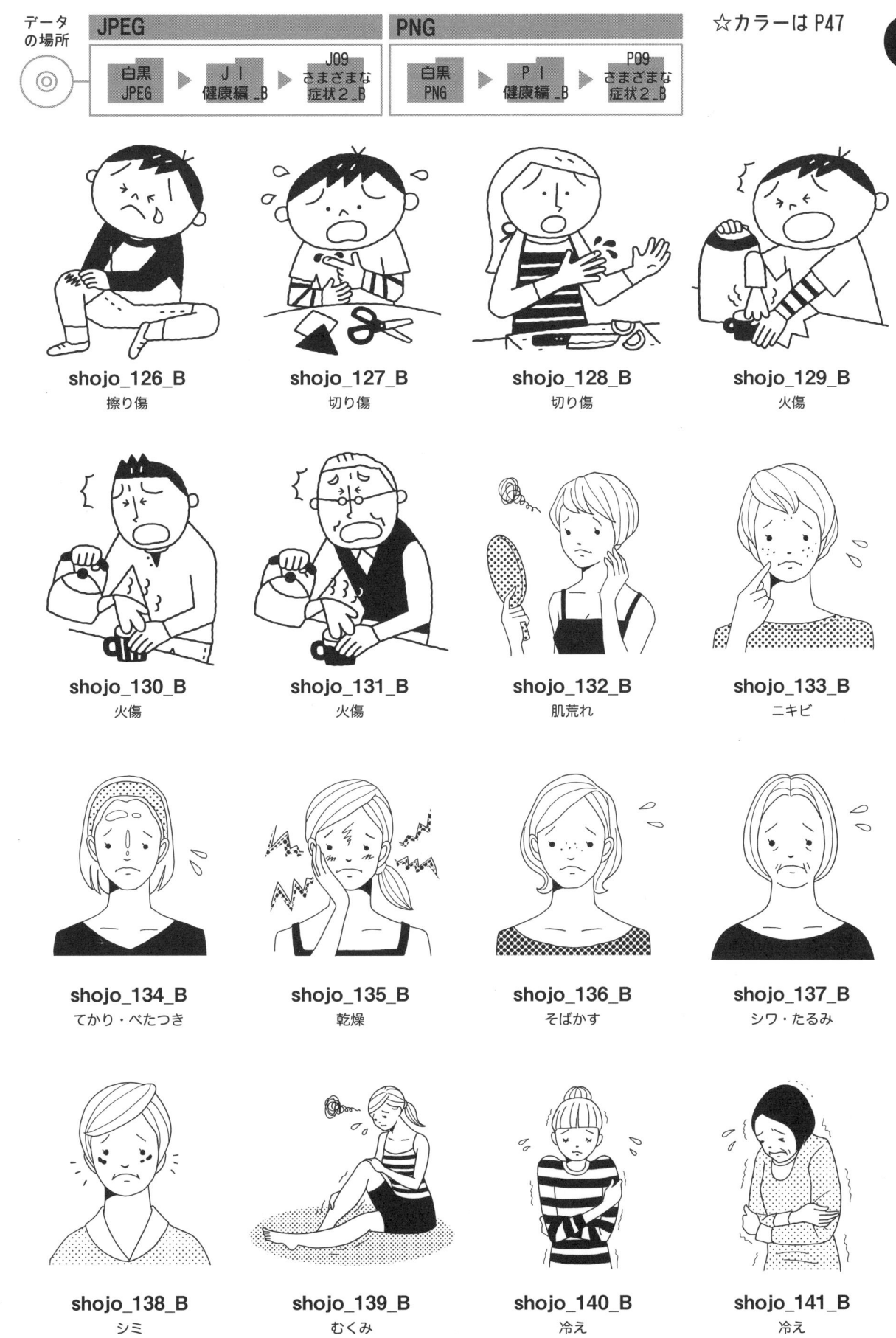

☆カラーは P47

09 さまざまな症状2

データの場所	JPEG	PNG
◎	白黒JPEG → J1 健康編_B → J09 さまざまな症状2_B	白黒PNG → P1 健康編_B → P09 さまざまな症状2_B

shojo_126_B 擦り傷

shojo_127_B 切り傷

shojo_128_B 切り傷

shojo_129_B 火傷

shojo_130_B 火傷

shojo_131_B 火傷

shojo_132_B 肌荒れ

shojo_133_B ニキビ

shojo_134_B てかり・べたつき

shojo_135_B 乾燥

shojo_136_B そばかす

shojo_137_B シワ・たるみ

shojo_138_B シミ

shojo_139_B むくみ

shojo_140_B 冷え

shojo_141_B 冷え

自宅療養

☆カラーは P48

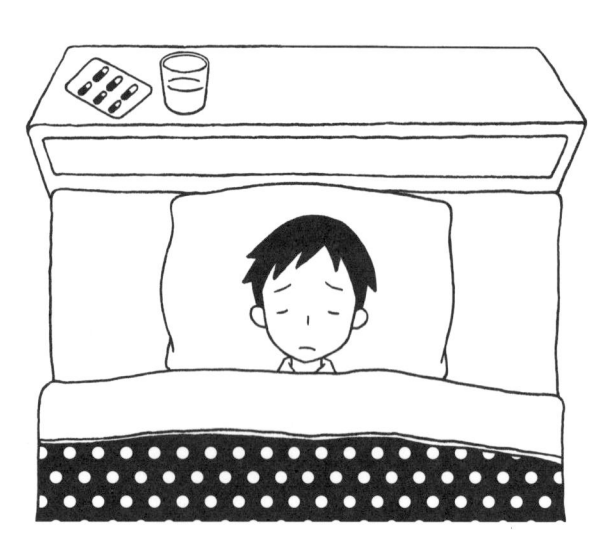

データの場所	JPEG			PNG		
◎	白黒JPEG	J1 健康編_B	J10 自宅療養_B	白黒PNG	P1 健康編_B	P10 自宅療養_B

ryoyo_01_B
安静

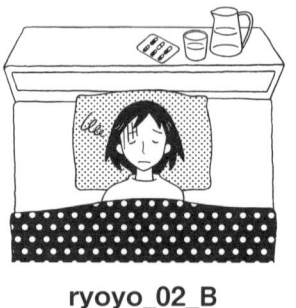

ryoyo_02_B
安静

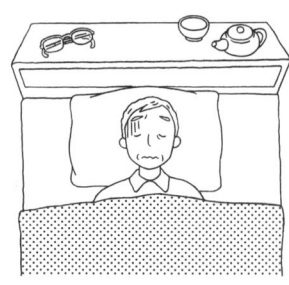

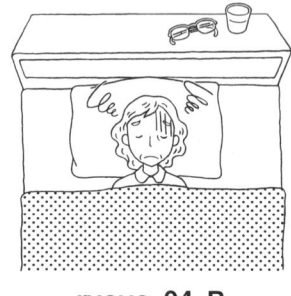

ryoyo_03_B
安静

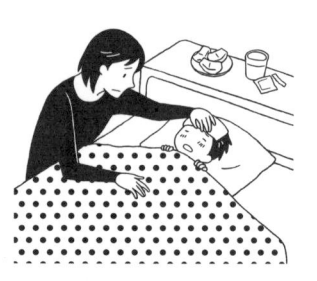

ryoyo_04_B
安静

ryoyo_05_B
安静（発熱）

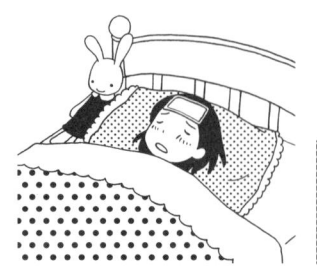

ryoyo_06_B
安静（発熱）

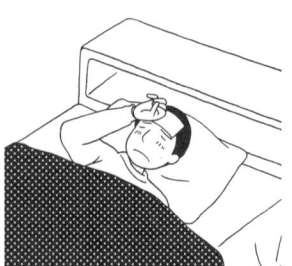

ryoyo_07_B
安静（発熱）

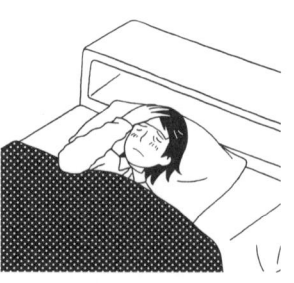

ryoyo_08_B
安静（発熱）

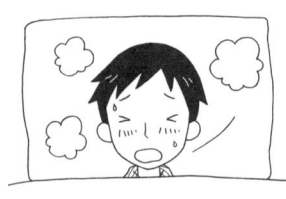

ryoyo_09_B
安静（息苦しい）

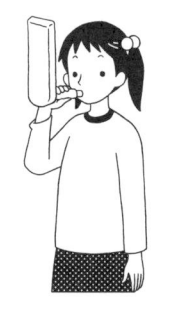

ryoyo_10_B
ピークフローメーターで計測

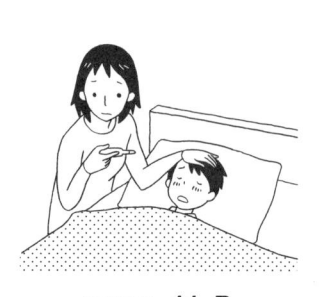

ryoyo_11_B
検温

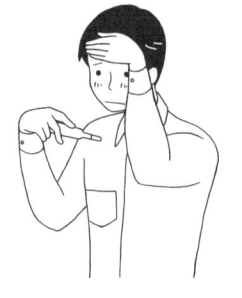

ryoyo_12_B
検温

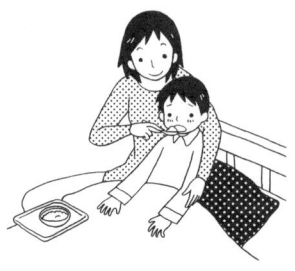

ryoyo_13_B
食事

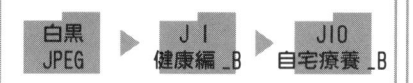

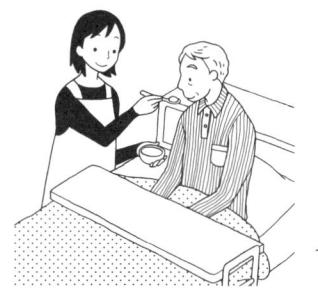

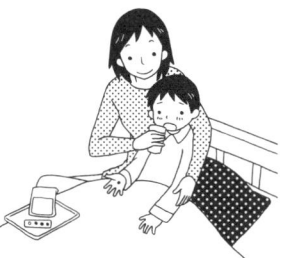

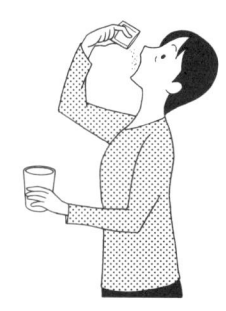

データの場所	JPEG			PNG			☆カラーは P49
💿	白黒 JPEG	▶ J1 健康編_B	▶ J10 自宅療養_B	白黒 PNG	▶ P1 健康編_B	▶ P10 自宅療養_B	

10 自宅療養

ryoyo_14_B
食事

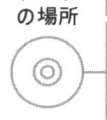

ryoyo_15_B
服薬（飲み薬）

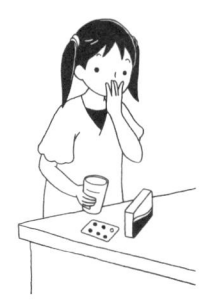

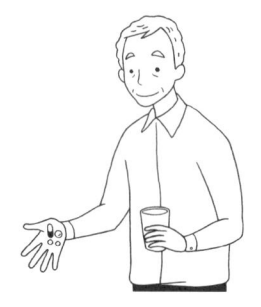

ryoyo_16_B
服薬（飲み薬）

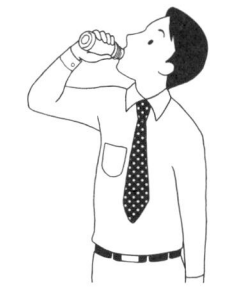

ryoyo_17_B
服薬（飲み薬）

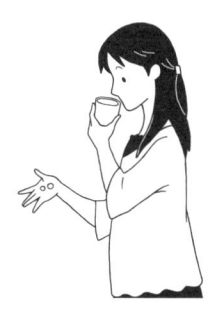

ryoyo_18_B
服薬（飲み薬）

ryoyo_19_B
服薬（飲み薬）

ryoyo_20_B
服薬（飲み薬）

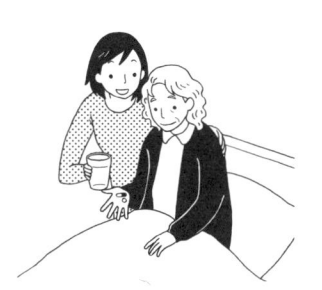

ryoyo_21_B
服薬（飲み薬）

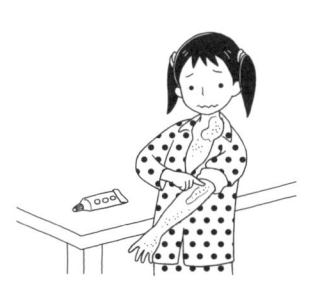

ryoyo_22_B
服薬（塗り薬）

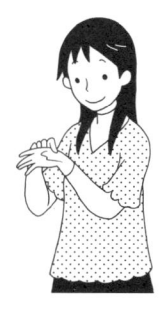

ryoyo_23_B
服薬（塗り薬）

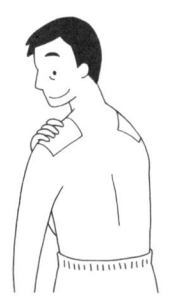

ryoyo_24_B
服薬（湿布）

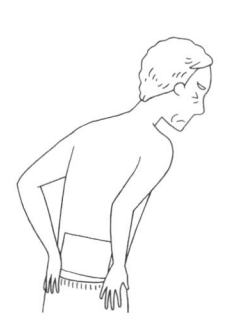

ryoyo_25_B
服薬（湿布）

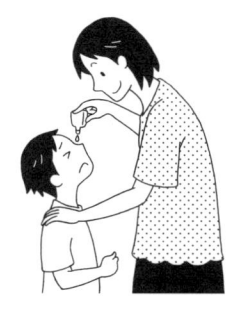

ryoyo_26_B
服薬（目薬）

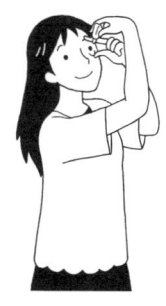

ryoyo_27_B
服薬（目薬）

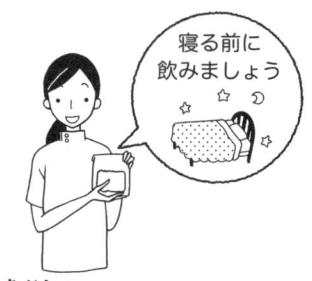

ふきだし：
文字＆イラストあり…**ryoyo_28a_B**
文字＆イラストなし…**ryoyo_28b_B**
薬の用法

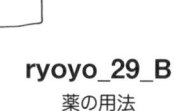

寝る前に飲みましょう
食前に飲みましょう

ryoyo_29_B
薬の用法

10 自宅療養

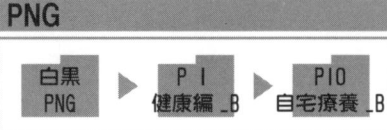

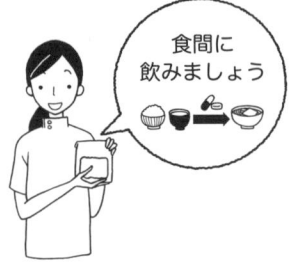

☆カラーは P50

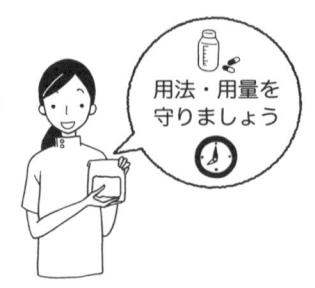

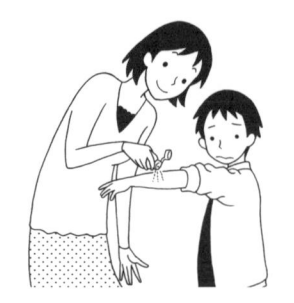

データの場所	JPEG			PNG		
◎	白黒 JPEG	J1 健康編_B	J10 自宅療養_B	白黒 PNG	P1 健康編_B	P10 自宅療養_B

ryoyo_30_B
薬の用法

ryoyo_31_B
薬の用法

ryoyo_32_B
薬の用法

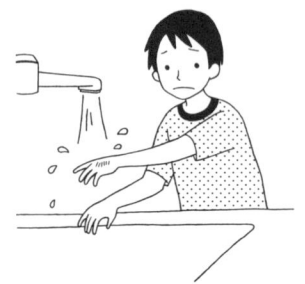

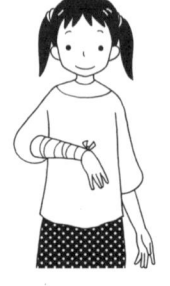

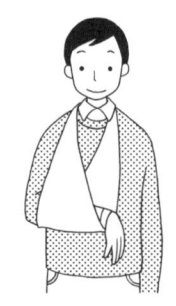

ryoyo_33_B
消毒

ryoyo_34_B
火傷を冷やす

ryoyo_35_B
火傷を冷やす

ryoyo_36_B
包帯

ryoyo_37_B
包帯

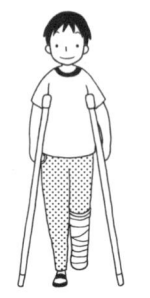

ryoyo_38_B
松葉杖

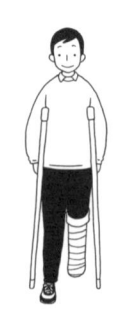

ryoyo_39_B
松葉杖

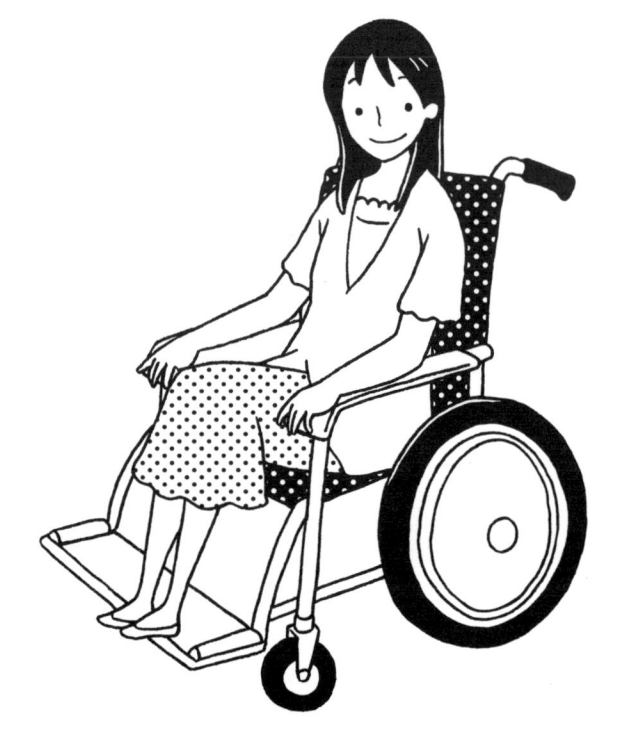

ryoyo_40_B
車椅子

ryoyo_41_B
車椅子

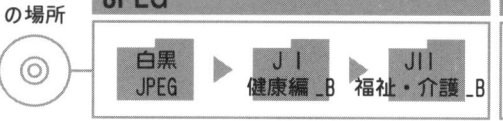

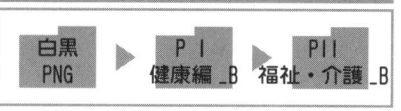

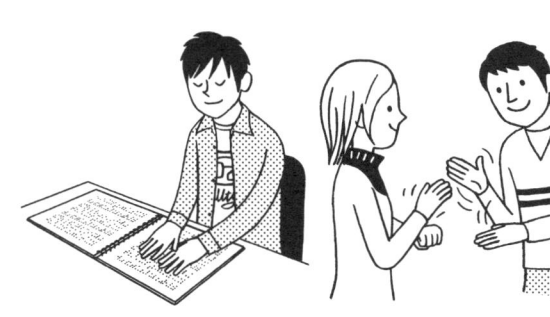

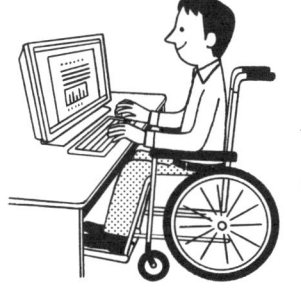

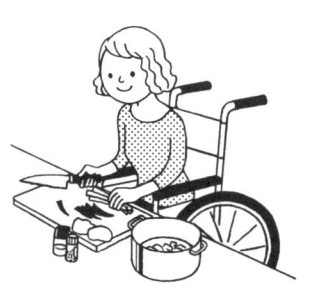

データの場所	JPEG			PNG		
	白黒 JPEG	J1 健康編_B	J11 福祉・介護_B	白黒 PNG	P1 健康編_B	P11 福祉・介護_B

☆カラーは P51

福祉・介護

kaigo_01_B
点字図書

kaigo_02_B
手話

kaigo_03_B
仕事

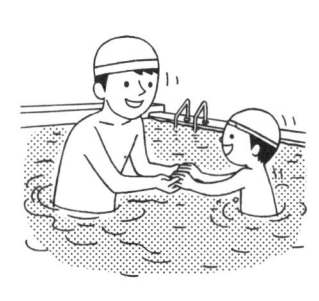

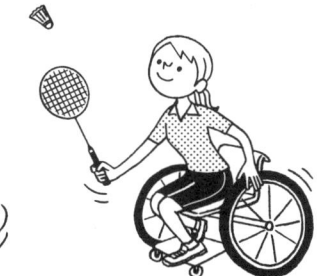

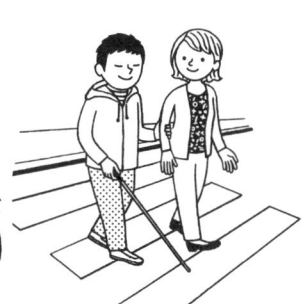

kaigo_04_B
家事

kaigo_05_B
運動

kaigo_06_B
運動

kaigo_07_B
運動

kaigo_08_B
助け合い

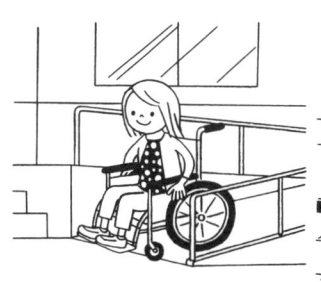

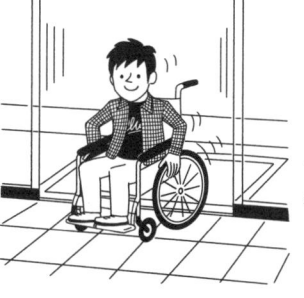

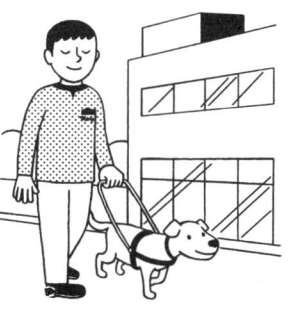

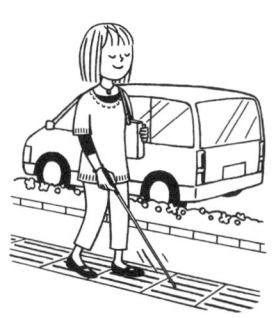

kaigo_09_B
バリアフリー

kaigo_10_B
バリアフリー

kaigo_11_B
盲導犬

kaigo_12_B
点字ブロック

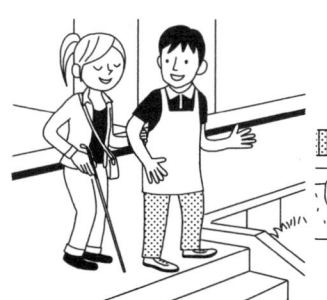

kaigo_13_B
ヘルパー

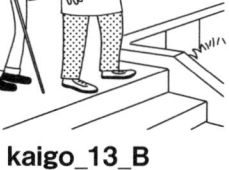

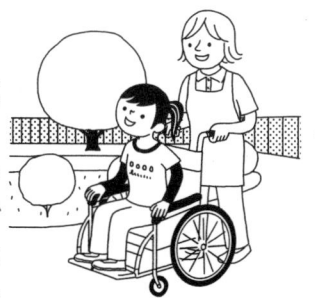

kaigo_14_B
ヘルパー

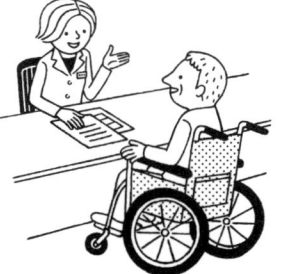

kaigo_15_B
相談窓口

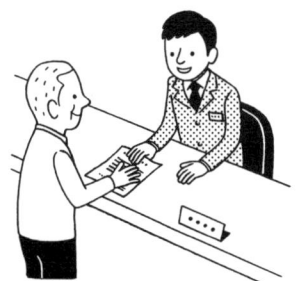

kaigo_16_B
相談窓口

☆カラーは P52

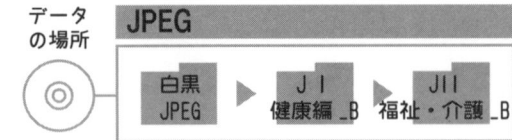

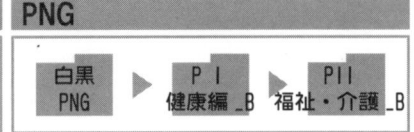

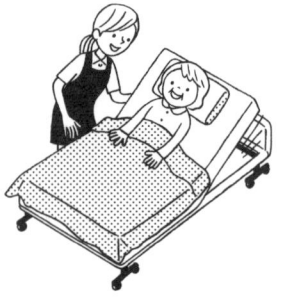

データの場所：JPEG → 白黒JPEG ▶ J1 健康編_B ▶ J11 福祉・介護_B
PNG → 白黒PNG ▶ P1 健康編_B ▶ P11 福祉・介護_B

福祉・介護

kaigo_17_B 背上げ介助

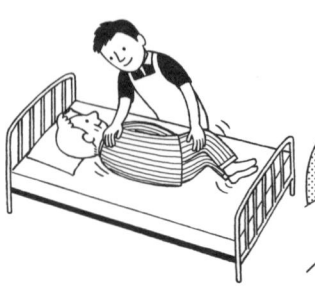

kaigo_18_B 寝返り介助

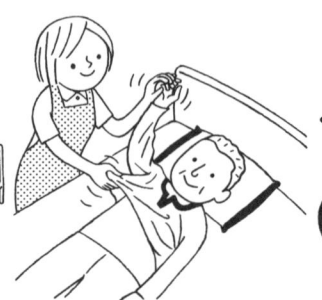

kaigo_19_B 着替え介助

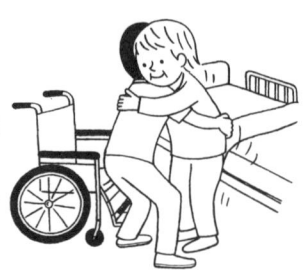

kaigo_20_B 移動介助

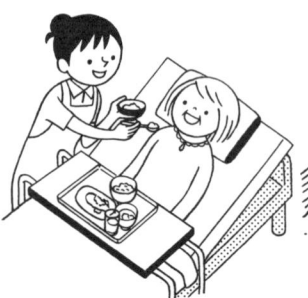

kaigo_21_B 食事介助

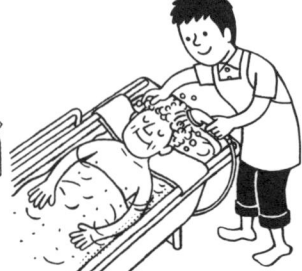

kaigo_22_B 入浴介助

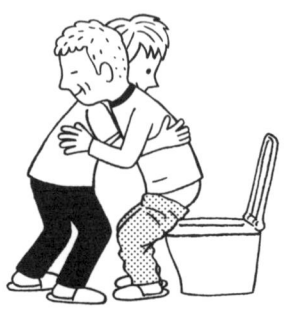

kaigo_23_B トイレ介助

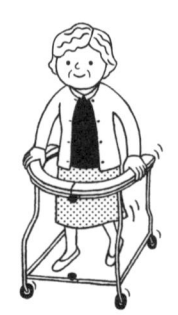

kaigo_24_B 歩行車で移動

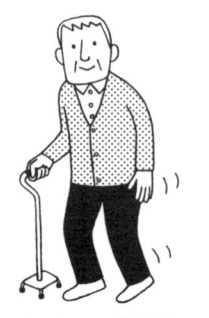

kaigo_25_B 四点杖で移動

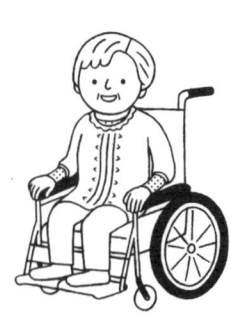

kaigo_26_B 車椅子で移動

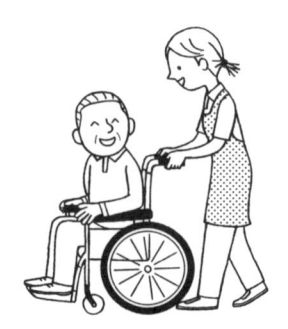

kaigo_27_B 車椅子介助

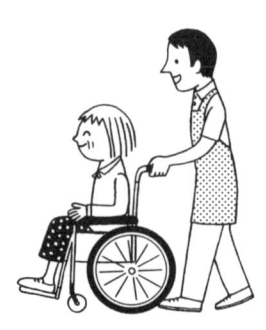

kaigo_28_B 車椅子介助

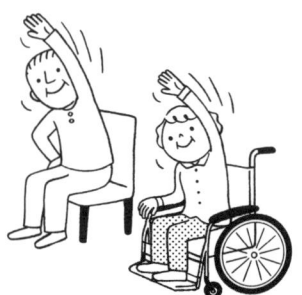

kaigo_29_B 体操

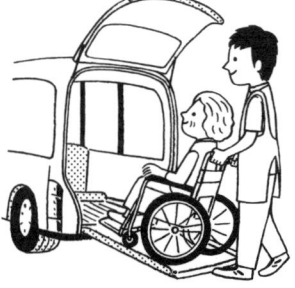

kaigo_30_B 送迎車

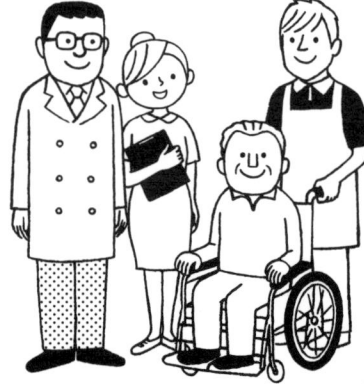

kaigo_31_B 助け合いイメージ

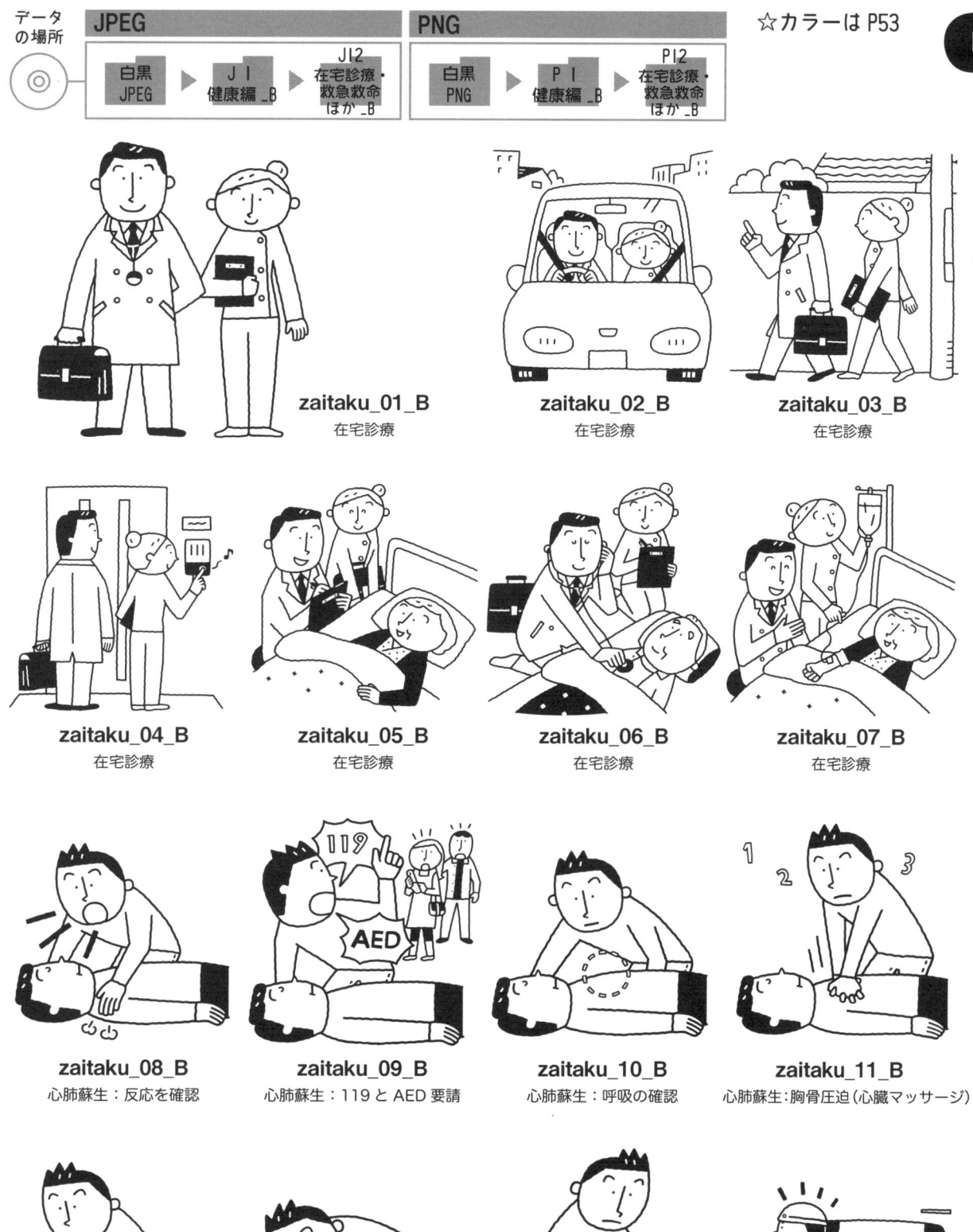

データの場所	JPEG			PNG		
	白黒JPEG	J1 健康編_B	J12 在宅診療・救急救命ほか_B	白黒PNG	P1 健康編_B	P12 在宅診療・救急救命ほか_B

☆カラーはP53

12 在宅診療・救急救命ほか（在宅診療／救急救命）

zaitaku_01_B 在宅診療

zaitaku_02_B 在宅診療

zaitaku_03_B 在宅診療

zaitaku_04_B 在宅診療

zaitaku_05_B 在宅診療

zaitaku_06_B 在宅診療

zaitaku_07_B 在宅診療

zaitaku_08_B 心肺蘇生：反応を確認

zaitaku_09_B 心肺蘇生：119とAED要請

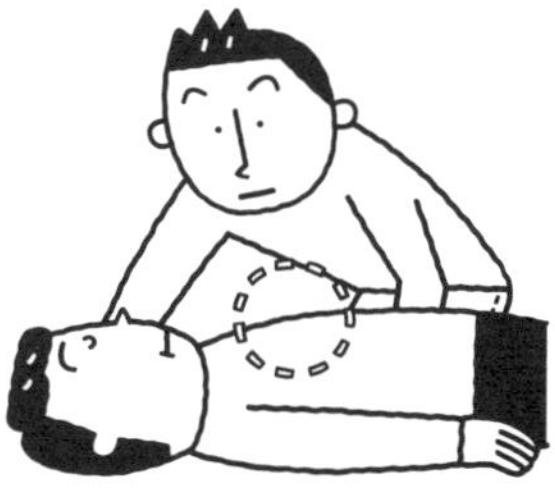

zaitaku_10_B 心肺蘇生：呼吸の確認

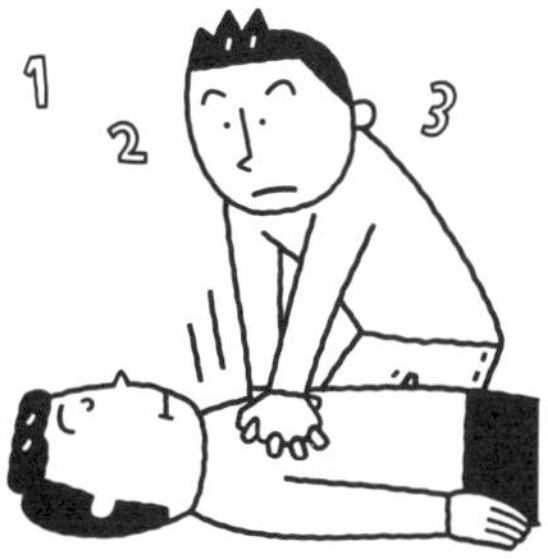

zaitaku_11_B 心肺蘇生：胸骨圧迫（心臓マッサージ）

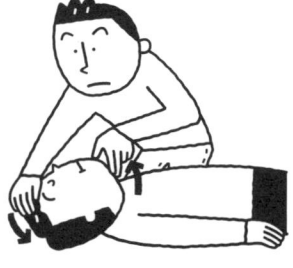

zaitaku_12_B 心肺蘇生：気道確保

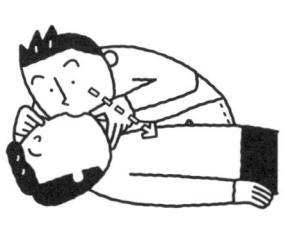

zaitaku_13_B 心肺蘇生：人工呼吸

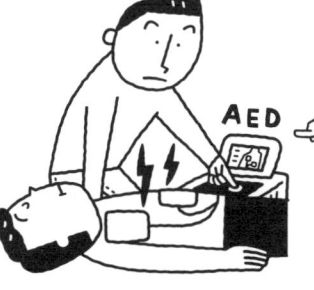

zaitaku_14_B 心肺蘇生：AED

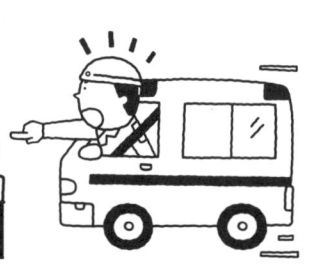

zaitaku_15_B 救急車と救急隊員

12

☆カラーは P54

在宅診療・救急救命ほか（在宅診療／救急救命／献血／ドナー登録）

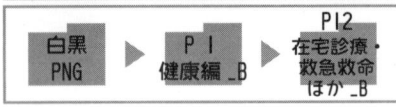

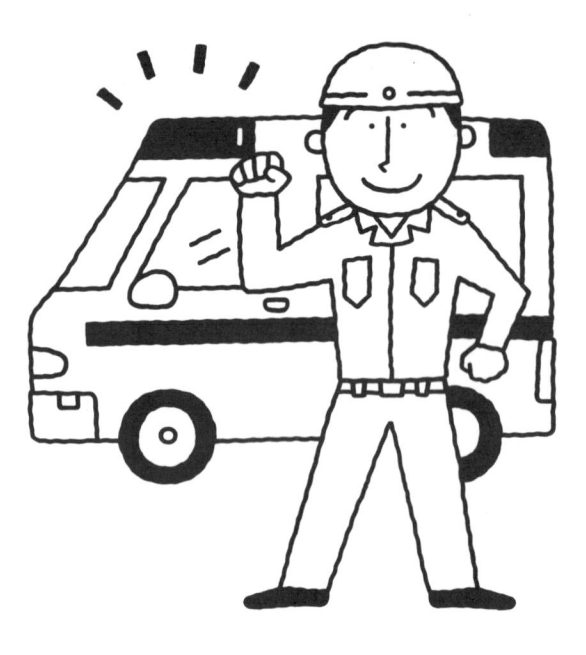

データの場所

JPEG: 白黒JPEG ▶ J1 健康編_B ▶ J12 在宅診療・救急救命ほか_B

PNG: 白黒PNG ▶ P1 健康編_B ▶ P12 在宅診療・救急救命ほか_B

zaitaku_16_B
救急車と救急隊員

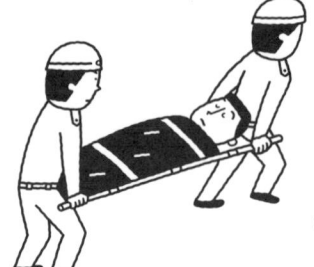

zaitaku_17_B
救急活動

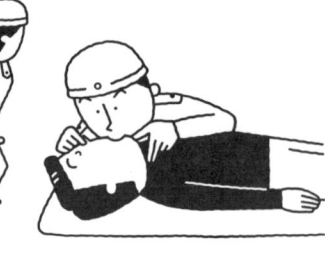

zaitaku_18_B
救急活動

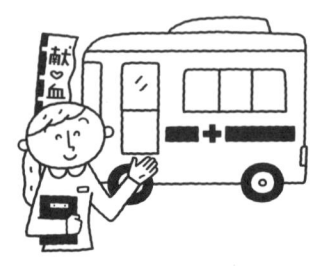

zaitaku_19_B
献血

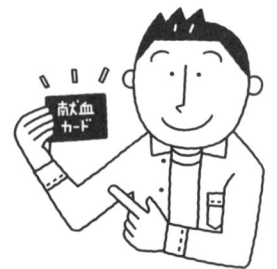

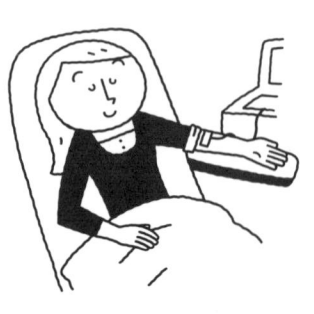

zaitaku_20_B
献血

zaitaku_21_B
献血

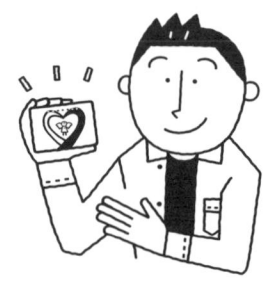

zaitaku_22_B
ドナー登録

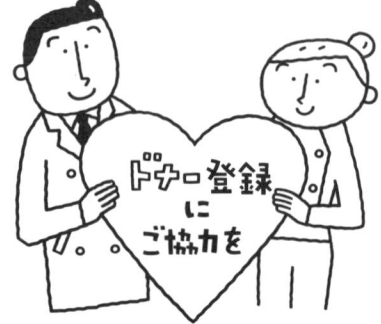

zaitaku_23_B
ドナー登録イメージ

zaitaku_24_B
ドナー登録イメージ

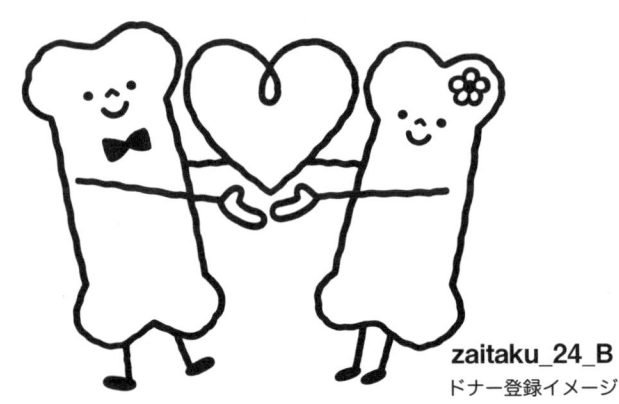

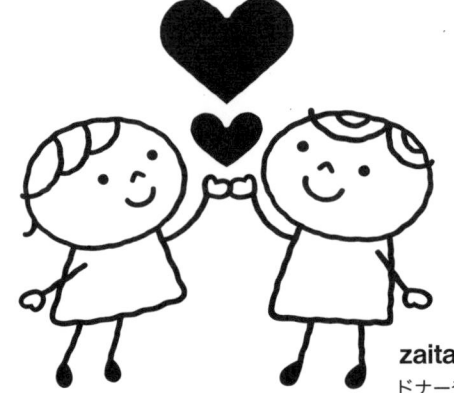

zaitaku_25_B
ドナー登録イメージ

130

病院編

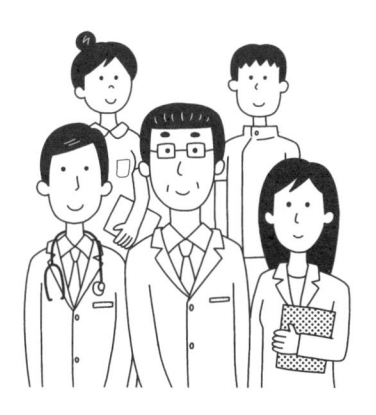

白黒

☆カラーは P56

データの場所: JPEG → 白黒JPEG → J2 病院編_B → J13 外来風景_B
PNG → 白黒PNG → P2 病院編_B → P13 外来風景_B

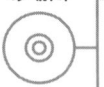

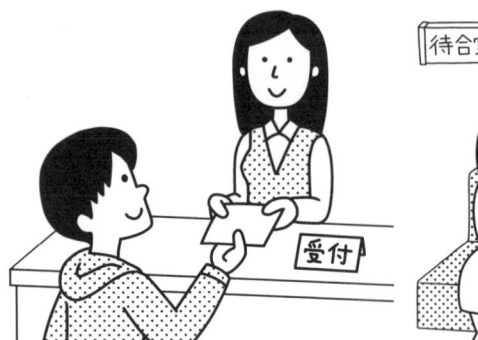

13 外来風景

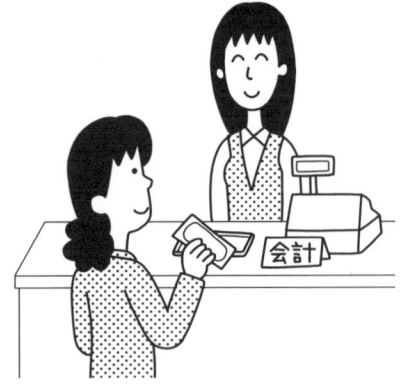

gairai_01_B
受付

gairai_02_B
待合室

gairai_03_B
会計

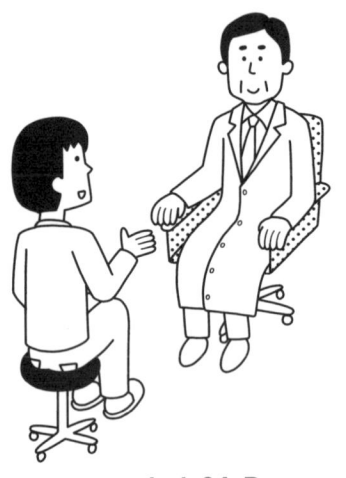

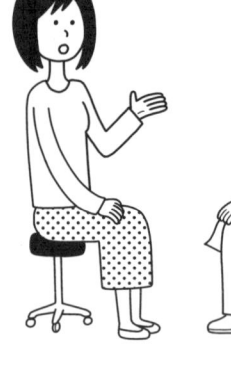

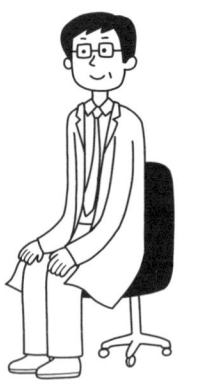

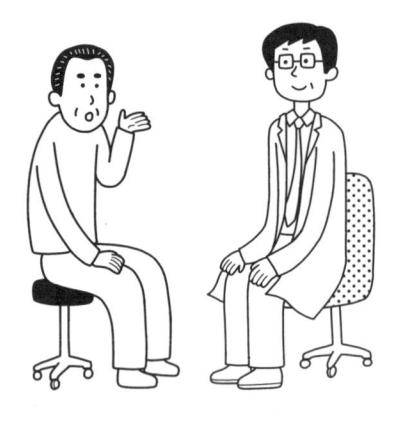

gairai_04_B
問診

gairai_05_B
問診

gairai_06_B
問診

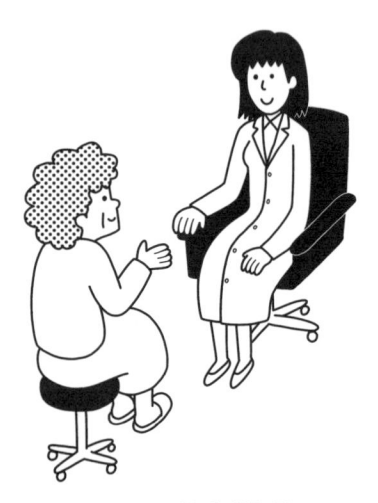

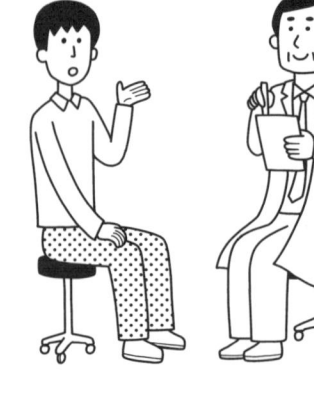

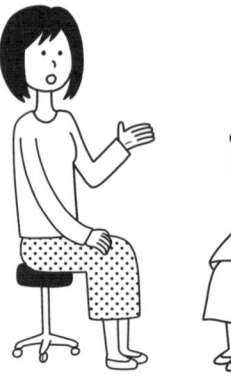

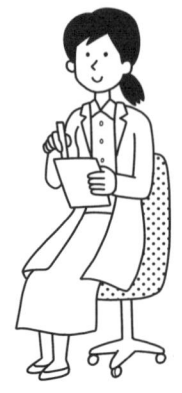

gairai_07_B
問診

gairai_08_B
問診

gairai_09_B
問診

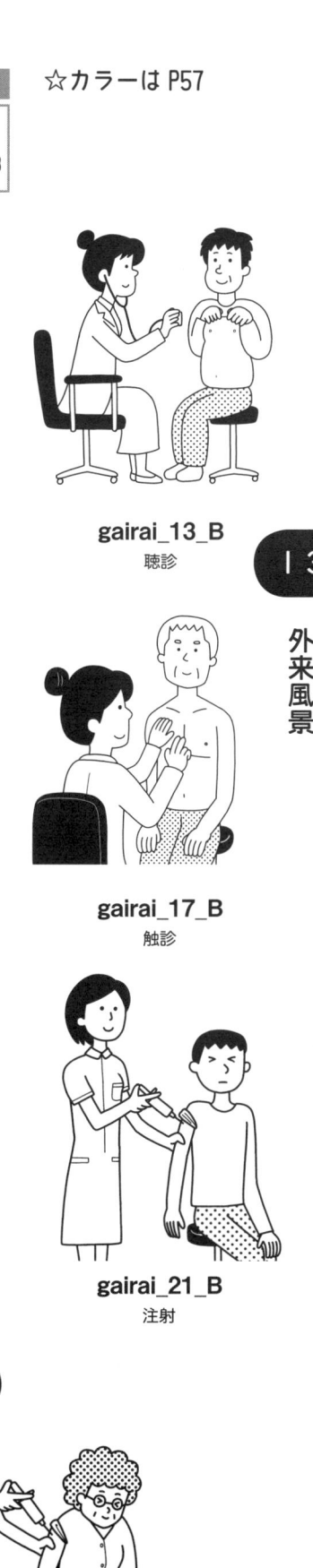

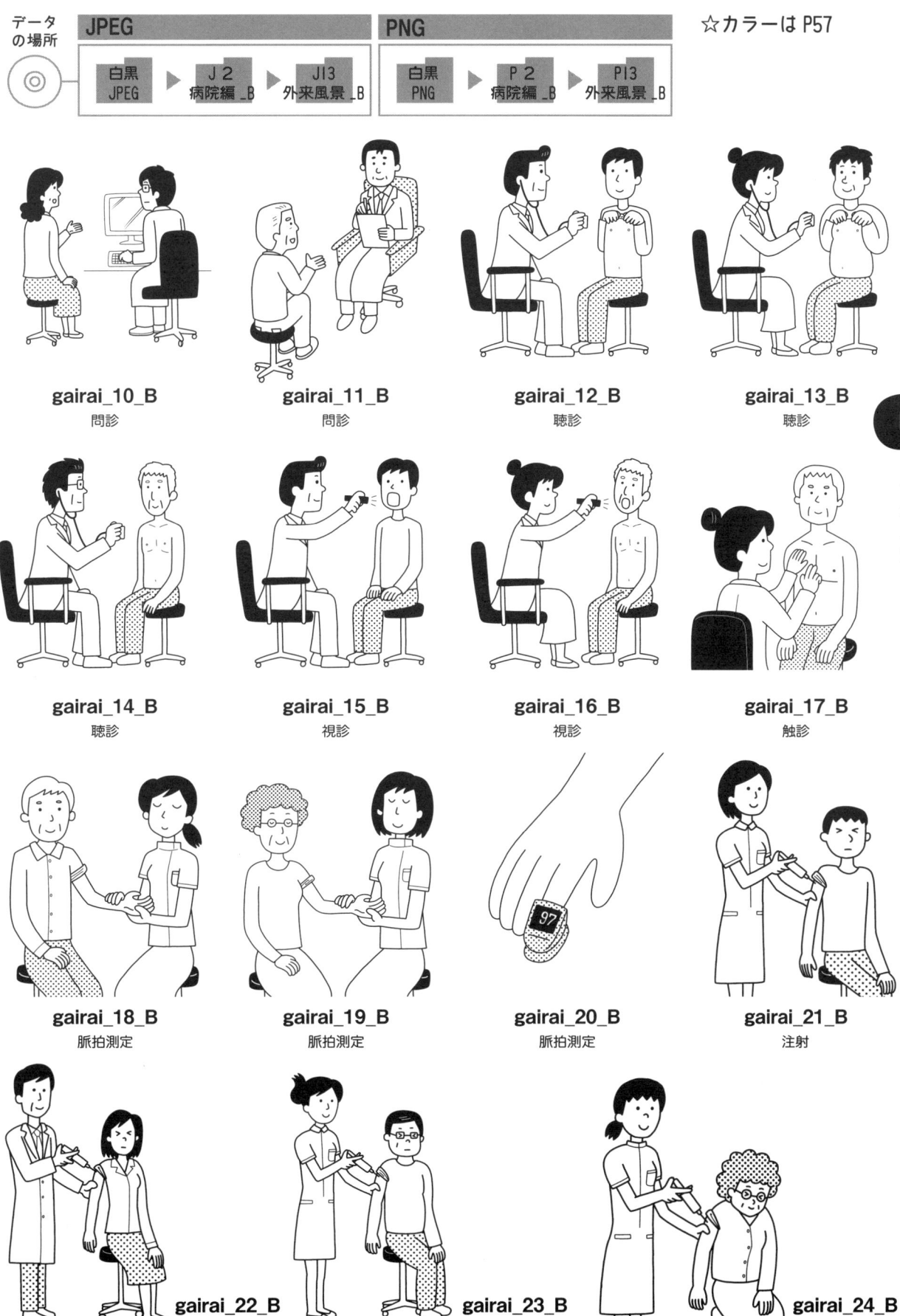

データの場所	JPEG			PNG			☆カラーはP57
💿	白黒JPEG	▶ J2 病院編_B	▶ JI3 外来風景_B	白黒PNG	▶ P2 病院編_B	▶ PI3 外来風景_B	

13 外来風景

gairai_10_B
問診

gairai_11_B
問診

gairai_12_B
聴診

gairai_13_B
聴診

gairai_14_B
聴診

gairai_15_B
視診

gairai_16_B
視診

gairai_17_B
触診

gairai_18_B
脈拍測定

gairai_19_B
脈拍測定

gairai_20_B
脈拍測定

gairai_21_B
注射

gairai_22_B
注射

gairai_23_B
注射

gairai_24_B
注射

☆カラーは P58

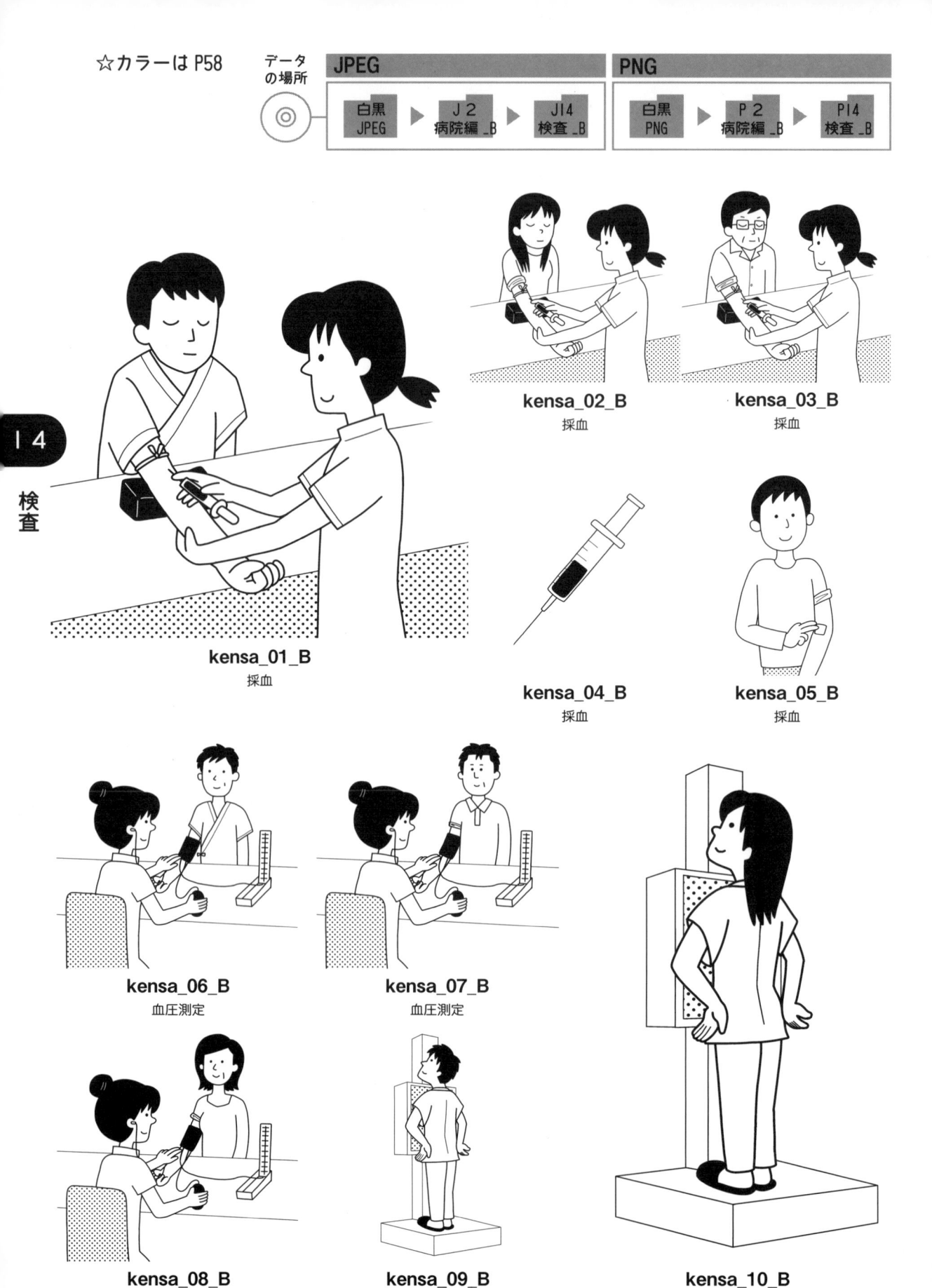

データの場所	JPEG			PNG		
◎	白黒JPEG ▶	J2病院編_B ▶	J14検査_B	白黒PNG ▶	P2病院編_B ▶	P14検査_B

14 検査

kensa_01_B
採血

kensa_02_B
採血

kensa_03_B
採血

kensa_04_B
採血

kensa_05_B
採血

kensa_06_B
血圧測定

kensa_07_B
血圧測定

kensa_08_B
血圧測定

kensa_09_B
胸部レントゲン

kensa_10_B
胸部レントゲン

データの場所: JPEG → 白黒JPEG → J2 病院編_B → J14 検査_B
PNG → 白黒PNG → P2 病院編_B → P14 検査_B

☆カラーは P59

14 検査

kensa_11_B 検尿

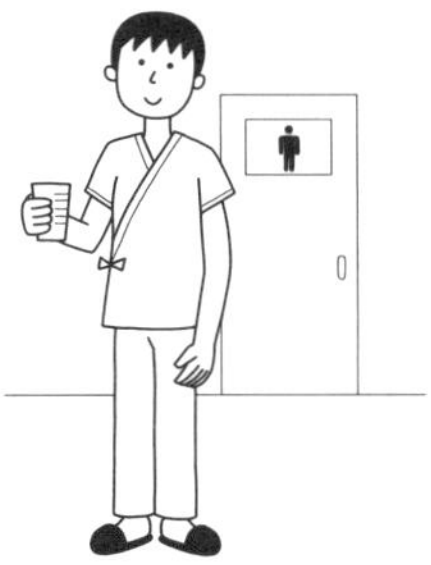

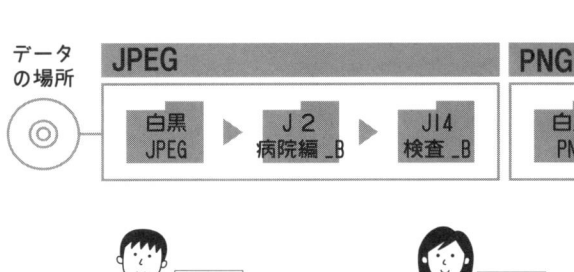

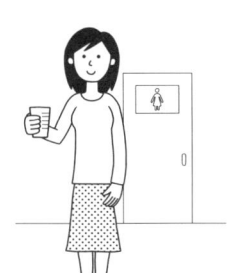

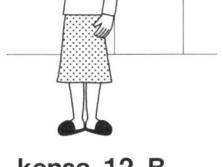

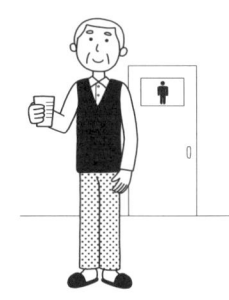

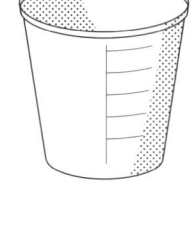

kensa_12_B 検尿

kensa_13_B 検尿

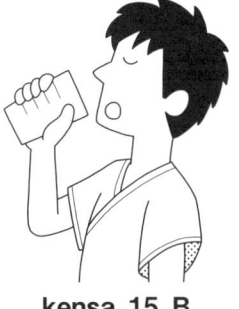

kensa_14_B 検尿

kensa_15_B 腹部レントゲン

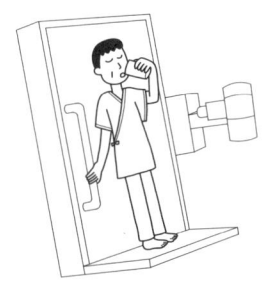

kensa_16_B 腹部レントゲン

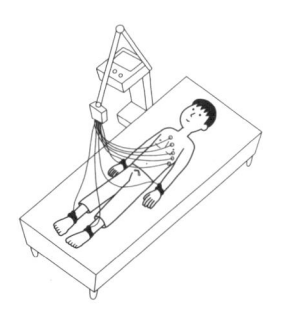

kensa_17_B 心電図

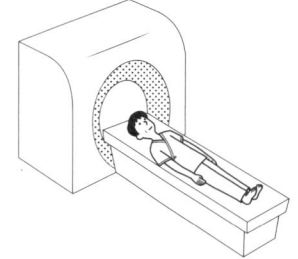

kensa_18_B CT

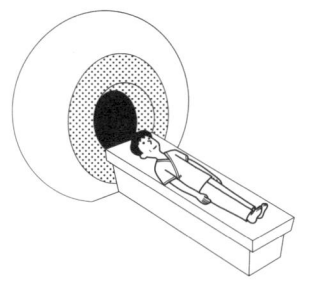

kensa_19_B MRI

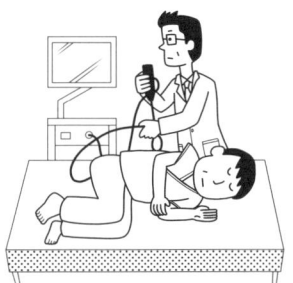

kensa_20_B 内視鏡

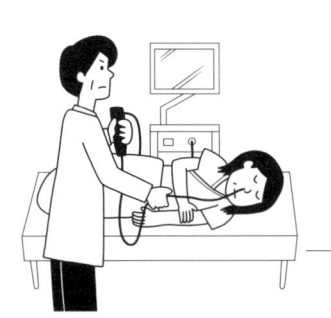

kensa_21_B 内視鏡

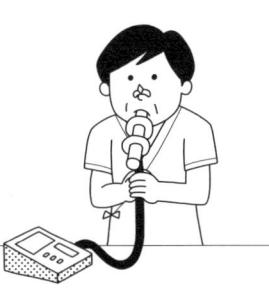

kensa_22_B 肺活量

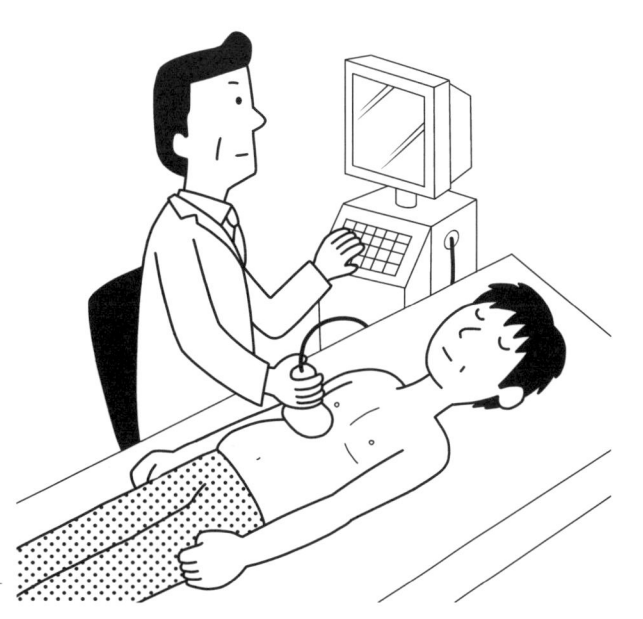

kensa_23_B 超音波

☆カラーは P60

データの場所: JPEG → 白黒JPEG → J2 病院編_B → J15 各科_B

PNG → 白黒PNG → P2 病院編_B → P15 各科_B

15 各科（外科・整形外科／内科／歯科）

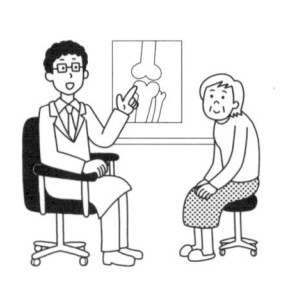

kakuka_01_B 外科・整形外科（説明）

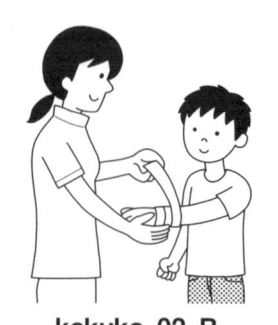

kakuka_02_B 外科・整形外科（処置）

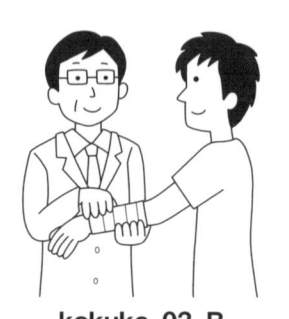

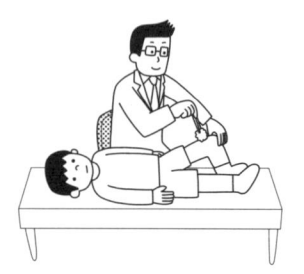

kakuka_03_B 外科・整形外科（処置）

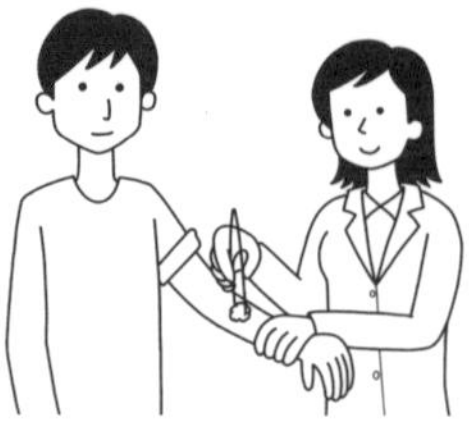

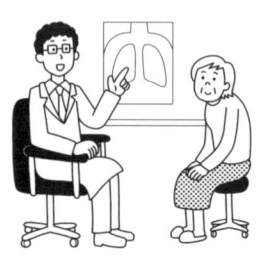

kakuka_04_B 外科・整形外科（処置）

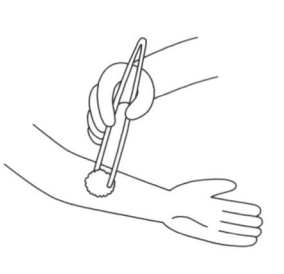

kakuka_05_B 外科・整形外科（処置）

kakuka_06_B 外科・整形外科（処置）

kakuka_07_B 内科（説明）

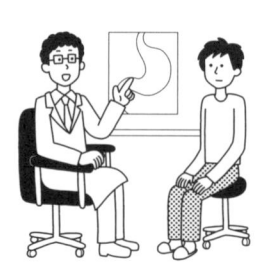

kakuka_08_B 内科（説明）

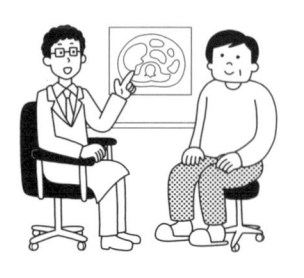

kakuka_09_B 内科（説明）

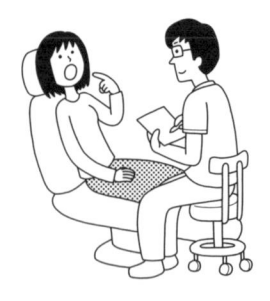

kakuka_10_B 歯科（診察）

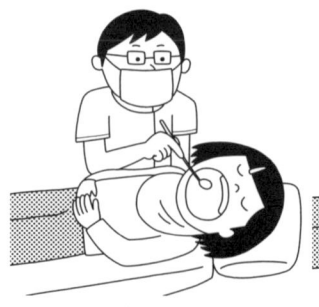

kakuka_11_B 歯科（診察）

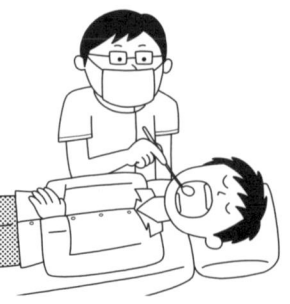

kakuka_12_B 歯科（診察）

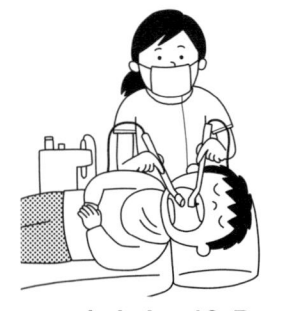

kakuka_13_B 歯科（治療）

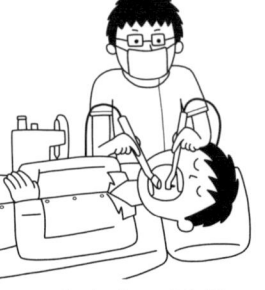

kakuka_14_B 歯科（治療）

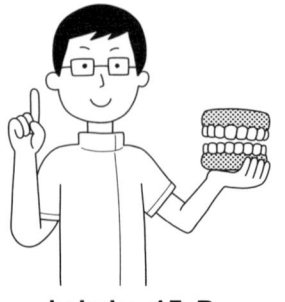

kakuka_15_B 歯科（歯医者）

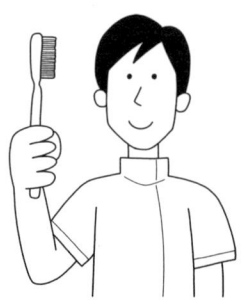

kakuka_16_B 歯科（歯医者）

データの場所	JPEG			PNG			☆カラーは P61
◎	白黒 JPEG	▶ J2 病院編_B	▶ JI5 各科_B	白黒 PNG	▶ P2 病院編_B	▶ PI5 各科_B	

kakuka_17_B
歯科
（歯医者）

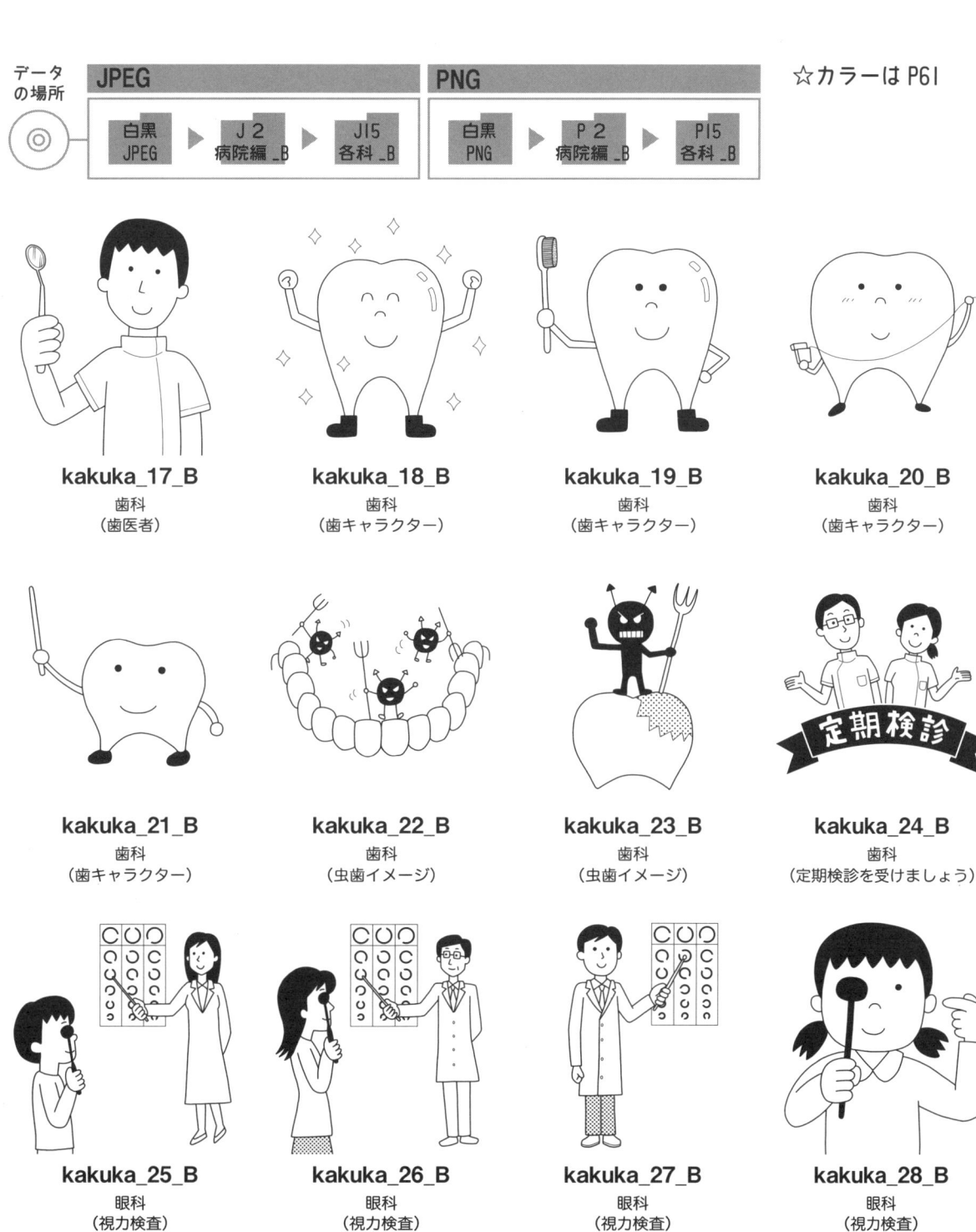

kakuka_18_B
歯科
（歯キャラクター）

kakuka_19_B
歯科
（歯キャラクター）

kakuka_20_B
歯科
（歯キャラクター）

kakuka_21_B
歯科
（歯キャラクター）

kakuka_22_B
歯科
（虫歯イメージ）

kakuka_23_B
歯科
（虫歯イメージ）

kakuka_24_B
歯科
（定期検診を受けましょう）

kakuka_25_B
眼科
（視力検査）

kakuka_26_B
眼科
（視力検査）

kakuka_27_B
眼科
（視力検査）

kakuka_28_B
眼科
（視力検査）

kakuka_29_B
眼科
（視力検査）

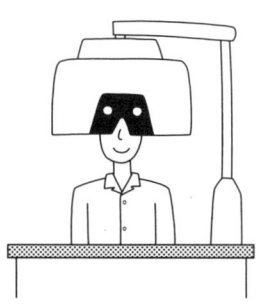

kakuka_30_B
眼科
（視力検査）

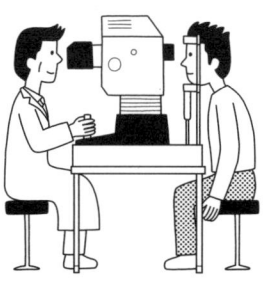

kakuka_31_B
眼科
（眼底検査）

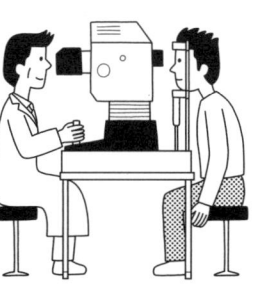

kakuka_32_B
眼科
（眼底検査）

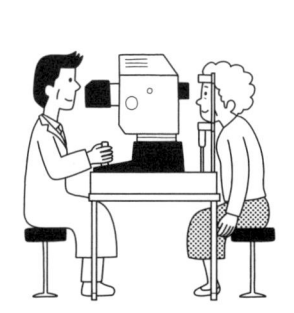

15

各科（歯科／眼科）

☆カラーはP62

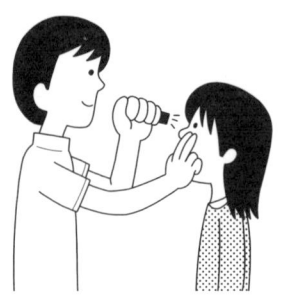

データの場所: JPEG → 白黒JPEG ▶ J2 病院編_B ▶ J15 各科_B
PNG → 白黒PNG ▶ P2 病院編_B ▶ P15 各科_B

15 各科（眼科／耳鼻咽こう科／産婦人科／婦人科・外科／小児科）

kakuka_33_B
眼科
（斜視検査）

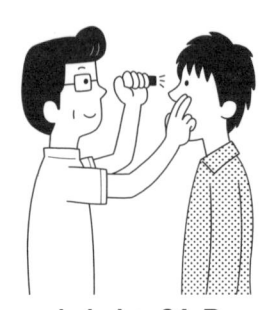

kakuka_34_B
眼科
（斜視検査）

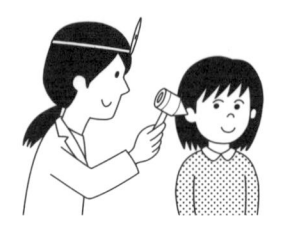

kakuka_35_B
耳鼻咽こう科
（耳鏡検査）

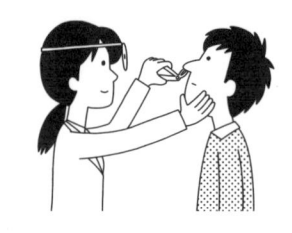

kakuka_36_B
耳鼻咽こう科
（鼻鏡検査）

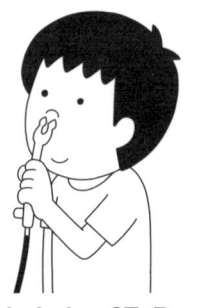

kakuka_37_B
耳鼻咽こう科
（ネブライザー）

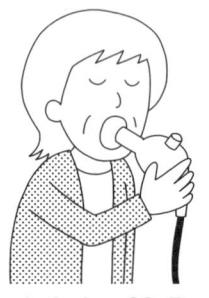

kakuka_38_B
耳鼻咽こう科
（ネブライザー）

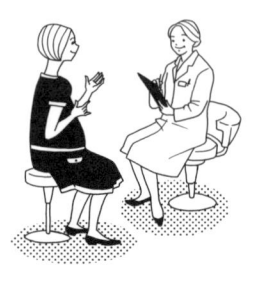

kakuka_39_B
産婦人科
（問診）

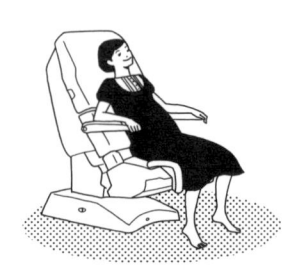

kakuka_40_B
産婦人科
（内診）

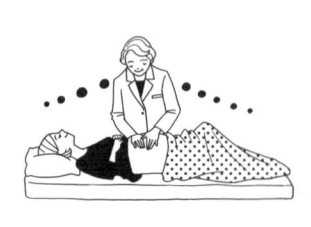

背景あり…**kakuka_41a_B**
背景なし…**kakuka_41b_B**
産婦人科
（触診）

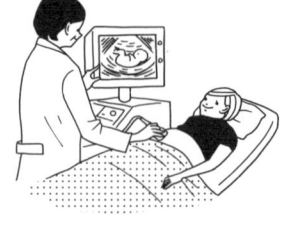

kakuka_42_B
産婦人科
（超音波検査）

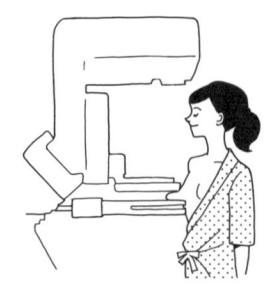

kakuka_43_B
婦人科・外科
（マンモグラフィー）

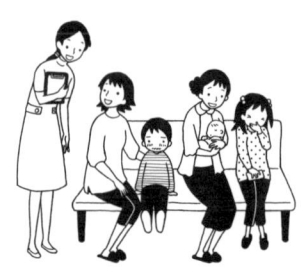

kakuka_44_B
小児科
（待合室）

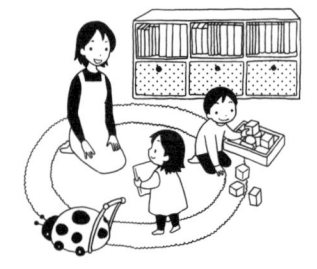

kakuka_45_B
小児科
（プレイルーム）

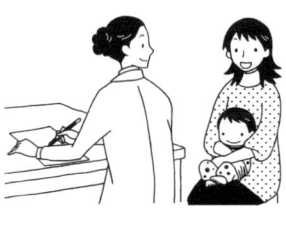

kakuka_46_B
小児科
（問診）

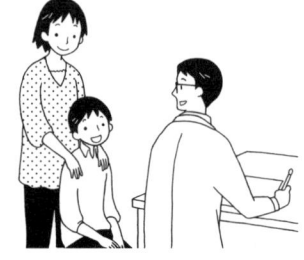

kakuka_47_B
小児科
（問診）

kakuka_48_B
小児科
（問診）

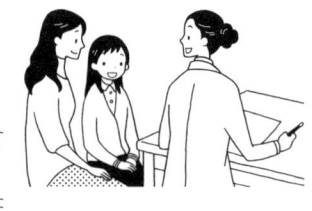

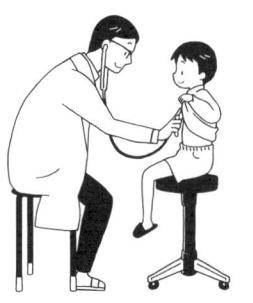

データの場所	JPEG			PNG			☆カラーは P63
◎	白黒 JPEG	▶ J 2 病院編_B	▶ J15 各科_B	白黒 PNG	▶ P 2 病院編_B	▶ P15 各科_B	

15 各科（小児科）

kakuka_49_B
小児科
（聴診）

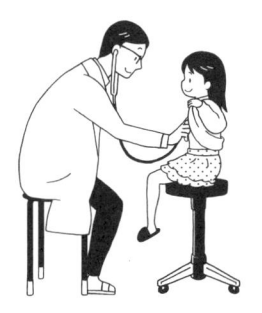

kakuka_50_B
小児科
（聴診）

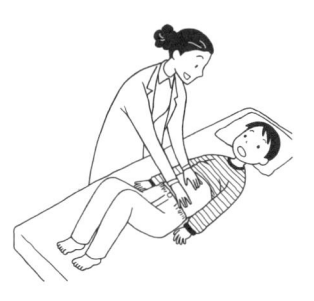

kakuka_51_B
小児科
（触診）

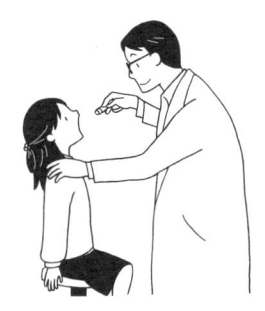

kakuka_52_B
小児科
（視診）

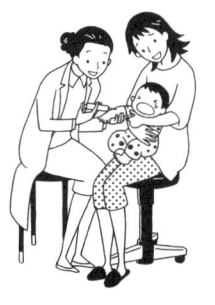

kakuka_53_B
小児科
（注射）

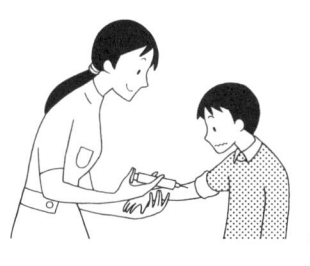

kakuka_54_B
小児科
（注射）

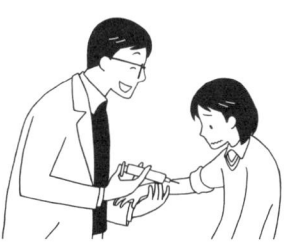

kakuka_55_B
小児科
（注射）

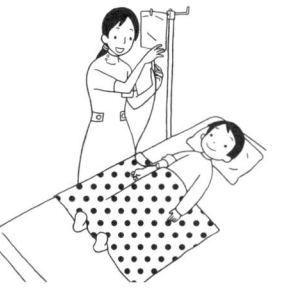

kakuka_56_B
小児科
（点滴）

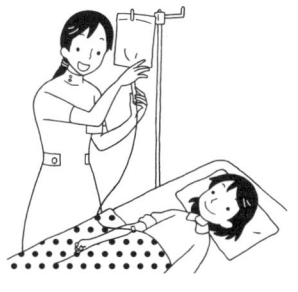

kakuka_57_B
小児科
（点滴）

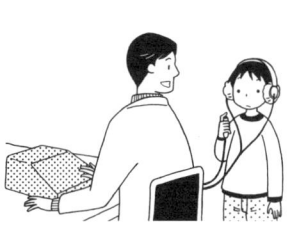

kakuka_58_B
小児科
（聴力検査）

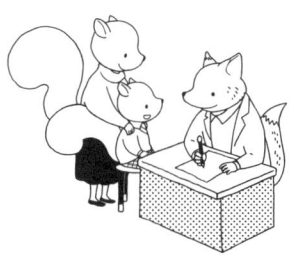

kakuka_59_B
小児科
（動物キャラクター）

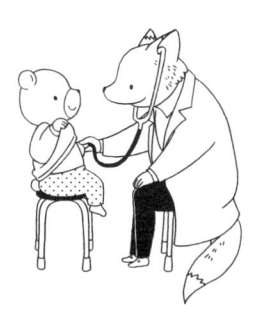

kakuka_60_B
小児科
（動物キャラクター）

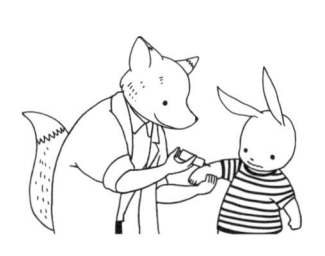

kakuka_61_B
小児科
（動物キャラクター）

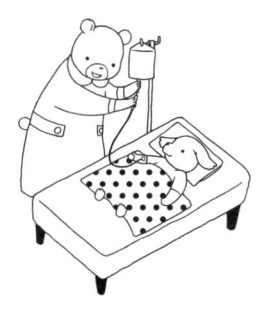

kakuka_62_B
小児科
（動物キャラクター）

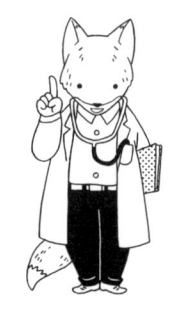

kakuka_63_B
小児科
（動物キャラクター）

kakuka_64_B
小児科
（動物キャラクター）

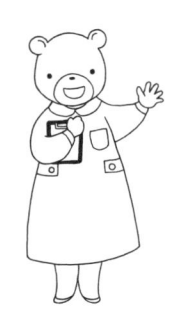

☆カラーは P64

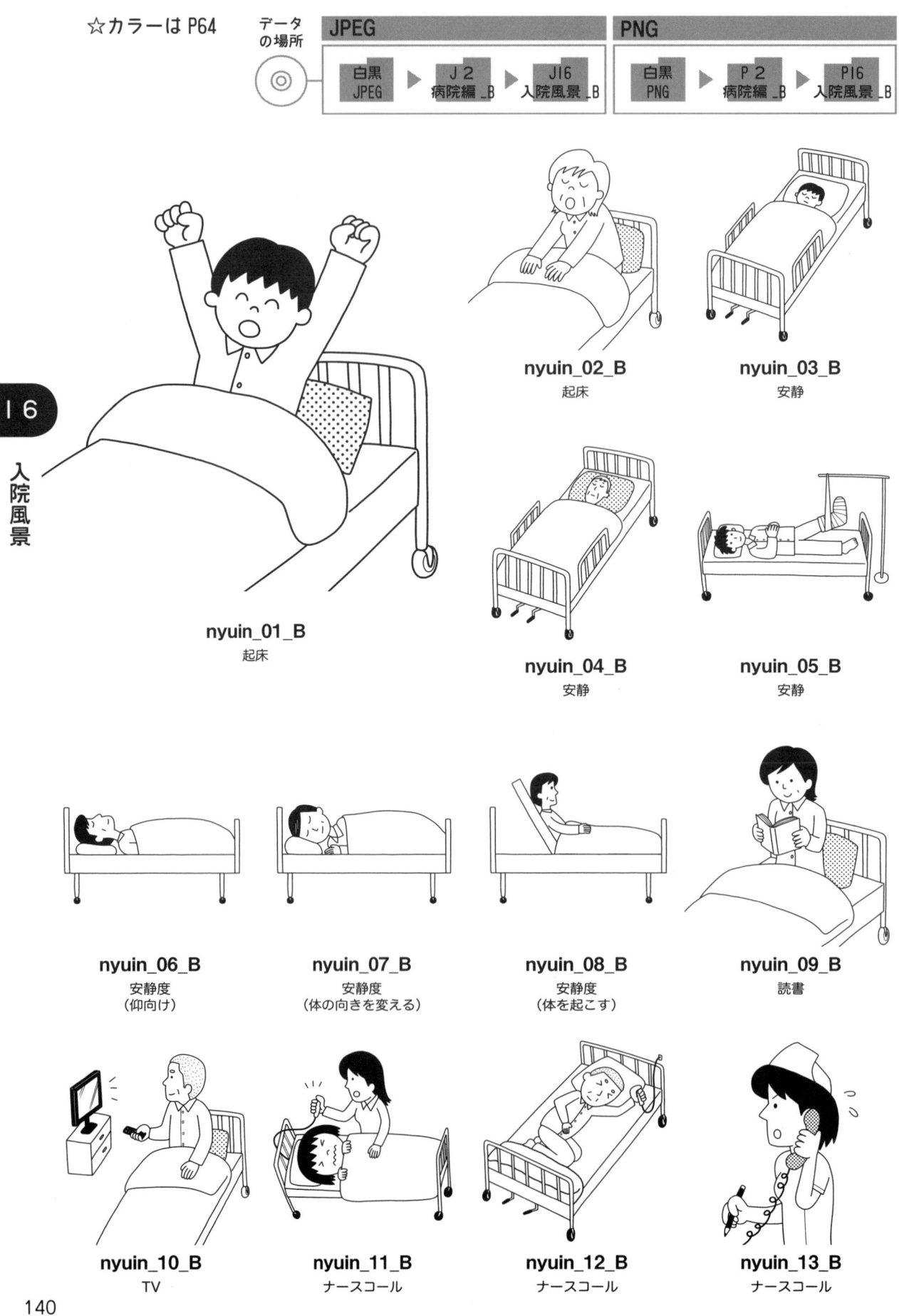

データの場所: JPEG → 白黒JPEG ▶ J2 病院編_B ▶ J16 入院風景_B
PNG → 白黒PNG ▶ P2 病院編_B ▶ P16 入院風景_B

16 入院風景

nyuin_01_B
起床

nyuin_02_B
起床

nyuin_03_B
安静

nyuin_04_B
安静

nyuin_05_B
安静

nyuin_06_B
安静度
（仰向け）

nyuin_07_B
安静度
（体の向きを変える）

nyuin_08_B
安静度
（体を起こす）

nyuin_09_B
読書

nyuin_10_B
TV

nyuin_11_B
ナースコール

nyuin_12_B
ナースコール

nyuin_13_B
ナースコール

データの場所	JPEG			PNG			☆カラーは P65
◎	白黒 JPEG	▶ J2 病院編_B	▶ J16 入院風景_B	白黒 PNG	▶ P2 病院編_B	▶ P16 入院風景_B	

16 入院風景

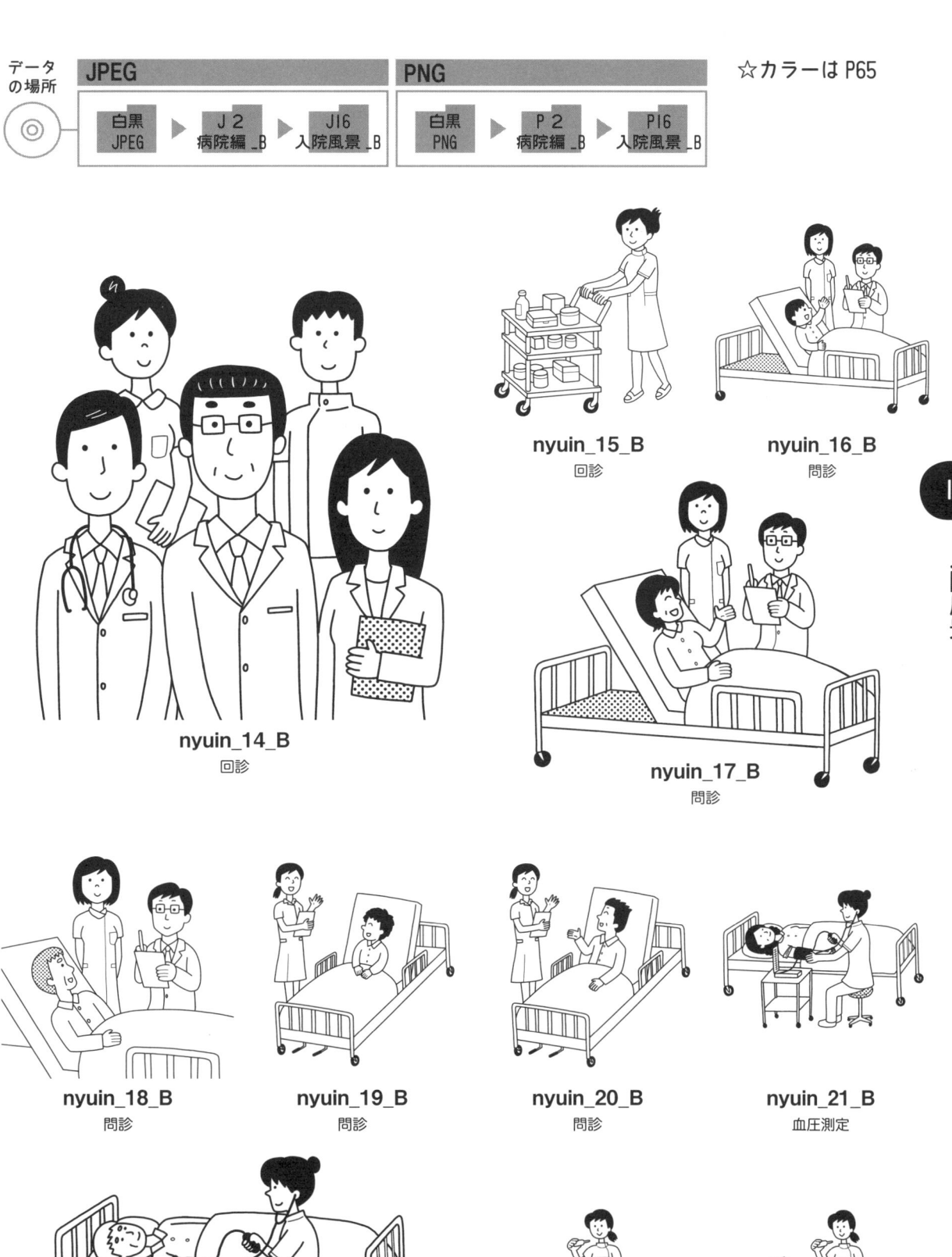

nyuin_14_B
回診

nyuin_15_B
回診

nyuin_16_B
問診

nyuin_17_B
問診

nyuin_18_B
問診

nyuin_19_B
問診

nyuin_20_B
問診

nyuin_21_B
血圧測定

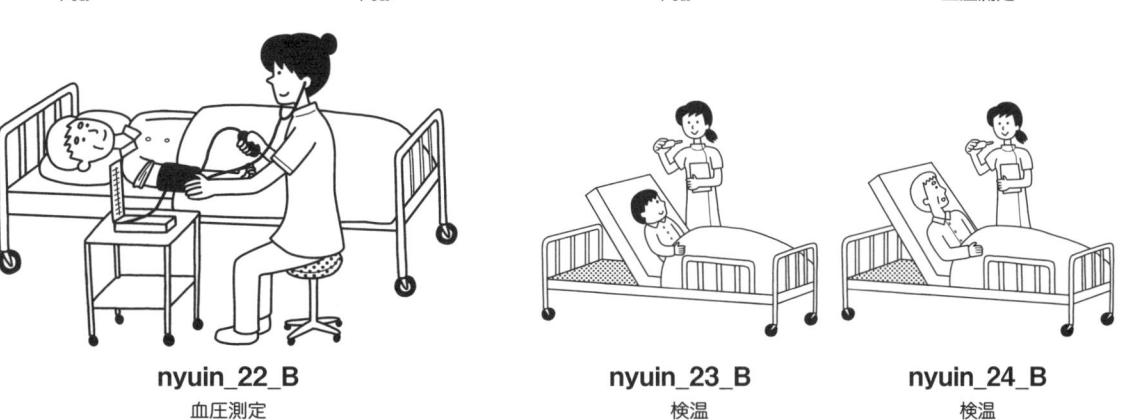

nyuin_22_B
血圧測定

nyuin_23_B
検温

nyuin_24_B
検温

☆カラーは P66

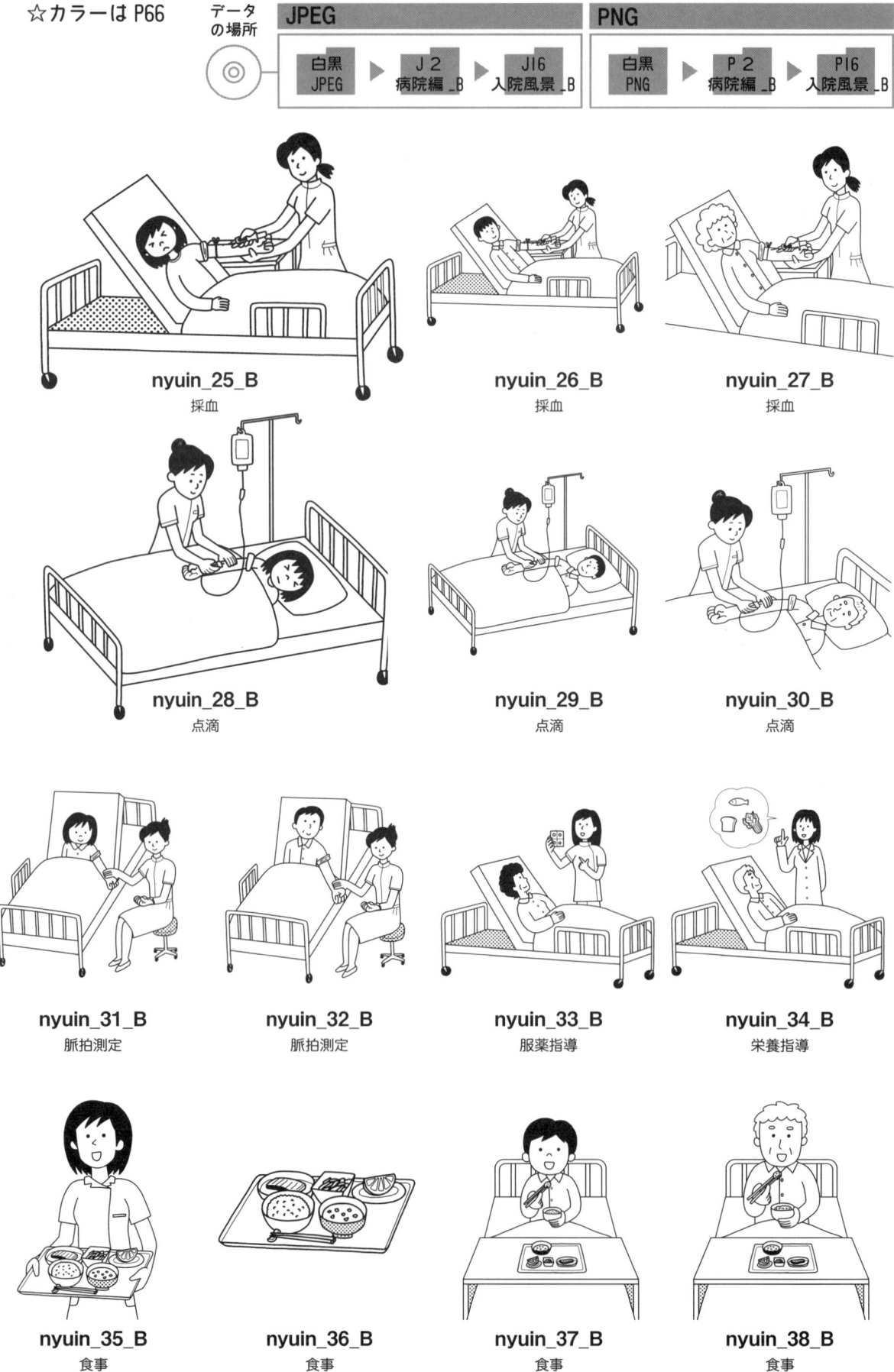

データの場所: ◎ JPEG 白黒JPEG ▶ J2 病院編_B ▶ J16 入院風景_B / PNG 白黒PNG ▶ P2 病院編_B ▶ P16 入院風景_B

16 入院風景

nyuin_25_B 採血

nyuin_26_B 採血

nyuin_27_B 採血

nyuin_28_B 点滴

nyuin_29_B 点滴

nyuin_30_B 点滴

nyuin_31_B 脈拍測定

nyuin_32_B 脈拍測定

nyuin_33_B 服薬指導

nyuin_34_B 栄養指導

nyuin_35_B 食事

nyuin_36_B 食事

nyuin_37_B 食事

nyuin_38_B 食事

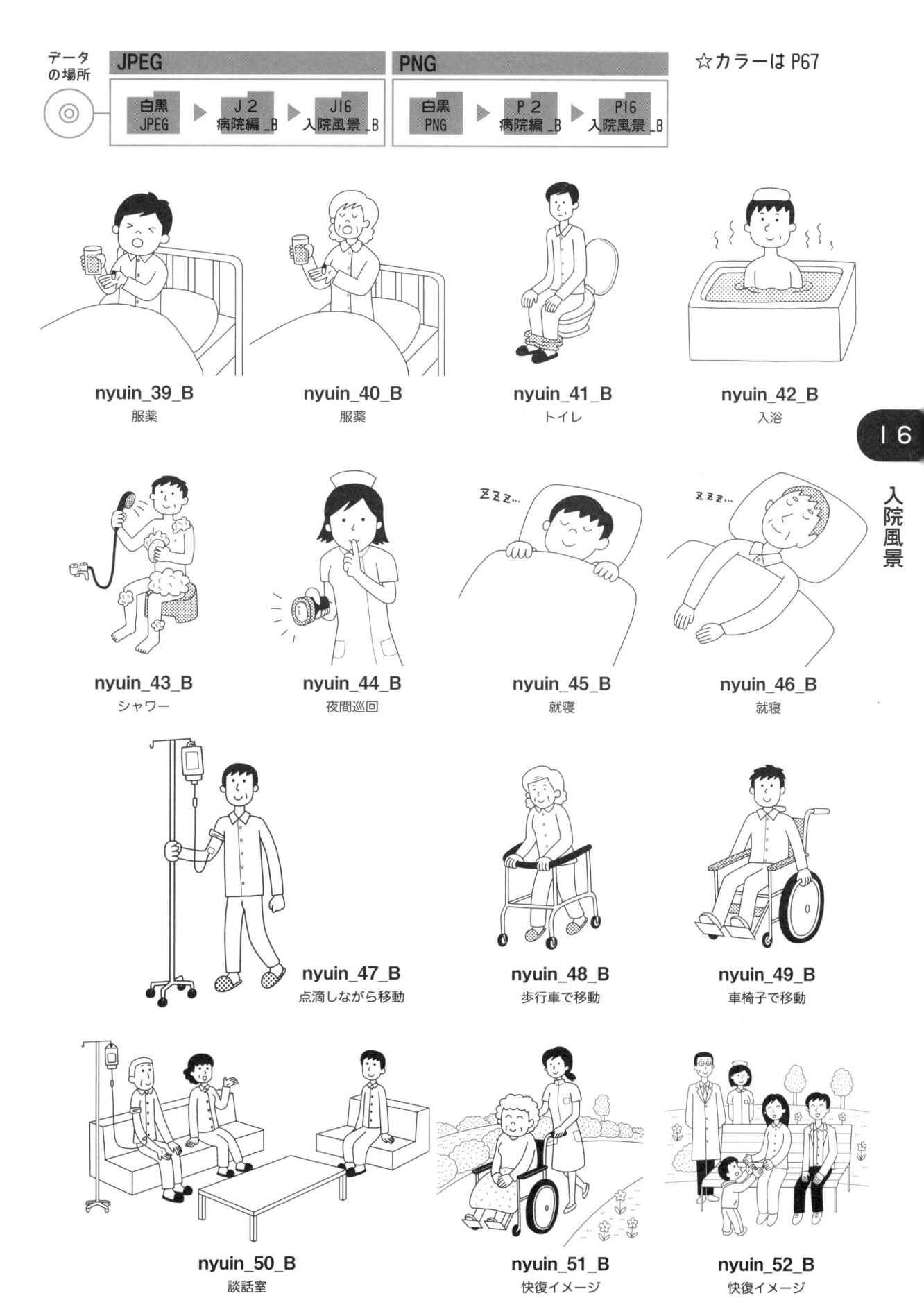

データの場所	JPEG			PNG			☆カラーは P67
💿	白黒JPEG	▶ J2 病院編_B	▶ JI6 入院風景_B	白黒PNG	▶ P2 病院編_B	▶ PI6 入院風景_B	

16 入院風景

nyuin_39_B 服薬

nyuin_40_B 服薬

nyuin_41_B トイレ

nyuin_42_B 入浴

nyuin_43_B シャワー

nyuin_44_B 夜間巡回

nyuin_45_B 就寝

nyuin_46_B 就寝

nyuin_47_B 点滴しながら移動

nyuin_48_B 歩行車で移動

nyuin_49_B 車椅子で移動

nyuin_50_B 談話室

nyuin_51_B 快復イメージ

nyuin_52_B 快復イメージ

☆カラーは P68

データの場所: JPEG → 白黒JPEG → J2 病院編_B → J16 入院風景_B
PNG → 白黒PNG → P2 病院編_B → P16 入院風景_B

16 入院風景

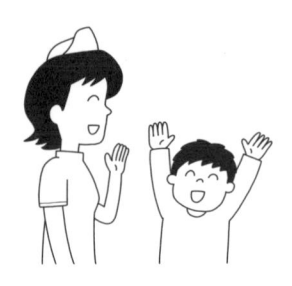

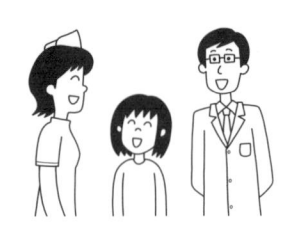

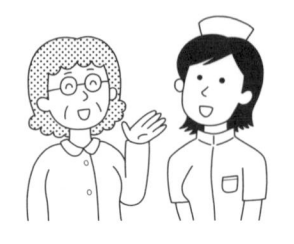

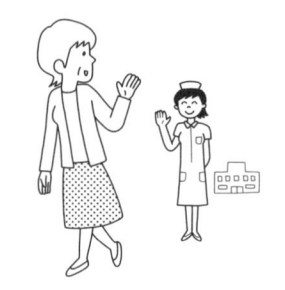

nyuin_53_B 仲良し

nyuin_54_B 仲良し

nyuin_55_B 仲良し

nyuin_56_B 外泊許可

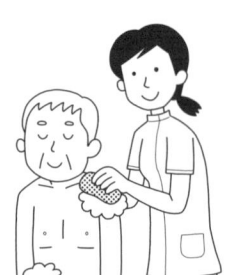

nyuin_57_B 清拭（せいしき）

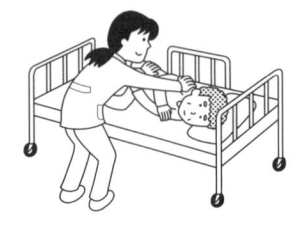

nyuin_58_B 寝返り介助

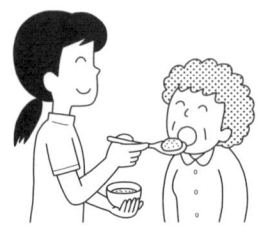

nyuin_59_B 食事介助

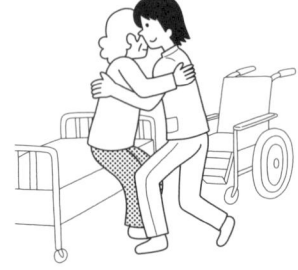

nyuin_60_B 移動介助

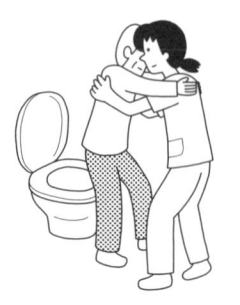

nyuin_61_B トイレ介助

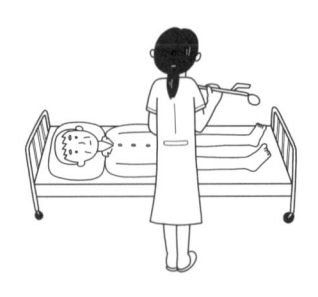

nyuin_62_B 尿管カテーテル

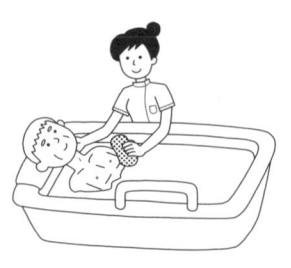

nyuin_63_B 入浴介助

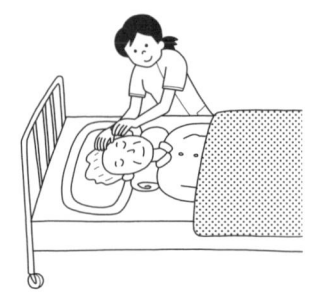

nyuin_64_B 洗髪介助

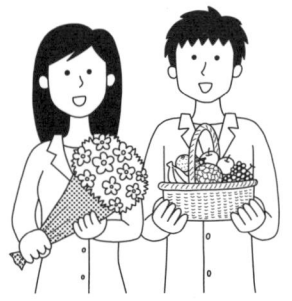

nyuin_65_B 見舞い

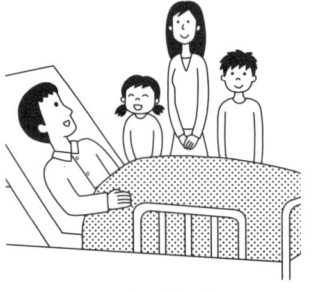

nyuin_66_B 見舞い

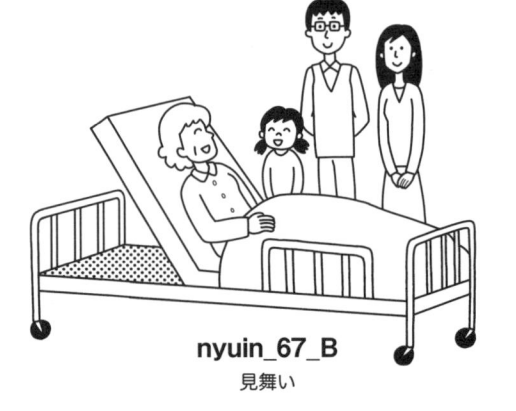

nyuin_67_B 見舞い

データの場所	JPEG			PNG			☆カラーは P69
◎	白黒 JPEG	▶ J2 病院編_B	▶ J17 病院その他_B	白黒 PNG	▶ P2 病院編_B	▶ P17 病院その他_B	

17 病院その他（治療・結果説明／手術／リハビリ）

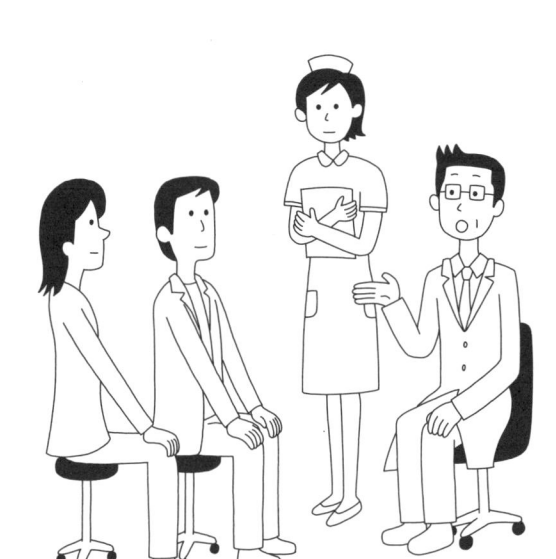

sonota_01_B
治療・結果説明

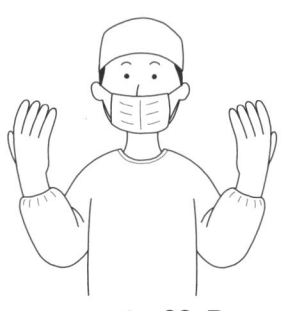

sonota_02_B
手術

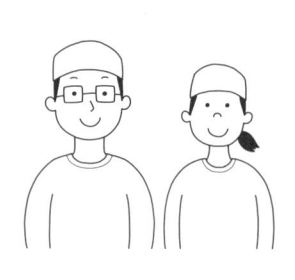

sonota_03_B
手術

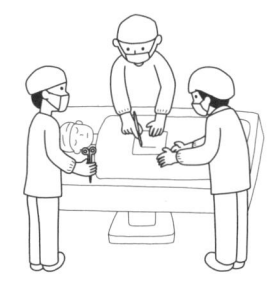

sonota_04_B
手術

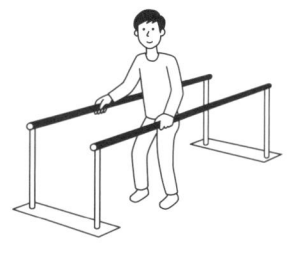

sonota_05_B
リハビリ

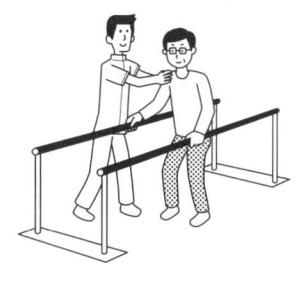

sonota_06_B
リハビリ

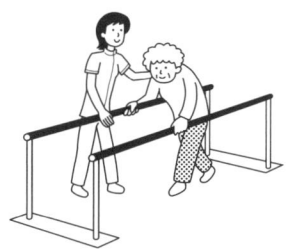

sonota_07_B
リハビリ

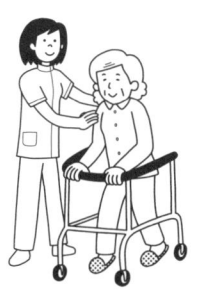

sonota_08_B
リハビリ

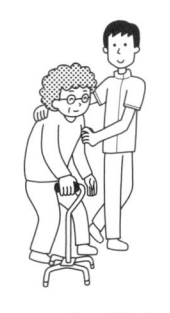

sonota_09_B
リハビリ

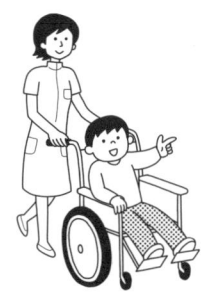

sonota_10_B
リハビリ

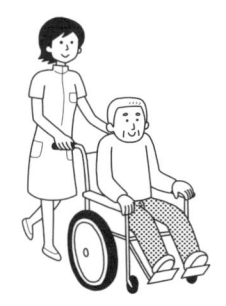

sonota_11_B
リハビリ

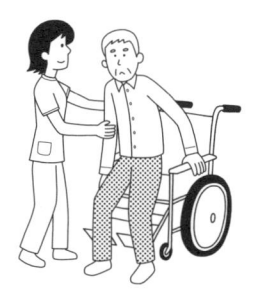

sonota_12_B
リハビリ

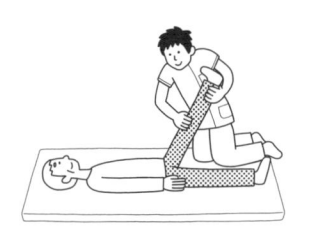

sonota_13_B
リハビリ

145

☆カラーは P70

データの場所: JPEG → 白黒JPEG ▶ J2 病院編_B ▶ J17 病院その他_B / PNG → 白黒PNG ▶ P2 病院編_B ▶ P17 病院その他_B

17 病院その他（リハビリ／医療相談／退院／通院／薬局）

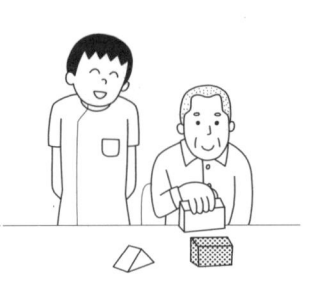

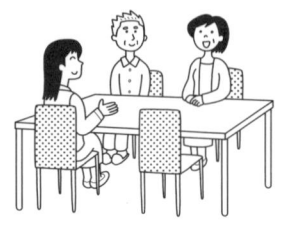

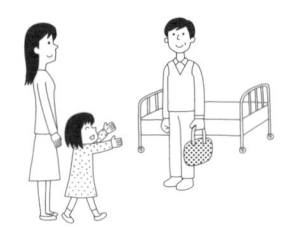

sonota_14_B リハビリ	sonota_15_B リハビリ	sonota_16_B 医療相談	sonota_17_B 退院
sonota_18_B 退院	sonota_19_B 退院	sonota_20_B 退院	sonota_21_B 通院
sonota_22_B 通院	sonota_23_B 処方せん	sonota_24_B 処方せん	sonota_25_B 薬の説明
sonota_26_B 薬の説明	sonota_27_B 薬の説明	sonota_28_B 薬剤師	sonota_29_B 薬剤師

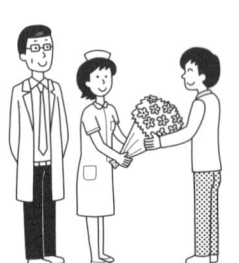

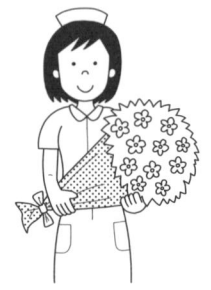

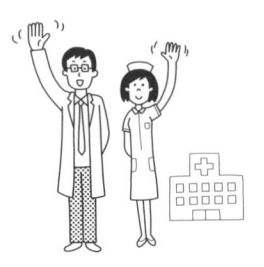

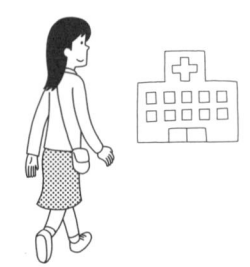

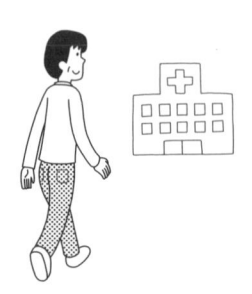

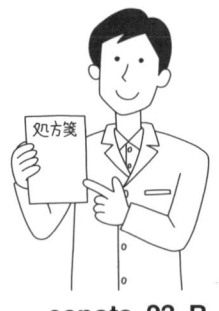

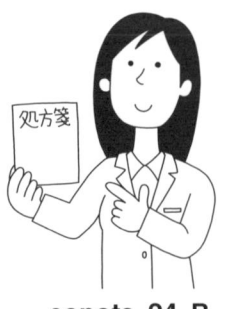

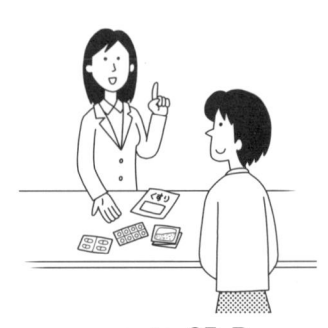

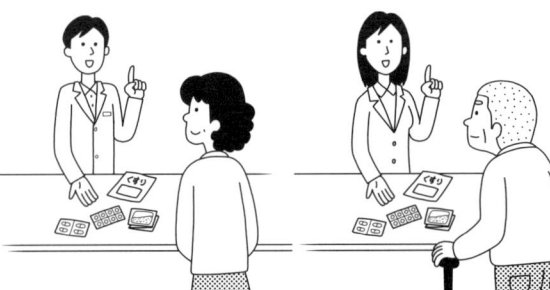

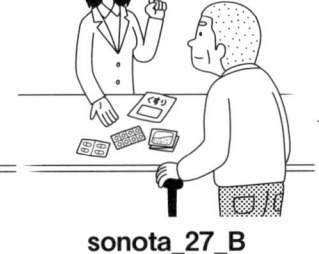

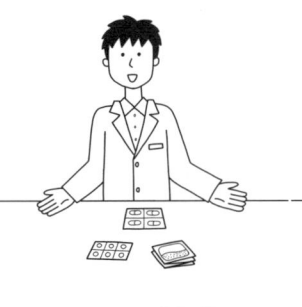

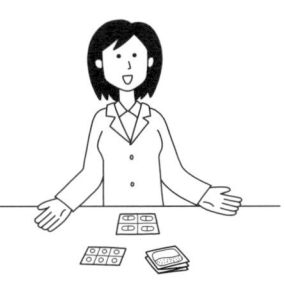

人物ポーズ編

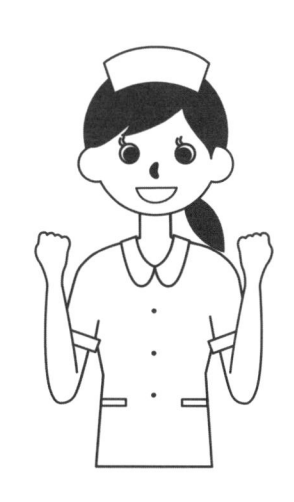

白黒

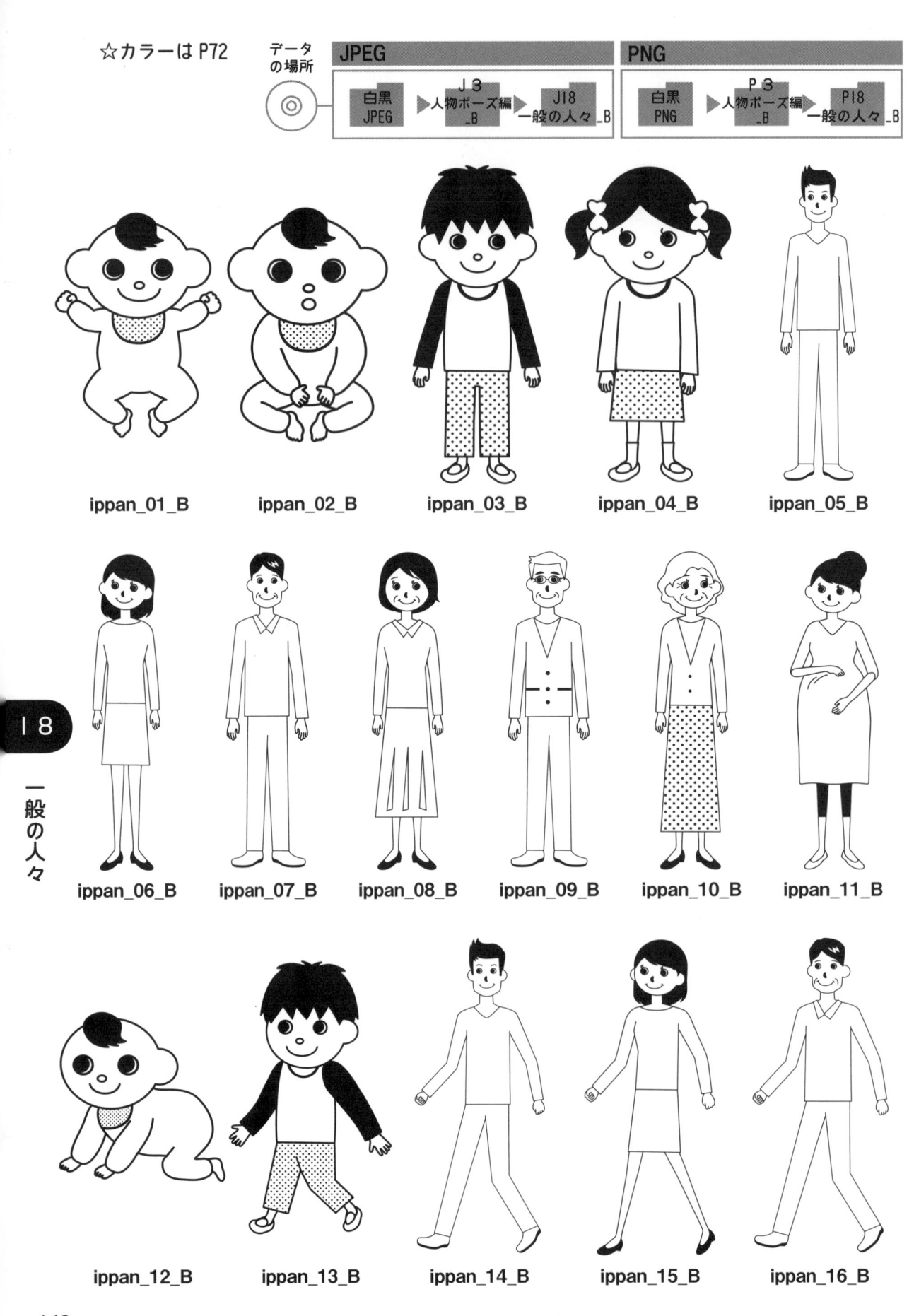

☆カラーはP72　データの場所　JPEG：白黒JPEG ▶ 人物ポーズ編_B ▶ J18 一般の人々_B　PNG：白黒PNG ▶ 人物ポーズ編_B ▶ P18 一般の人々_B

ippan_01_B　ippan_02_B　ippan_03_B　ippan_04_B　ippan_05_B

18　一般の人々

ippan_06_B　ippan_07_B　ippan_08_B　ippan_09_B　ippan_10_B　ippan_11_B

ippan_12_B　ippan_13_B　ippan_14_B　ippan_15_B　ippan_16_B

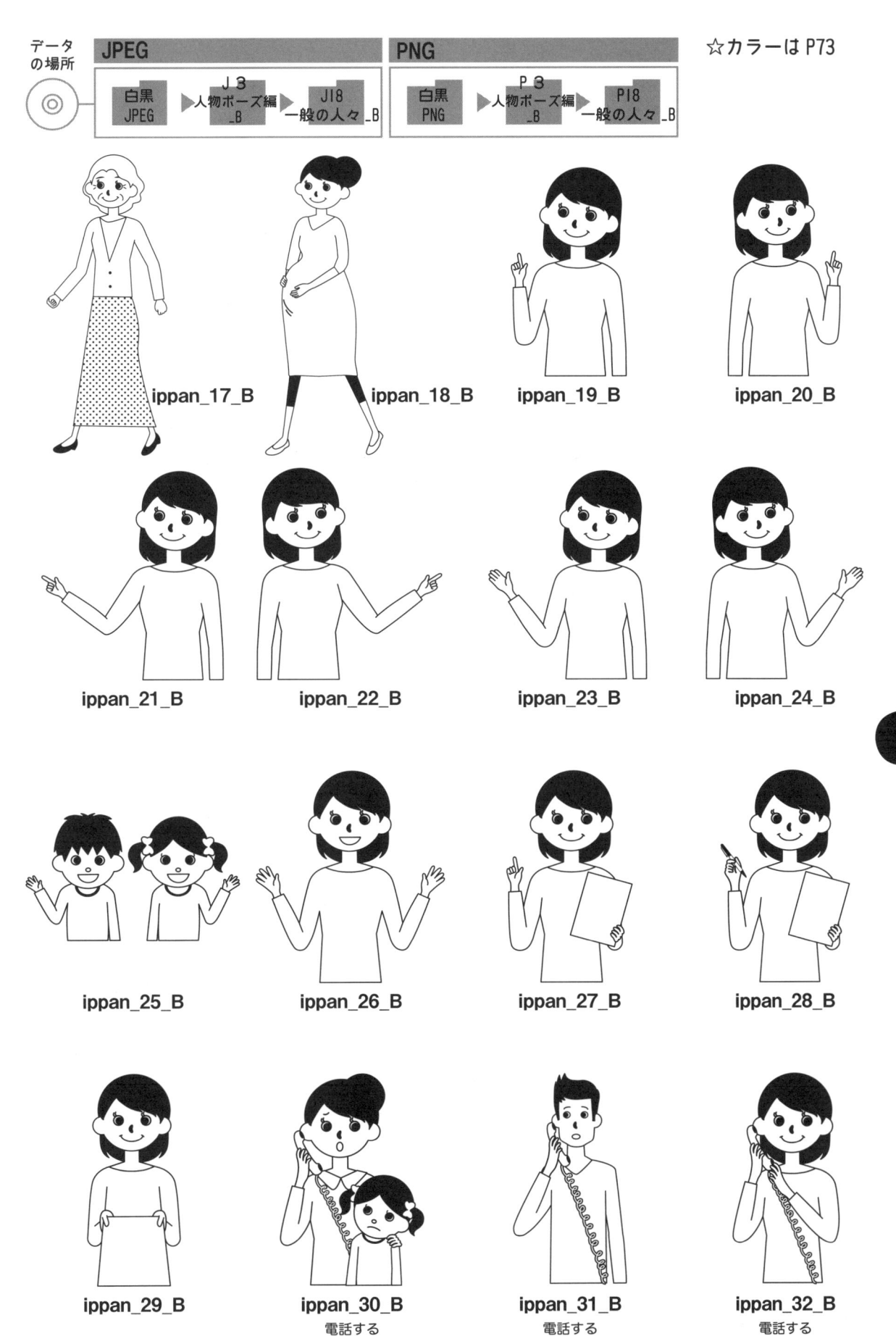

データの場所	JPEG			PNG			☆カラーは P73
💿	白黒JPEG	▶ J 3人物ポーズ編_B ▶	J18一般の人々_B	白黒PNG	▶ P 3人物ポーズ編_B ▶	P18一般の人々_B	

ippan_17_B　**ippan_18_B**　**ippan_19_B**　**ippan_20_B**

ippan_21_B　**ippan_22_B**　**ippan_23_B**　**ippan_24_B**

ippan_25_B　**ippan_26_B**　**ippan_27_B**　**ippan_28_B**

ippan_29_B　**ippan_30_B**　**ippan_31_B**　**ippan_32_B**
　　　　　　　　電話する　　　電話する　　　電話する

18

一般の人々

☆カラーは P74

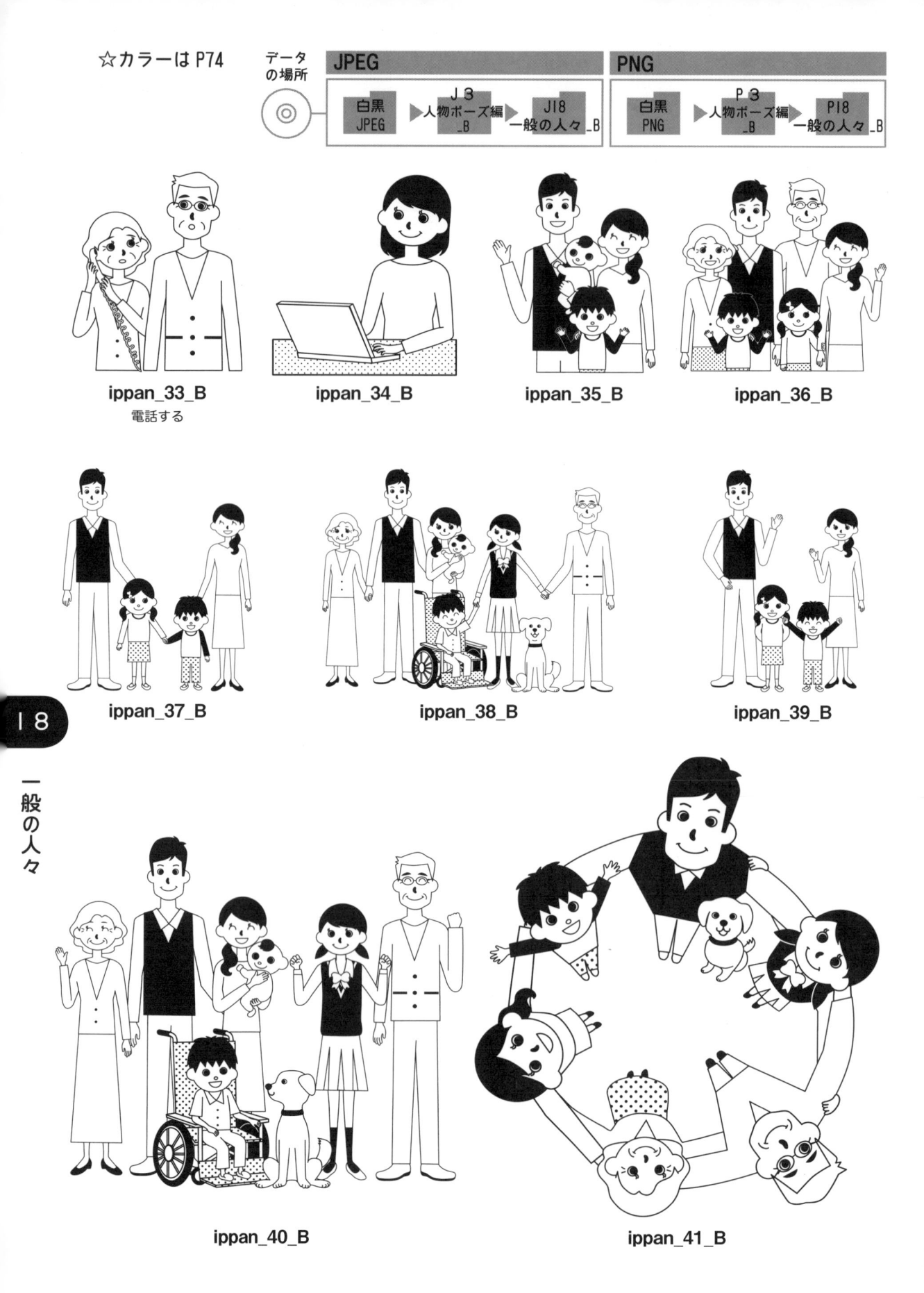

データの場所: JPEG → 白黒 JPEG → 人物ポーズ編_B (J3) → 一般の人々_B (J18)
PNG → 白黒 PNG → 人物ポーズ編_B (P3) → 一般の人々_B (P18)

ippan_33_B
電話する

ippan_34_B

ippan_35_B

ippan_36_B

ippan_37_B

ippan_38_B

ippan_39_B

18 一般の人々

ippan_40_B

ippan_41_B

150

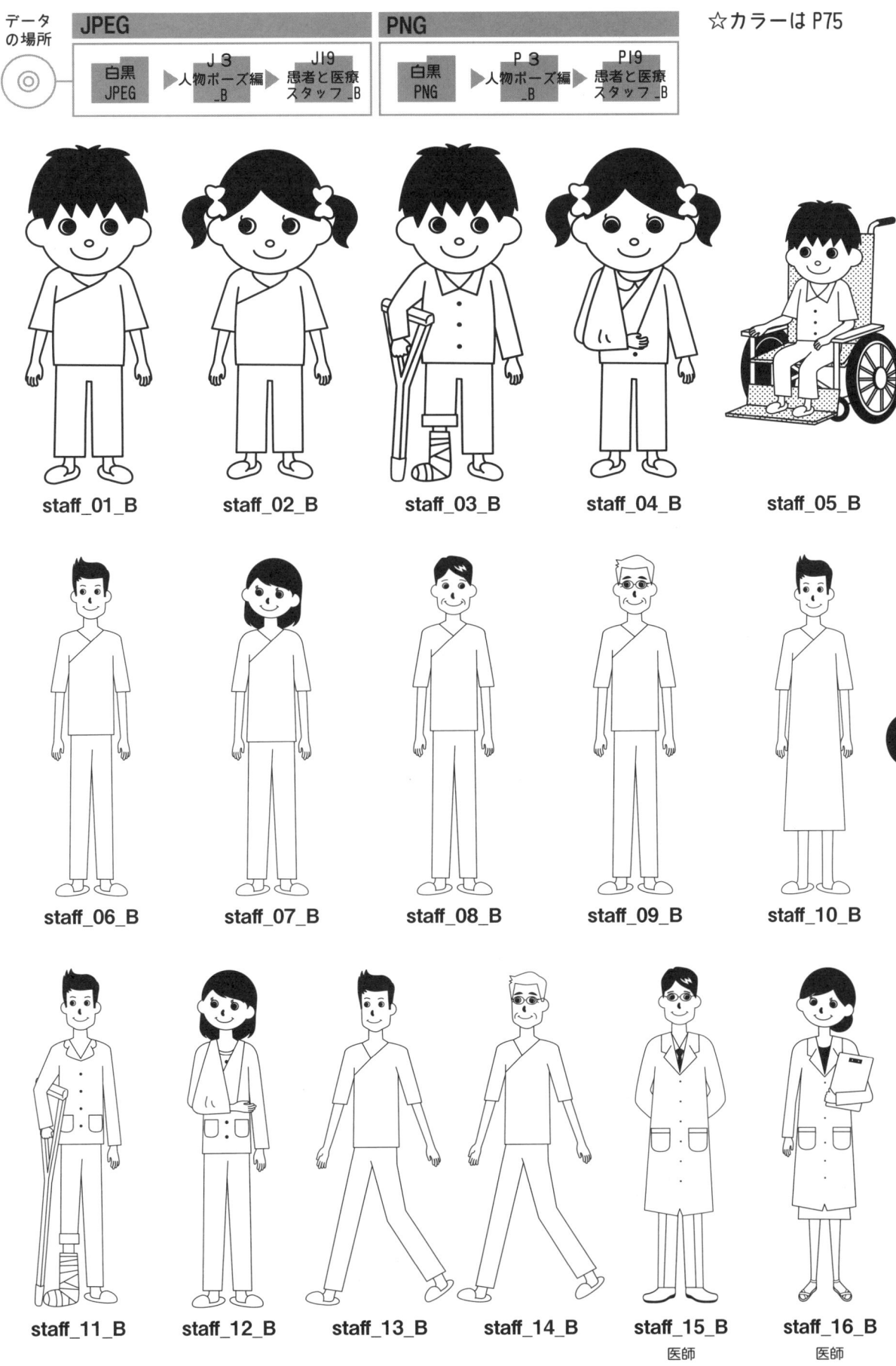

データの場所	JPEG			PNG		
💿	白黒JPEG	▶ J3 人物ポーズ編_B	▶ J19 患者と医療スタッフ_B	白黒PNG	▶ P3 人物ポーズ編_B	▶ P19 患者と医療スタッフ_B

☆カラーは P75

staff_01_B **staff_02_B** **staff_03_B** **staff_04_B** **staff_05_B**

staff_06_B **staff_07_B** **staff_08_B** **staff_09_B** **staff_10_B**

staff_11_B **staff_12_B** **staff_13_B** **staff_14_B** **staff_15_B** 医師 **staff_16_B** 医師

19 患者と医療スタッフ

151

☆カラーはP76

データの場所	JPEG			PNG		
💿	白黒 JPEG	▶人物ポーズ編_B	▶J19 患者と医療スタッフ_B	白黒 PNG	▶P3 人物ポーズ編_B	▶P19 患者と医療スタッフ_B

staff_17_B
看護師

staff_18_B
看護師

staff_19_B
事務員

staff_20_B
事務員

staff_21_B
薬剤師

staff_22_B
薬剤師

staff_23_B
栄養士

staff_24_B
救急隊員

staff_25_B
手術着

staff_26_B

staff_27_B

staff_28_B

staff_29_B

staff_30_B

staff_31_B

19 患者と医療スタッフ

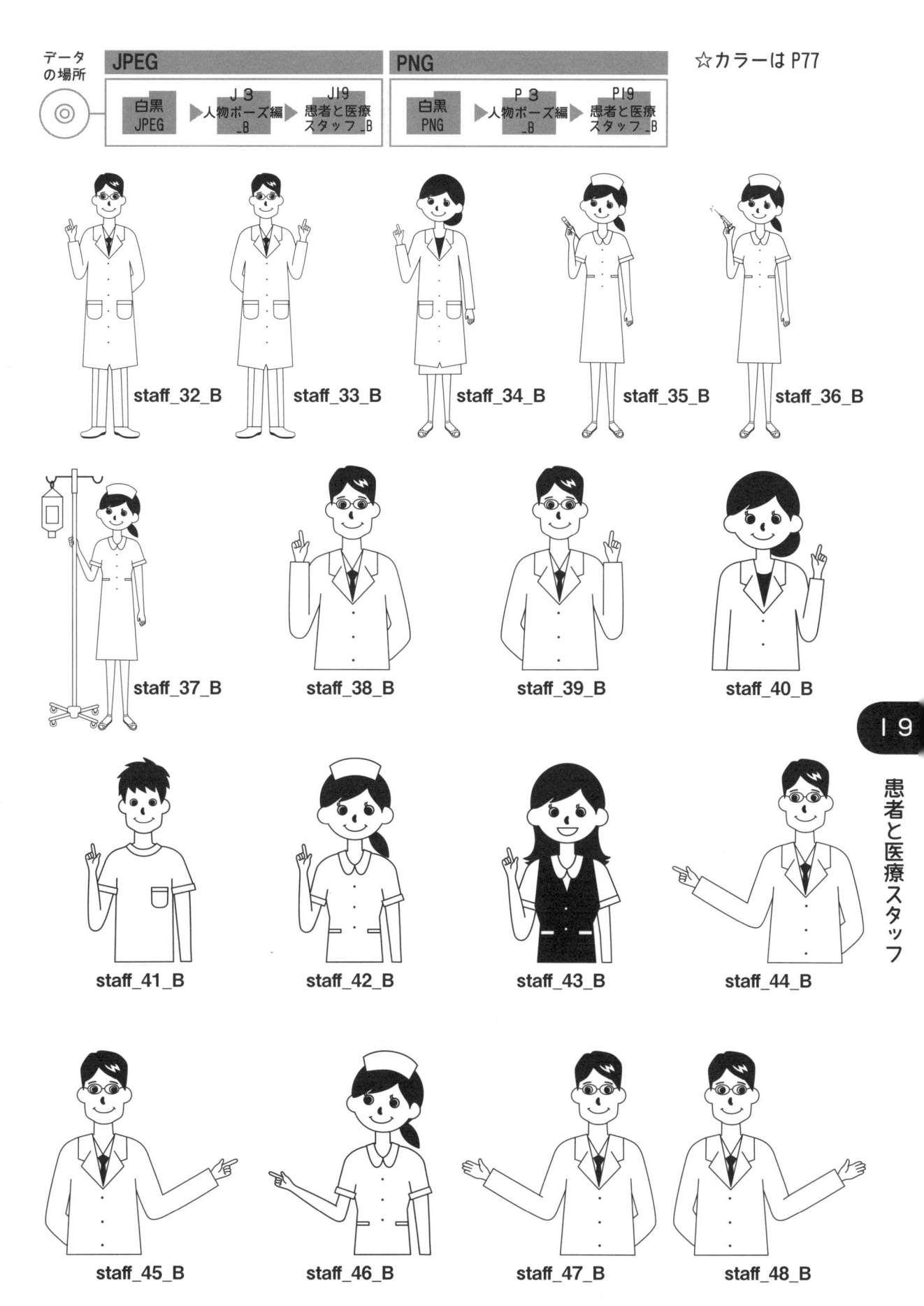

データの場所	JPEG			PNG		
💿	白黒 JPEG	▶ J 3 人物ポーズ編_B	▶ J19 患者と医療スタッフ_B	白黒 PNG	▶ P 3 人物ポーズ編_B	▶ P19 患者と医療スタッフ_B

☆カラーは P77

staff_32_B　staff_33_B　staff_34_B　staff_35_B　staff_36_B

staff_37_B　staff_38_B　staff_39_B　staff_40_B

staff_41_B　staff_42_B　staff_43_B　staff_44_B

staff_45_B　staff_46_B　staff_47_B　staff_48_B

19 患者と医療スタッフ

☆カラーは P78

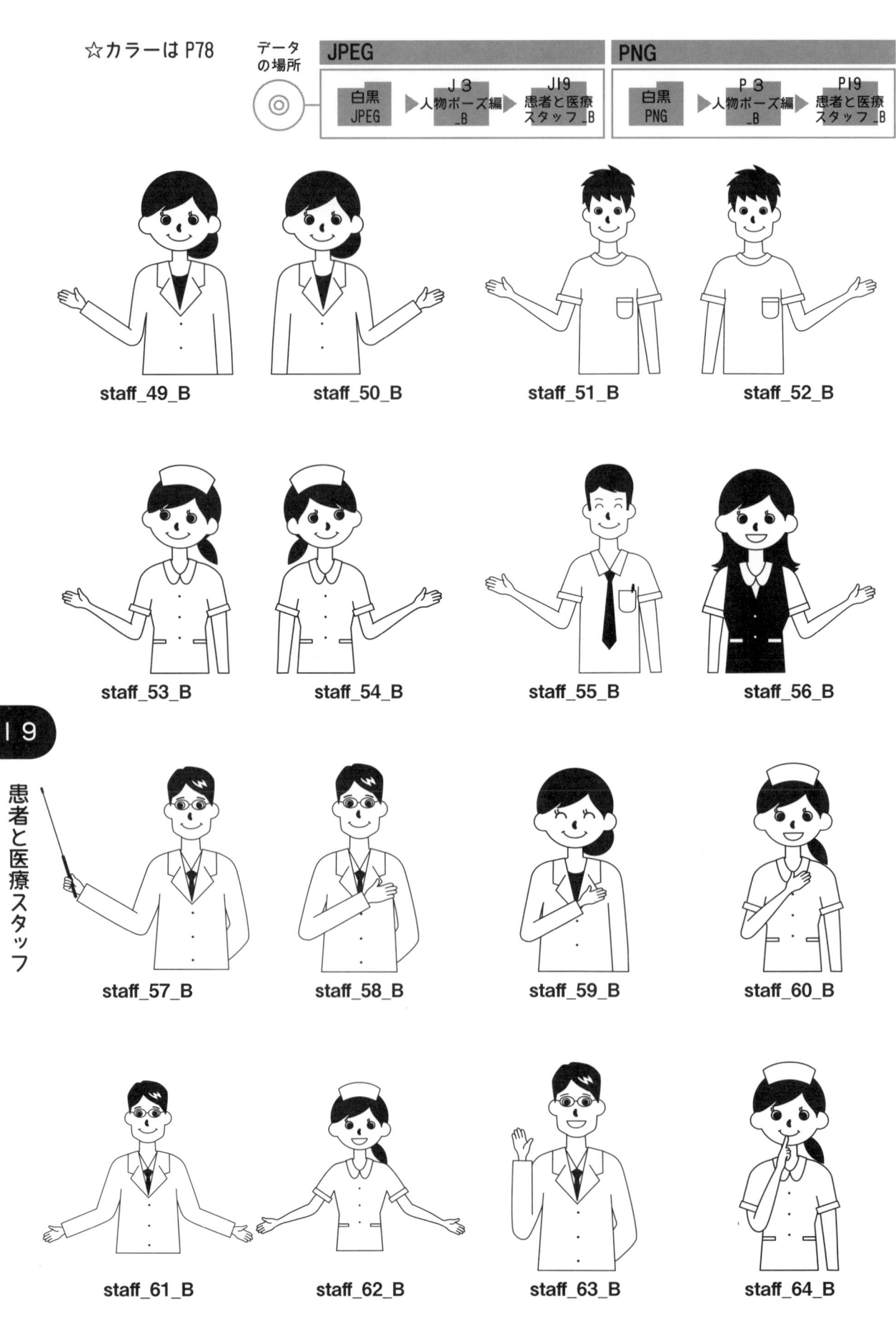

データの場所	JPEG			PNG		
◎	白黒 JPEG	▶人物ポーズ編	J3 _B ▶	J19 患者と医療スタッフ_B	白黒 PNG	▶人物ポーズ編	P3 _B ▶	P19 患者と医療スタッフ_B

19

患者と医療スタッフ

staff_49_B　staff_50_B　staff_51_B　staff_52_B

staff_53_B　staff_54_B　staff_55_B　staff_56_B

staff_57_B　staff_58_B　staff_59_B　staff_60_B

staff_61_B　staff_62_B　staff_63_B　staff_64_B

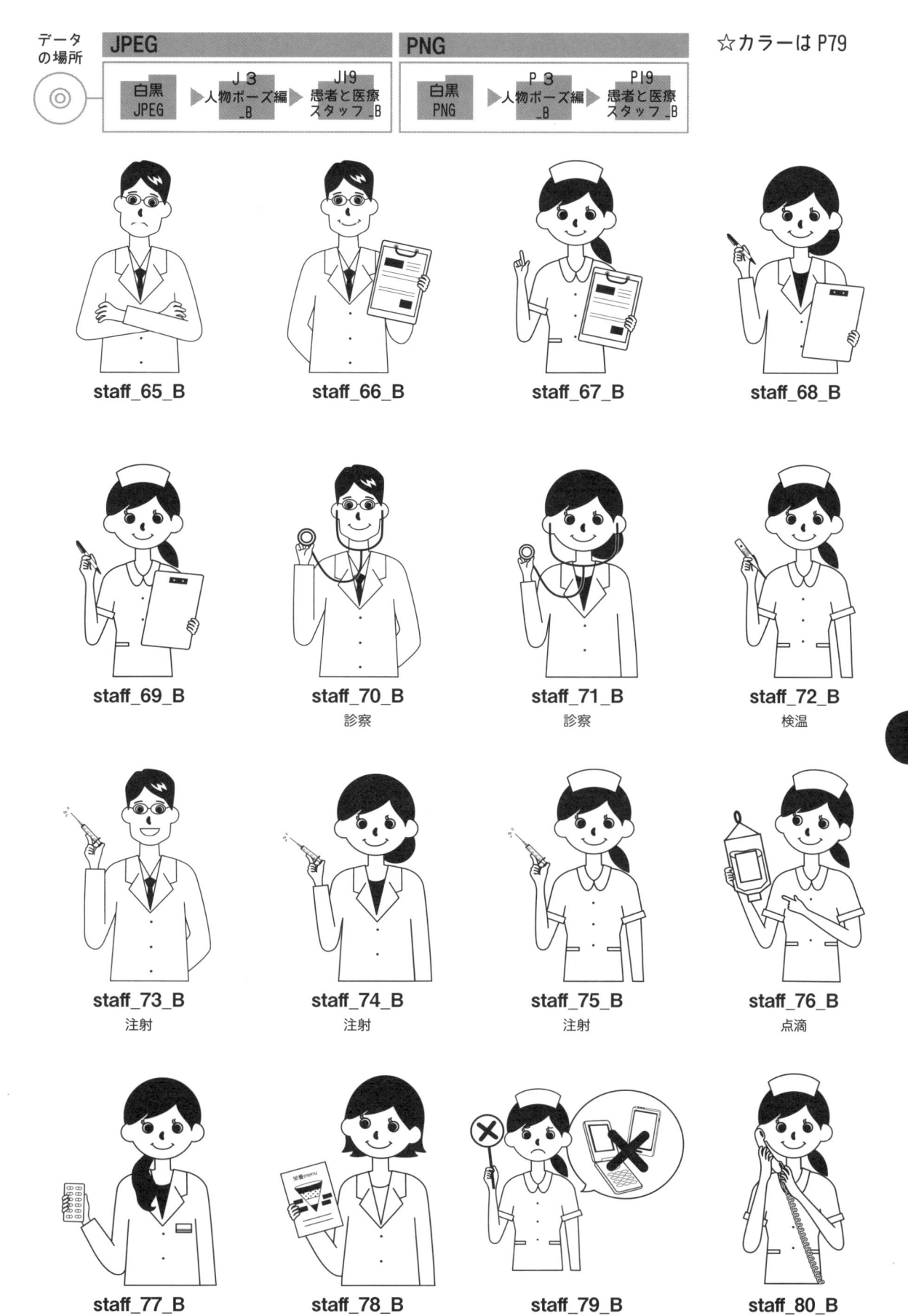

データの場所	JPEG			PNG			☆カラーは P79
💿	白黒 JPEG	▶ J3 人物ポーズ編_B	▶ J19 患者と医療スタッフ_B	白黒 PNG	▶ P3 人物ポーズ編_B	▶ P19 患者と医療スタッフ_B	

staff_65_B

staff_66_B

staff_67_B

staff_68_B

staff_69_B

staff_70_B
診察

staff_71_B
診察

staff_72_B
検温

staff_73_B
注射

staff_74_B
注射

staff_75_B
注射

staff_76_B
点滴

staff_77_B
薬剤師

staff_78_B
栄養士

staff_79_B
携帯電話禁止

staff_80_B
お電話下さい

19 患者と医療スタッフ

☆カラーは P80

データの場所	JPEG			PNG		
◎	白黒 JPEG	▶ J3 人物ポーズ編_B	▶ J19 患者と医療スタッフ_B	白黒 PNG	▶ P3 人物ポーズ編_B	▶ P19 患者と医療スタッフ_B

19 患者と医療スタッフ

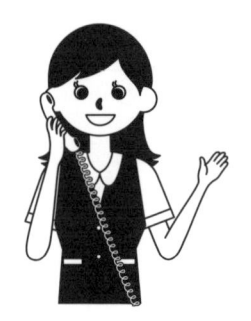

staff_81_B
お電話下さい

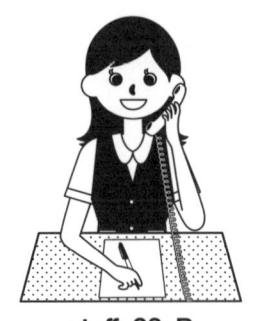

staff_82_B
お電話下さい

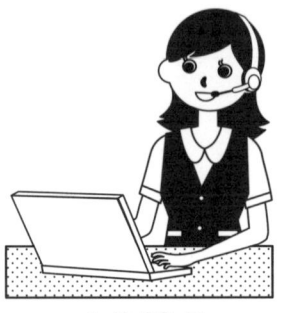

staff_83_B
お電話下さい

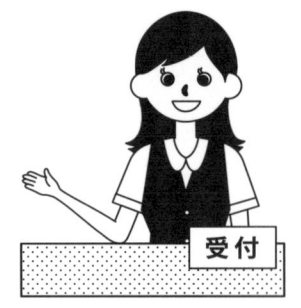

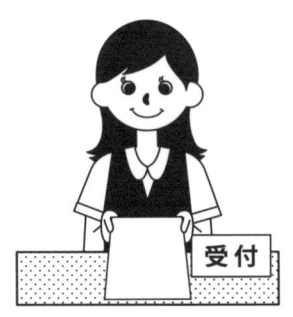

staff_84_B
受付

staff_85_B
ご記入・ご提出下さい

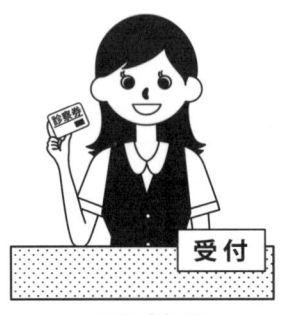

staff_86_B
診察券をご提出下さい

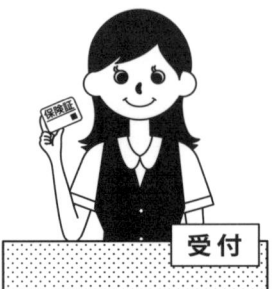

staff_87_B
保険証をご提出下さい

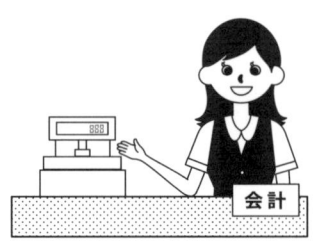

staff_88_B
会計

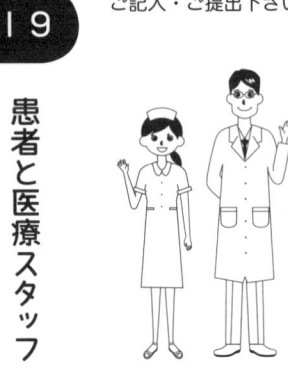

staff_89_B

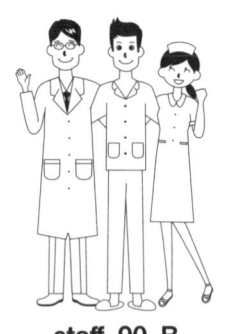

staff_90_B

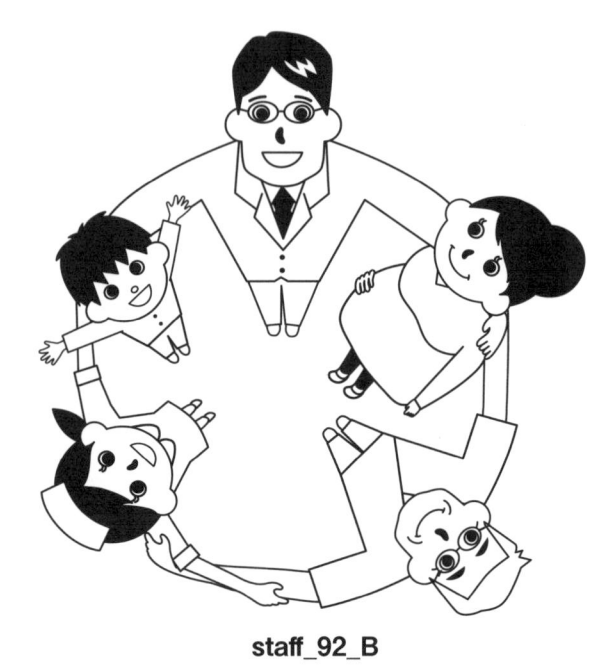

staff_91_B

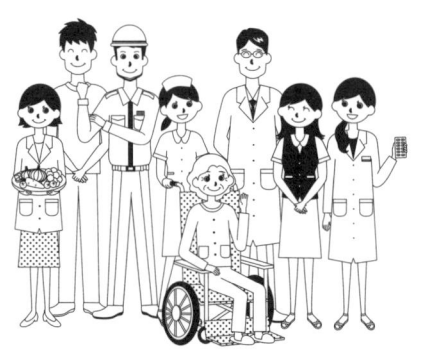

staff_92_B

データの場所	JPEG			PNG			☆カラーは P81
◎	白黒 JPEG	▶ J 3 人物ポーズ編_B ▶	J20 表情集_B	白黒 PNG	▶ P 3 人物ポーズ編_B ▶	P20 表情集_B	

hyojo_01_B
にっこり

hyojo_02_B
にっこり

hyojo_03_B
にっこり

hyojo_04_B
にっこり

hyojo_05_B
にっこり

hyojo_06_B
にっこり

hyojo_07_B
にっこり

hyojo_08_B
にっこり

hyojo_09_B
にっこり

hyojo_10_B
にっこり

hyojo_11_B
にっこり

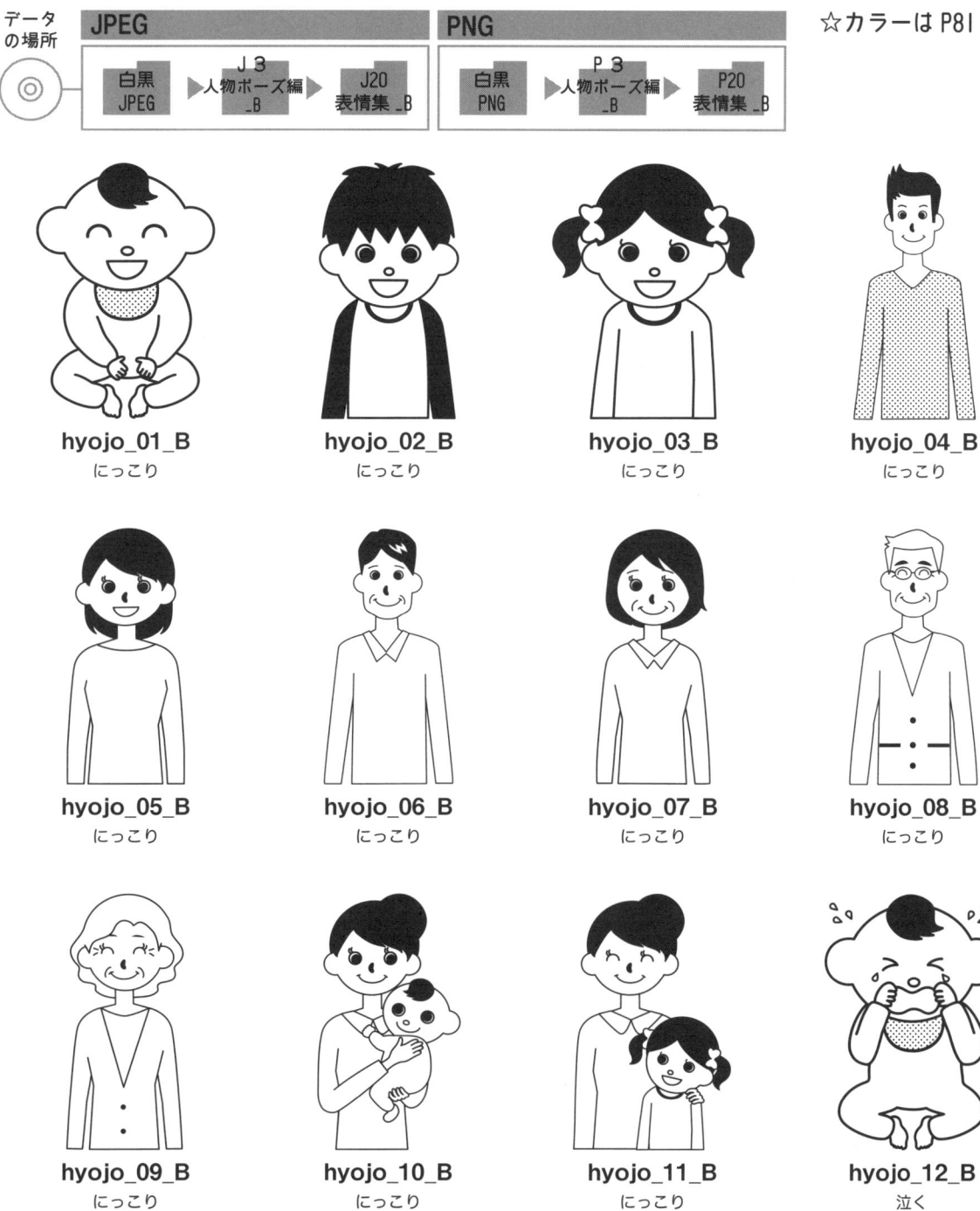

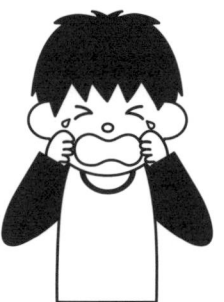

hyojo_12_B
泣く

hyojo_13_B
泣く

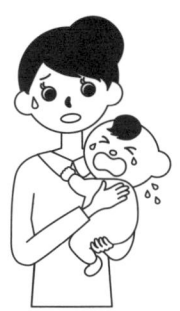

hyojo_14_B
泣く

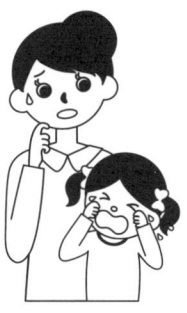

hyojo_15_B
泣く

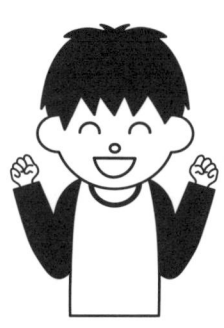

hyojo_16_B
元気！

20 表情集

☆カラーは P82

データの場所: JPEG → 白黒JPEG ▶ 人物ポーズ編_B ▶ J20 表情集_B
PNG → 白黒PNG ▶ 人物ポーズ編_B ▶ P20 表情集_B

20 表情集

hyojo_17_B
元気！

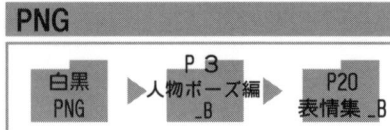

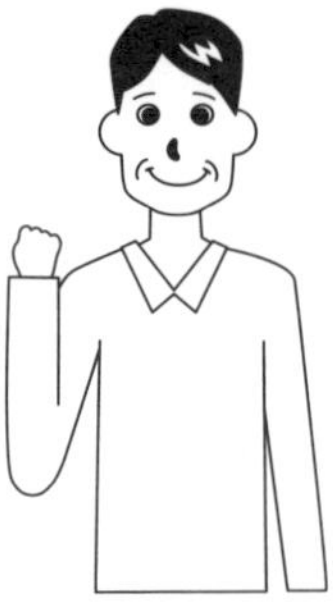

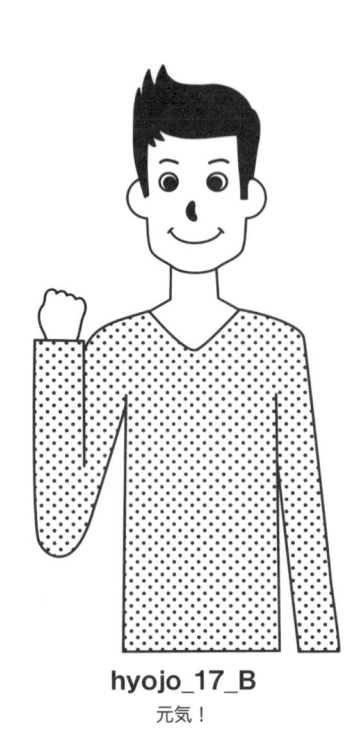

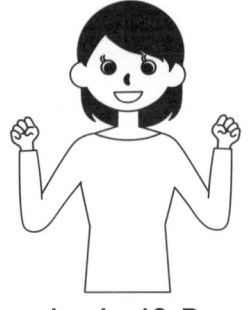

hyojo_18_B
元気！

hyojo_19_B
元気！

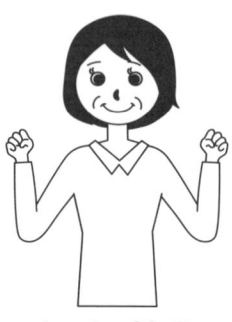

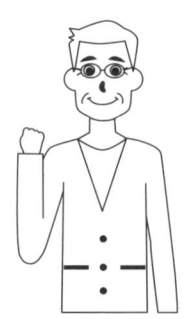

hyojo_20_B
元気！

hyojo_21_B
元気！

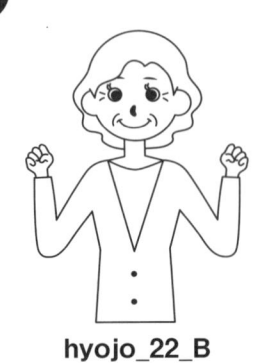

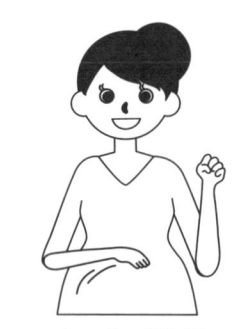

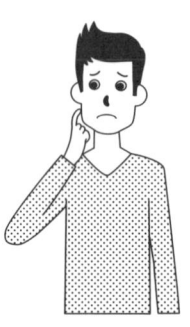

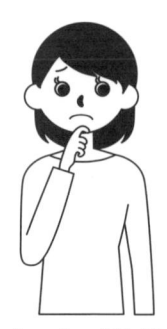

hyojo_22_B
元気！

hyojo_23_B
元気！

hyojo_24_B
困る

hyojo_25_B
困る

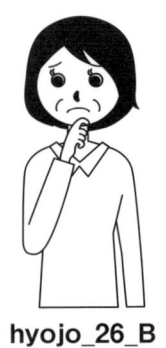

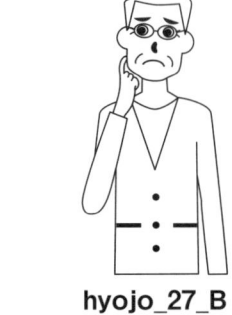

hyojo_26_B
困る

hyojo_27_B
困る

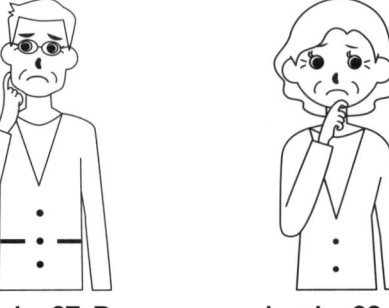

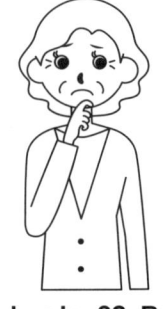

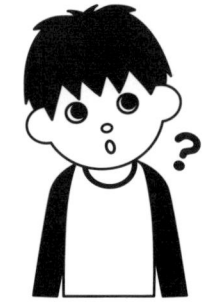

hyojo_28_B
困る

hyojo_29_B
疑問

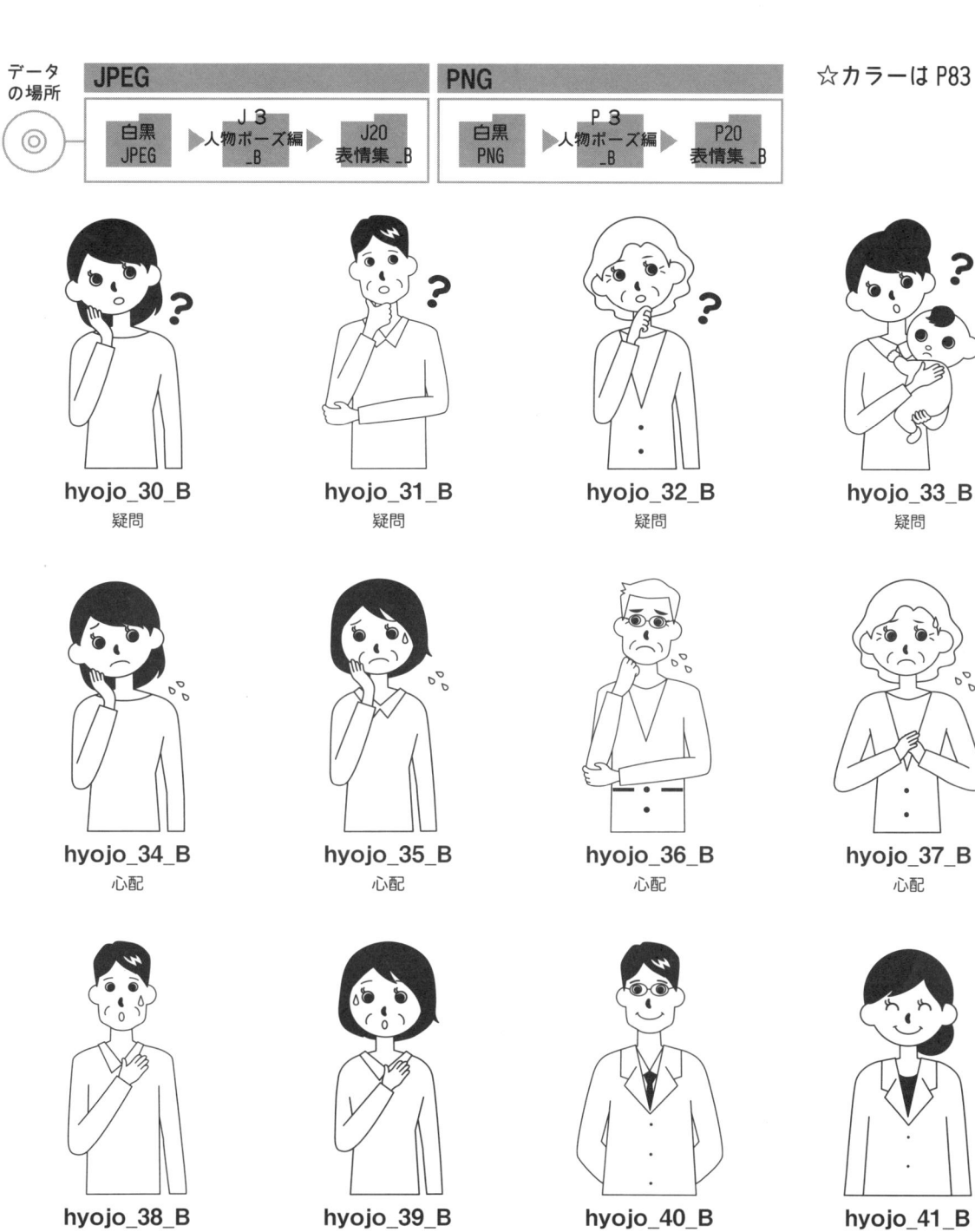

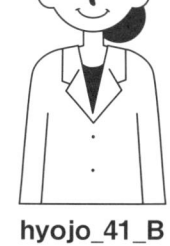

データの場所	JPEG			PNG			☆カラーは P83
◎	白黒JPEG	▶ J3 人物ポーズ編_B ▶	J20 表情集_B	白黒PNG	▶ P3 人物ポーズ編_B ▶	P20 表情集_B	

hyojo_30_B
疑問

hyojo_31_B
疑問

hyojo_32_B
疑問

hyojo_33_B
疑問

hyojo_34_B
心配

hyojo_35_B
心配

hyojo_36_B
心配

hyojo_37_B
心配

hyojo_38_B
ほっとする

hyojo_39_B
ほっとする

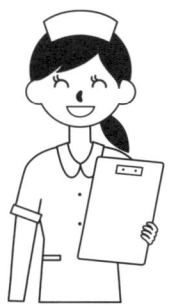

hyojo_40_B
にっこり

hyojo_41_B
にっこり

hyojo_42_B
にっこり

hyojo_43_B
にっこり

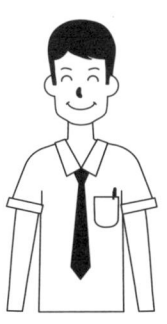

hyojo_44_B
にっこり

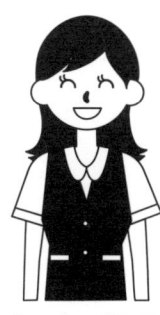

hyojo_45_B
にっこり

20 表情集

☆カラーは P84

データの場所	JPEG			PNG		
◎	白黒 JPEG	▶人物ポーズ編 J3 _B	▶表情集 J20 _B	白黒 PNG	▶人物ポーズ編 P3 _B	▶表情集 P20 _B

hyojo_46_B
頑張ろう！

hyojo_47_B
頑張ろう！

hyojo_48_B

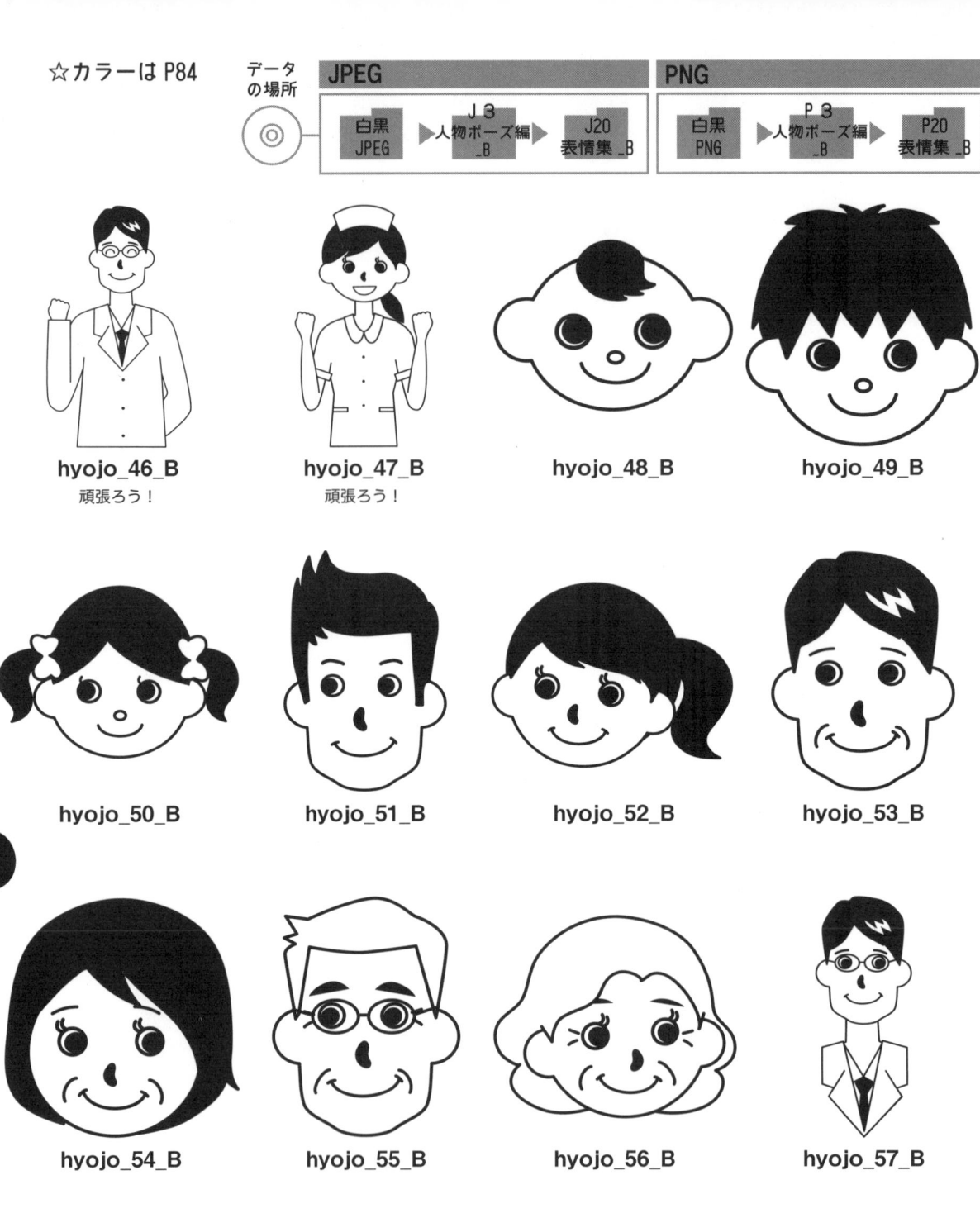

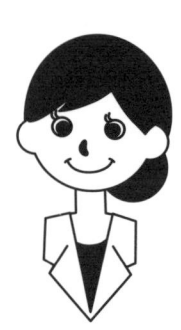

hyojo_49_B

hyojo_50_B

hyojo_51_B

hyojo_52_B

hyojo_53_B

hyojo_54_B

hyojo_55_B

hyojo_56_B

hyojo_57_B

hyojo_58_B

hyojo_59_B

hyojo_60_B

20 表情集

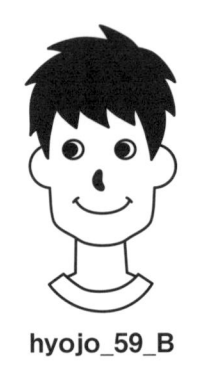

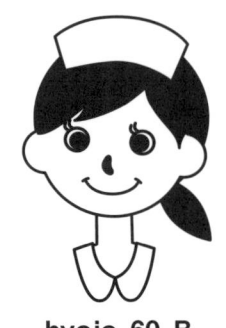

ミニカット編

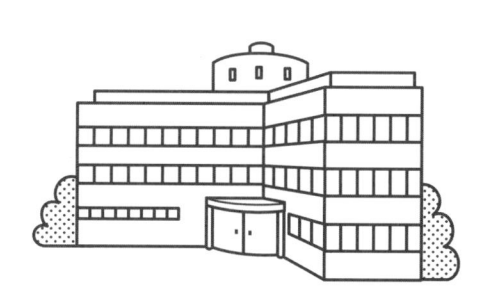

白黒

☆カラーは P86

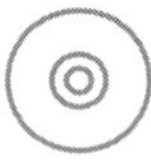

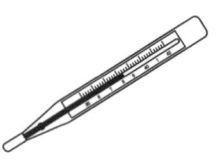

データの場所

JPEG				PNG		
白黒 JPEG	▶	J4 ミニカット編 _B	J21 医療器具・薬ほか _B	白黒 PNG	▶ P4 ミニカット編 _B	P21 医療器具・薬ほか _B

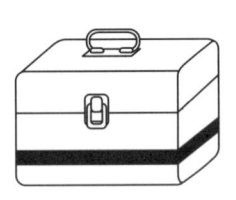

kigu_01_B
救急箱

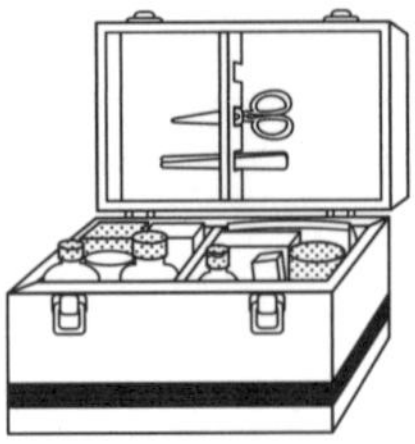

kigu_02_B
救急箱

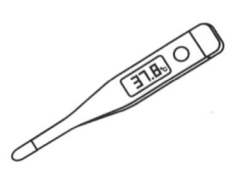

kigu_03_B
体温計

kigu_04_B
体温計

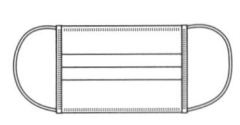

kigu_05_B
マスク

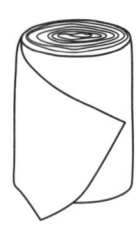

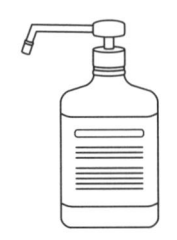

kigu_06_B
包帯

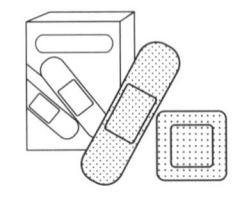

kigu_07_B
絆創膏

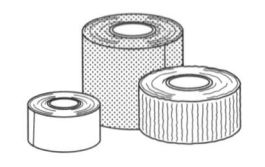

kigu_08_B
テーピング

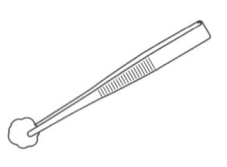

kigu_09_B
ピンセットと脱脂綿

kigu_10_B
消毒液

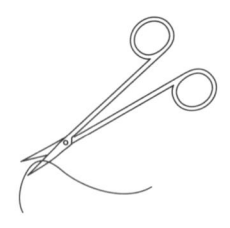

kigu_11_B
医療用はさみと糸

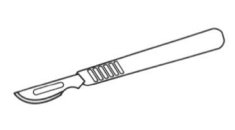

kigu_12_B
メス

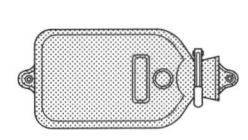

kigu_13_B
医療用水枕

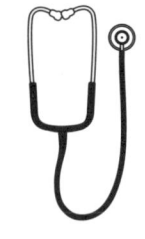

kigu_14_B
聴診器

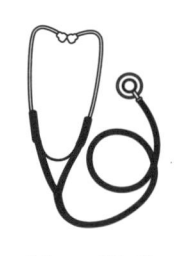

kigu_15_B
聴診器

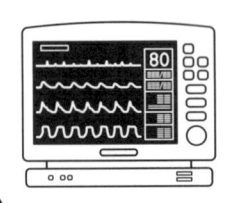

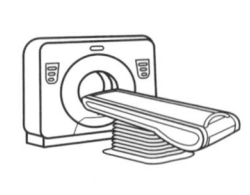

kigu_16_B
心電図モニター

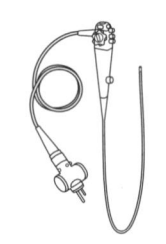

kigu_17_B
胃カメラ装置

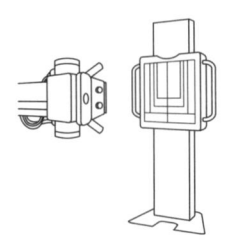

kigu_18_B
胸部レントゲン装置

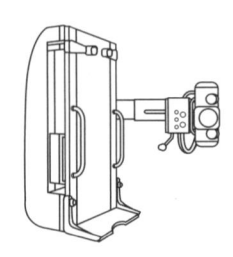

kigu_19_B
腹部レントゲン装置

kigu_20_B
CT

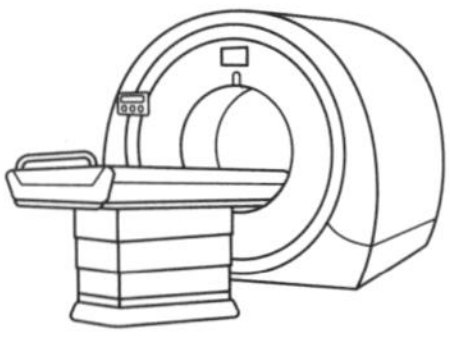

kigu_21_B
MRI

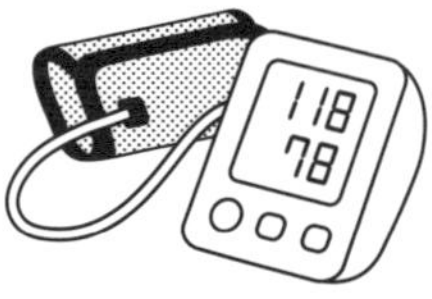

kigu_22_B
血圧計

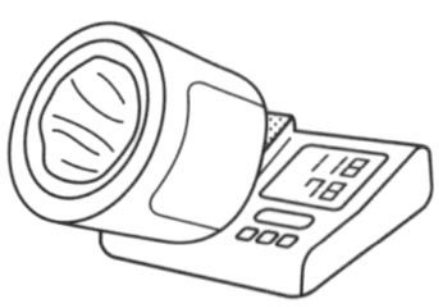

kigu_23_B
血圧計

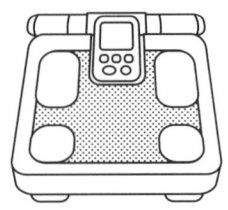

kigu_24_B
体脂肪計

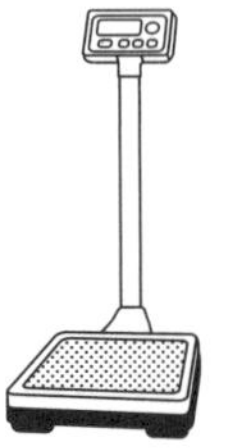

kigu_25_B
体重計

（医療器具）

21

医療器具・薬ほか

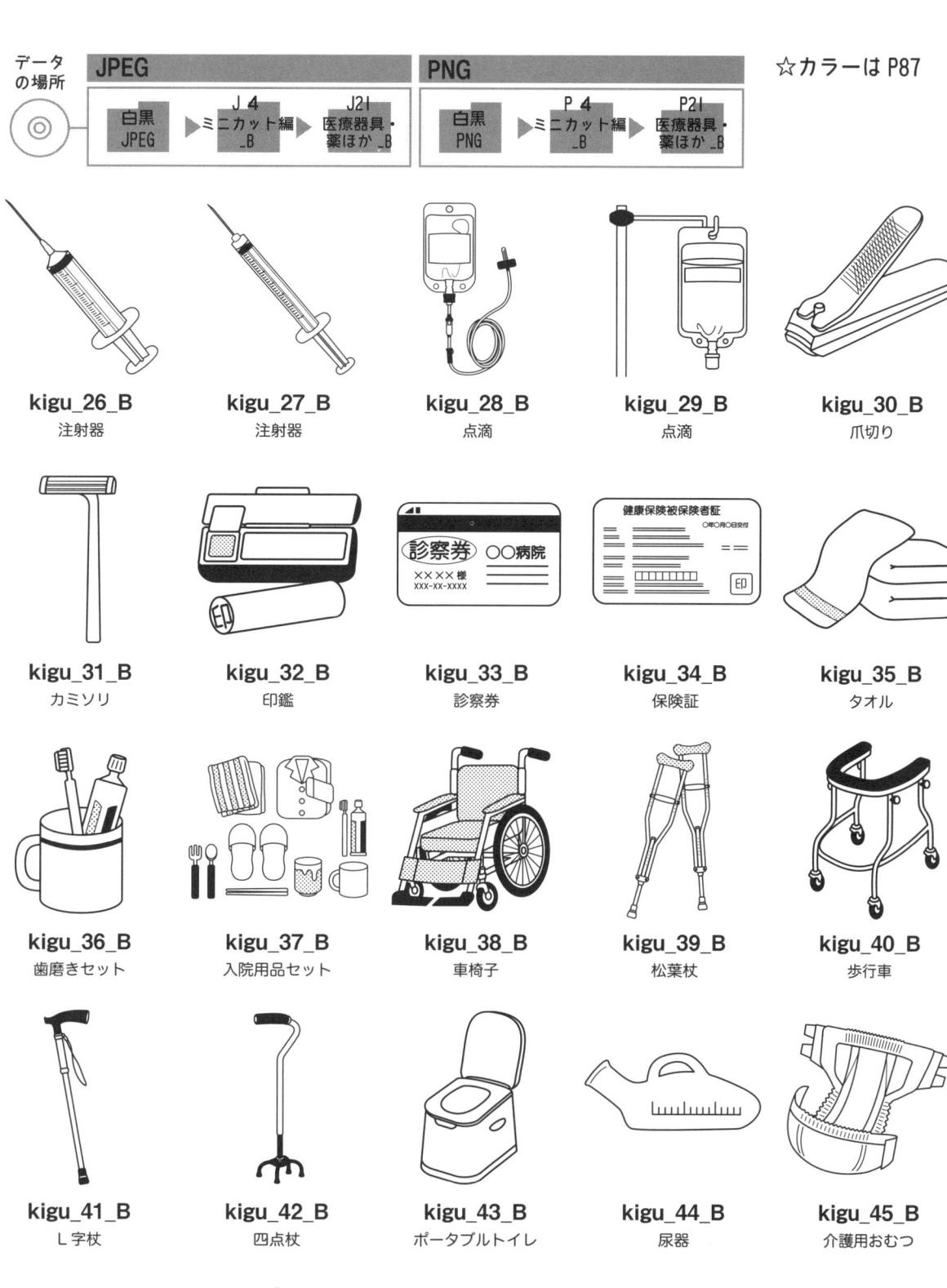

データの場所	JPEG			PNG			☆カラーは P87
◎	白黒 JPEG	▶ J 4 ミニカット編_B	▶ J21 医療器具・薬ほか_B	白黒 PNG	▶ P 4 ミニカット編_B	▶ P21 医療器具・薬ほか_B	

kigu_26_B 注射器

kigu_27_B 注射器

kigu_28_B 点滴

kigu_29_B 点滴

kigu_30_B 爪切り

kigu_31_B カミソリ

kigu_32_B 印鑑

kigu_33_B 診察券

kigu_34_B 保険証

kigu_35_B タオル

kigu_36_B 歯磨きセット

kigu_37_B 入院用品セット

kigu_38_B 車椅子

kigu_39_B 松葉杖

kigu_40_B 歩行車

kigu_41_B L字杖

kigu_42_B 四点杖

kigu_43_B ポータブルトイレ

kigu_44_B 尿器

kigu_45_B 介護用おむつ

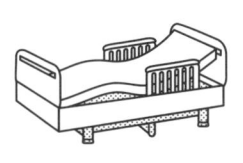

kigu_46_B 介護用ベッド

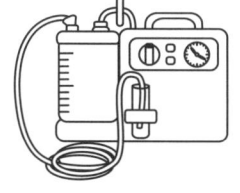

kigu_47_B たん吸引器

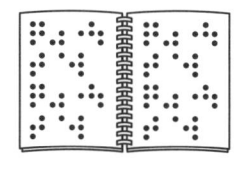

kigu_48_B 点字図書

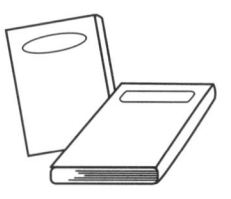

kigu_49_B 本

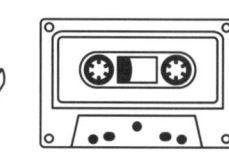

kigu_50_B カセットテープ

21 医療器具・薬ほか（医療器具／入院用品／介護・福祉用品）

☆カラーは P88

データの場所: JPEG → 白黒 JPEG → J4 ミニカット編_B → J21 医療器具・薬ほか_B

PNG → 白黒 PNG → P4 ミニカット編_B → P21 医療器具・薬ほか_B

ファイル名	内容
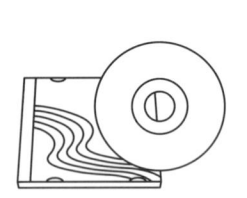 kigu_51_B	CD
kigu_52_B	哺乳瓶
kigu_53_B	食事セット
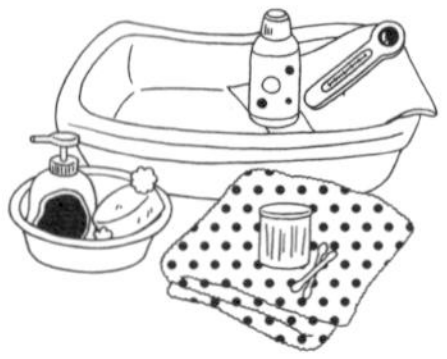 kigu_54_B	沐浴セット
kigu_55_B	おもちゃ
kigu_56_B	ベビーカー
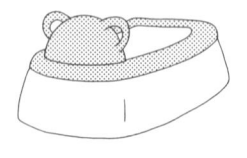 kigu_57_B	おまる
kigu_58_B	臓器提供意思表示カード
kigu_59_B	献血カード
kigu_60_B	お薬手帳
kigu_61_B	母子健康手帳
kigu_62_B	処方せん
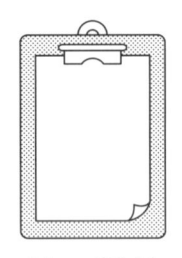 kigu_63_B	カルテ・メモ
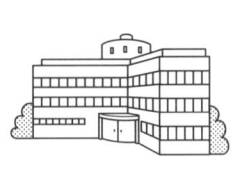 kigu_64_B	病院
kigu_65_B	病院
kigu_66_B	診療所
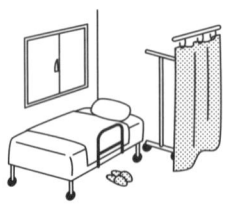 kigu_67_B	病室
kigu_68_B	救急車
kigu_69_B	救急車
kigu_70_B	ドクターヘリ
kigu_71_B	採血車
kigu_72_B	電動リフト付き送迎車
kigu_73_B	パソコン
kigu_74_B	携帯電話
kigu_75_B	電話機

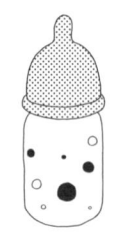

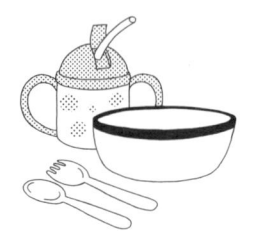

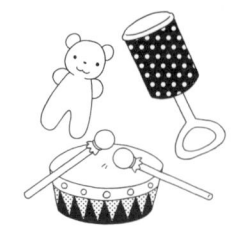

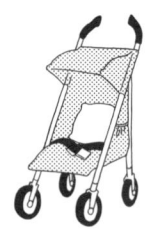

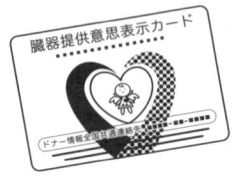

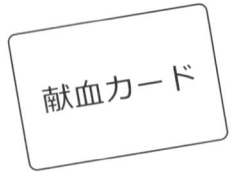

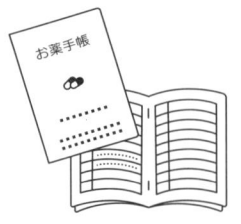

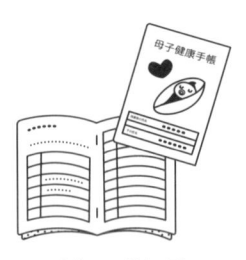

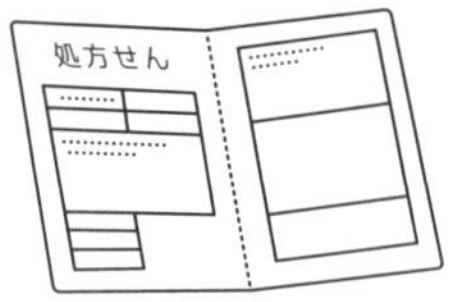

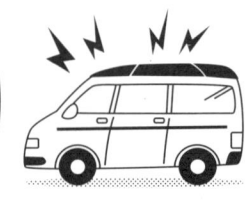

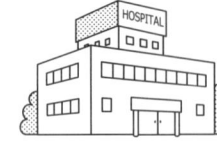

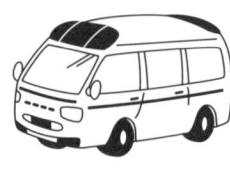

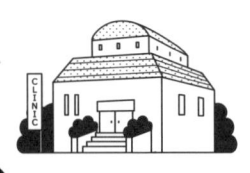

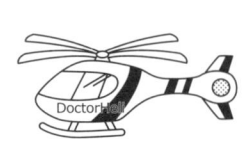

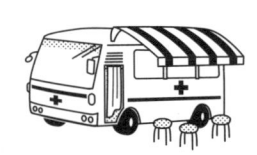

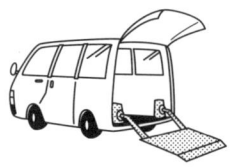

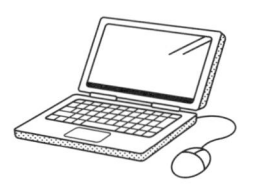

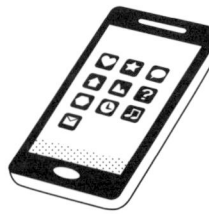

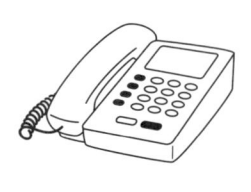

21 （福祉用品／育児用品／その他小物・建物・車）医療器具・薬ほか

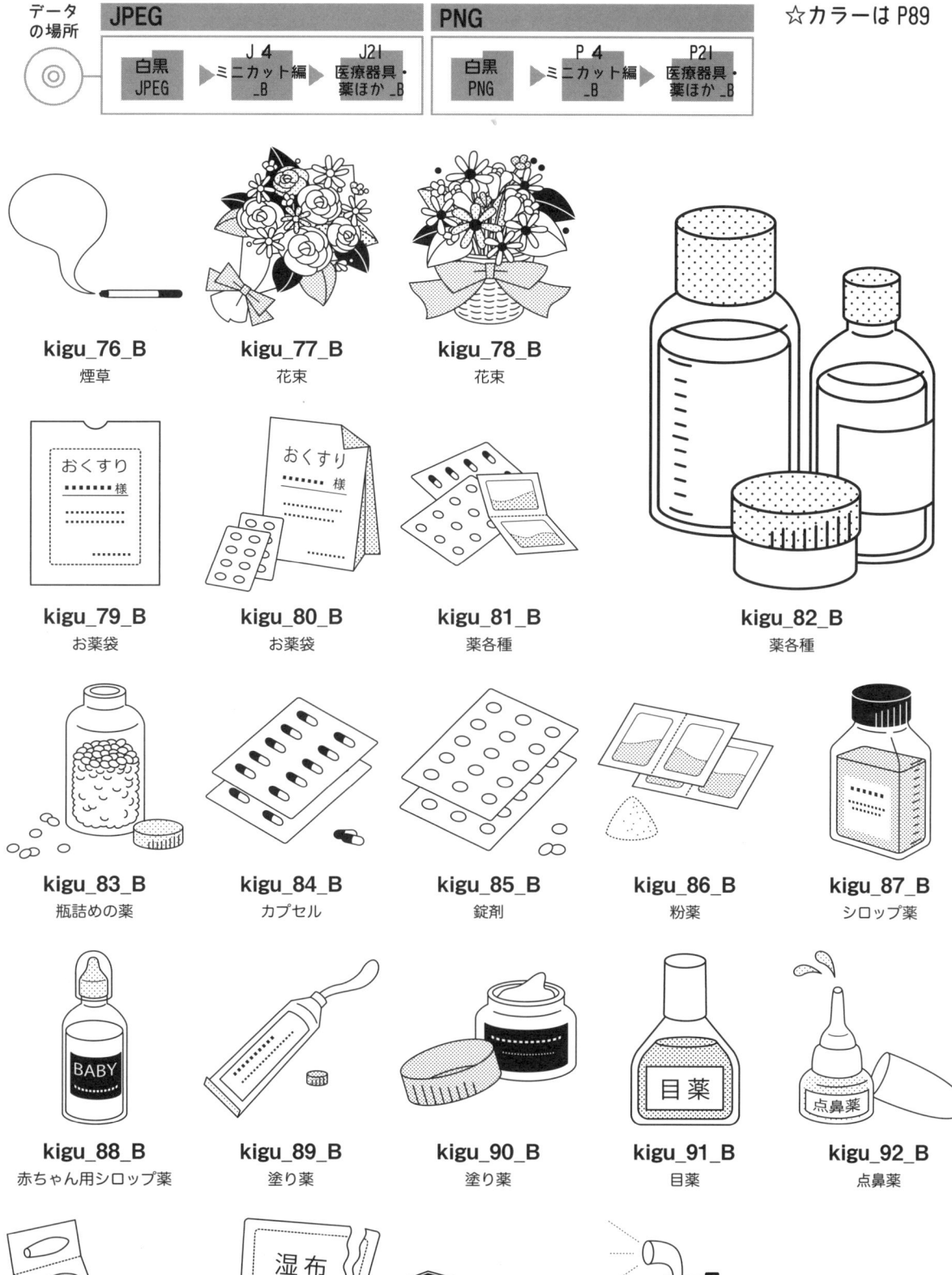

データの場所	JPEG			PNG			☆カラーは P89
💿	白黒 JPEG	▶ ミニカット編_B	▶ J21 医療器具・薬ほか_B	白黒 PNG	▶ P 4 ミニカット編_B	▶ P21 医療器具・薬ほか_B	

kigu_76_B
煙草

kigu_77_B
花束

kigu_78_B
花束

kigu_79_B
お薬袋

kigu_80_B
お薬袋

kigu_81_B
薬各種

kigu_82_B
薬各種

kigu_83_B
瓶詰めの薬

kigu_84_B
カプセル

kigu_85_B
錠剤

kigu_86_B
粉薬

kigu_87_B
シロップ薬

kigu_88_B
赤ちゃん用シロップ薬

kigu_89_B
塗り薬

kigu_90_B
塗り薬

kigu_91_B
目薬

kigu_92_B
点鼻薬

kigu_93_B
坐薬

kigu_94_B
湿布薬

kigu_95_B
妊娠検査薬

kigu_96_B
ネブライザー

（その他小物／薬）

21 医療器具・薬ほか

☆カラーは P90

データの場所	JPEG			PNG		
◎	白黒 JPEG	▶ J4 ミニカット編_B	▶ J22 キャラクター_B	白黒 PNG	▶ P4 ミニカット編_B	▶ P22 キャラクター_B

chara_01_B 心臓

chara_02_B 肺

chara_03_B 胃

chara_04_B 肝臓

chara_05_B 小腸

chara_06_B 大腸

chara_07_B 骨

chara_08_B ばい菌マン

chara_09_B ばい菌

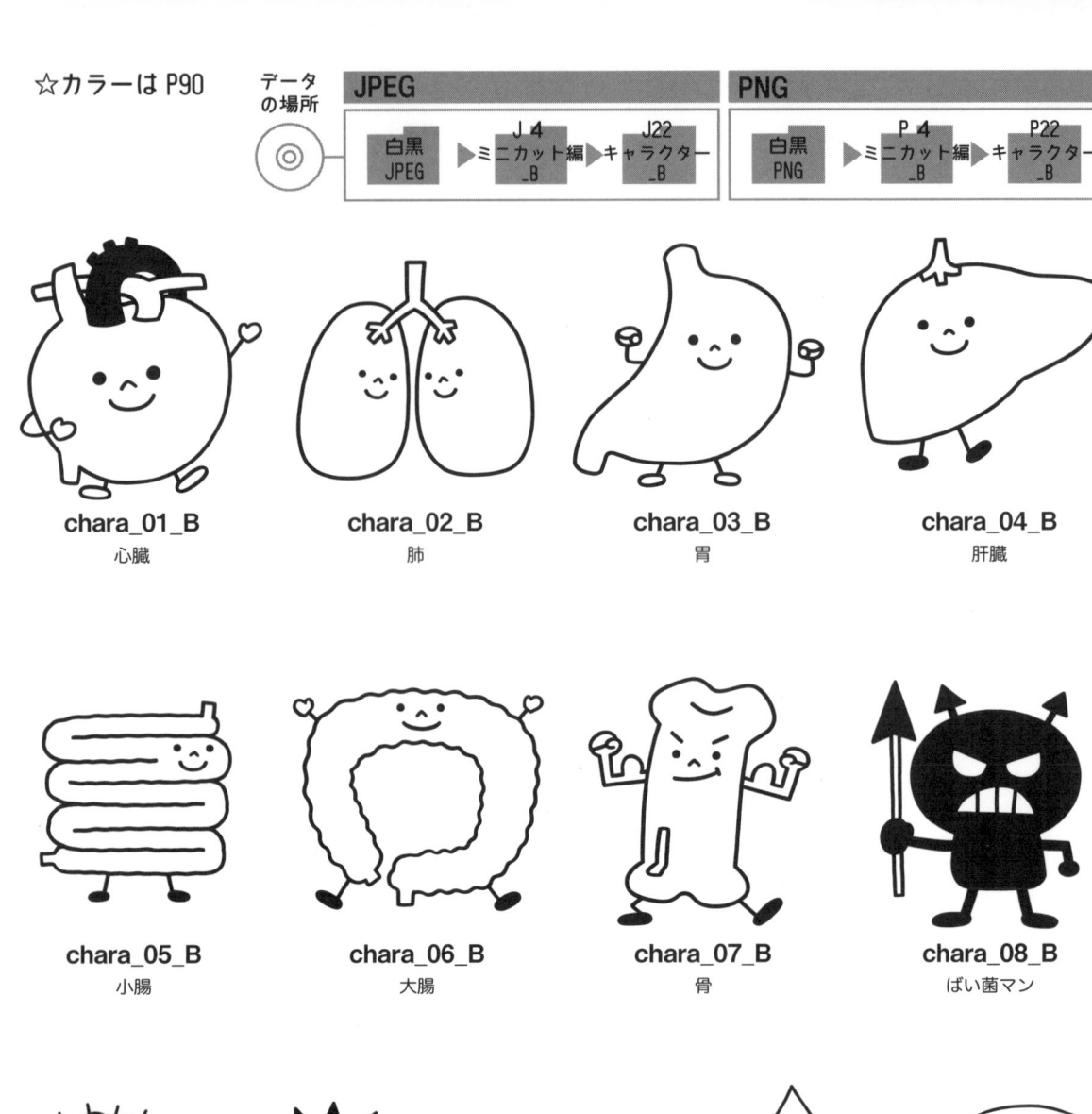

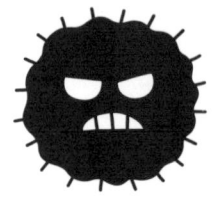

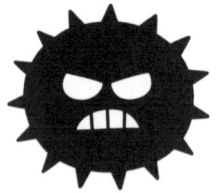

chara_10_B ウィルス

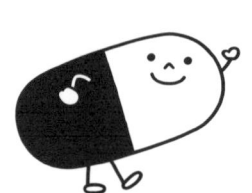

chara_11_B 薬

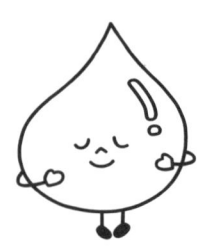

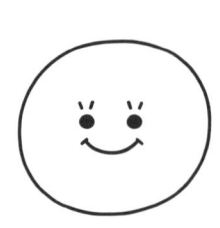

chara_12_B 水分

chara_13_B 善玉菌

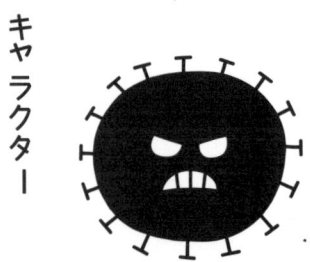

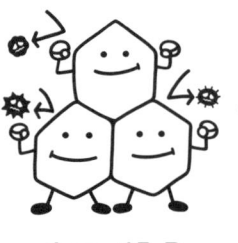

chara_14_B 悪玉菌

chara_15_B 免疫

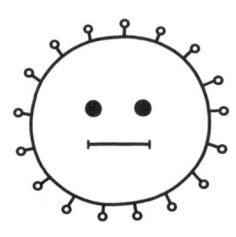

chara_16_B 花粉

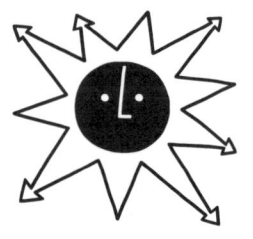

chara_17_B 太陽（紫外線）

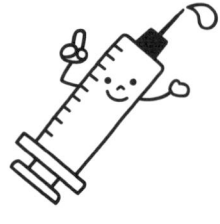

chara_18_B 注射器

22 キャラクター

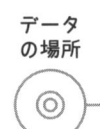

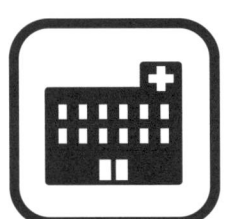

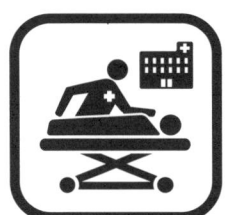

データの場所	JPEG			PNG		
◎	白黒 JPEG	J 4 ミニカット編_B	J23 マーク・案内_B	白黒 PNG	P 4 ミニカット編_B	P23 マーク・案内_B

☆カラーは P91

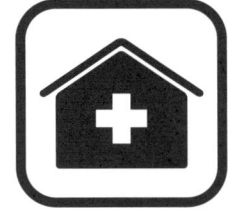

mark_01_B 病院	mark_02_B 診療所	mark_03_B 救急指定病院	mark_04_B 休日・夜間診療所	mark_05_B 救急車
mark_06_B 身障者用トイレ	mark_07_B トイレ	mark_08_B 車椅子	mark_09_B 妊婦	mark_10_B 子供
mark_11_B 高齢者	mark_12_B 受付	mark_13_B 会計	mark_14_B 診察	mark_15_B 相談
mark_16_B 面会	mark_17_B 食事	mark_18_B カルテ・メモ	mark_19_B 注射	mark_20_B 点滴
mark_21_B 薬	mark_22_B 手術	mark_23_B 検査	mark_24_B 血圧検査	mark_25_B 血液検査（採血）

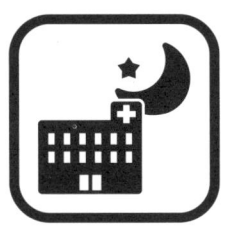

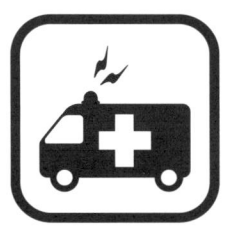

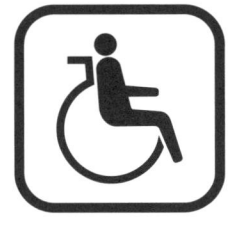

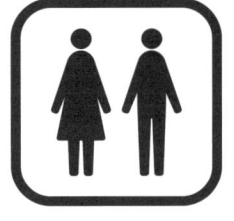

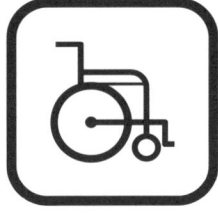

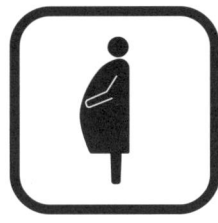

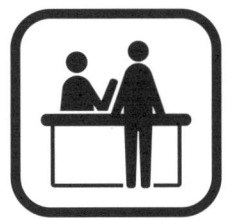

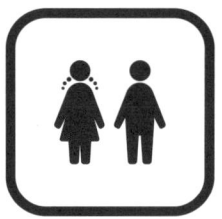

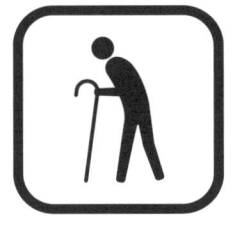

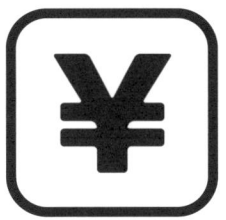

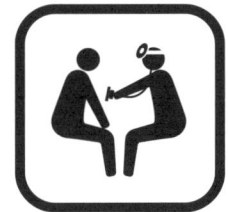

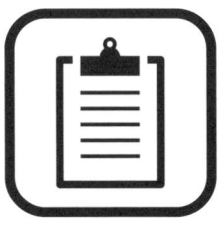

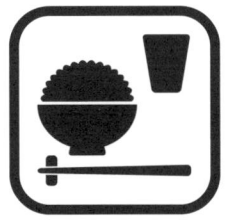

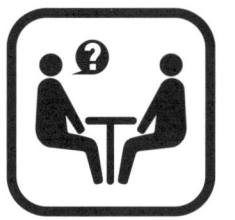

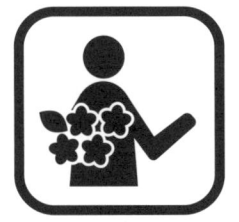

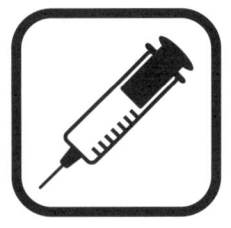

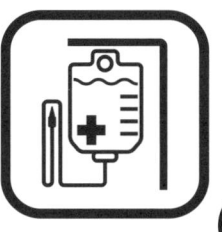

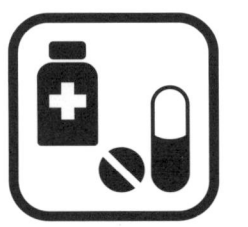

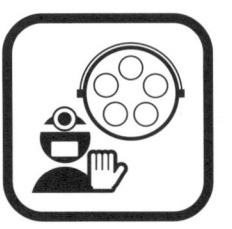

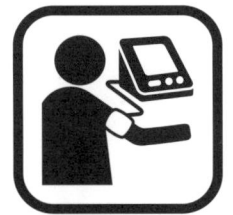

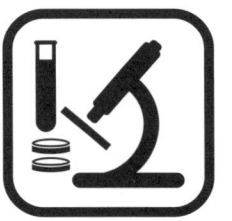

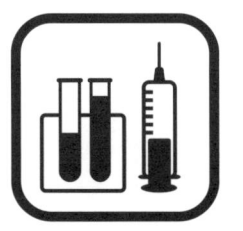

23 マーク・案内

☆カラーは P92

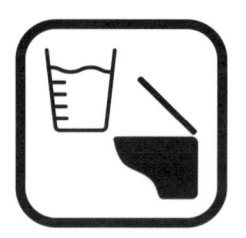

データの場所: JPEG → 白黒JPEG → J4 ミニカット編_B → J23 マーク・案内_B
PNG → 白黒PNG → P4 ミニカット編_B → P23 マーク・案内_B

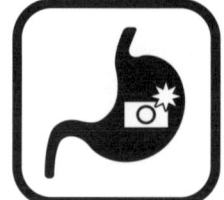

| mark_26_B 尿検査 | mark_27_B 胃カメラ | mark_28_B 心電図 | mark_29_B エコー検査 | mark_30_B 胸部レントゲン |

| mark_31_B 腹部レントゲン | mark_32_B CT | mark_33_B MRI | mark_34_B 電話 | mark_35_B 電話 |

| mark_36_B 携帯電話 | mark_37_B パソコン | mark_38_B メール | mark_39_B 携帯電話禁止 | mark_40_B 喫煙禁止 |

| mark_41_B 喫煙可 | mark_42_B 注意 | mark_43_B 禁止 | mark_44_B ピンクリボン | mark_45_B レッドリボン |

| mark_46_B グリーンリボン | mark_47_B AED | mark_48_B | mark_49_B | mark_50_B |

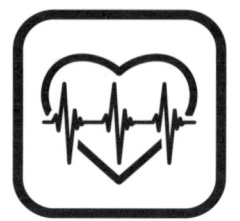

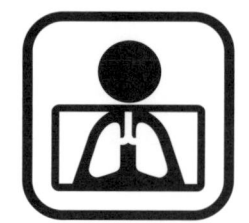

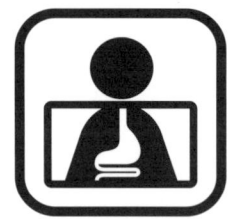

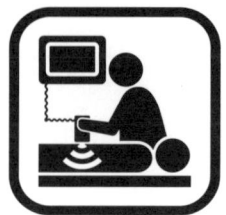

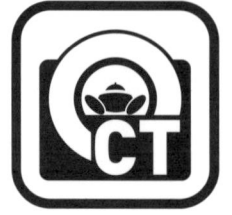

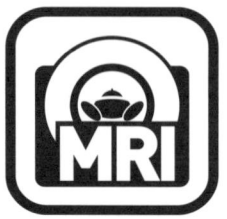

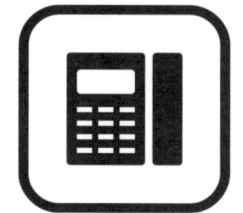

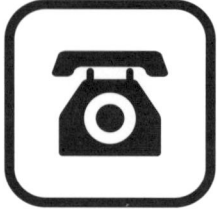

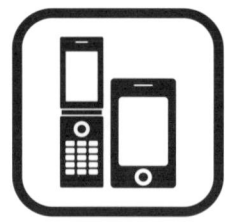

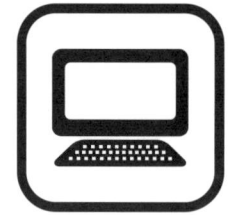

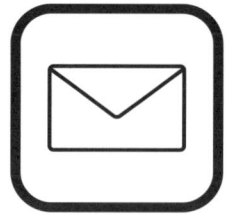

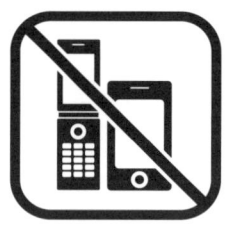

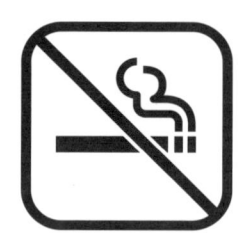

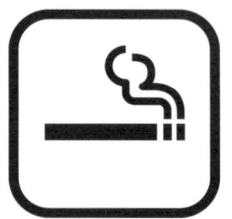

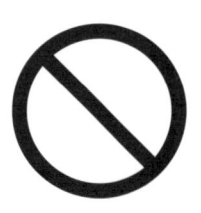

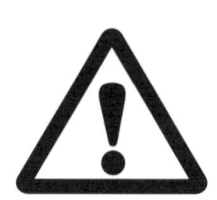

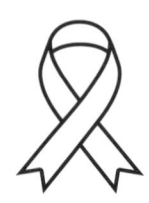

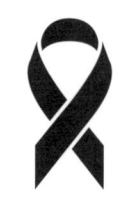

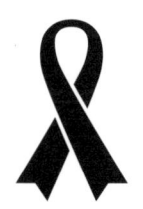

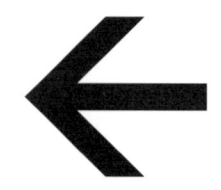

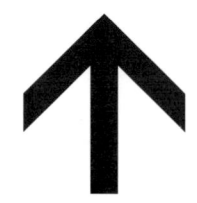

※ AED 設置場所を示す標識としてのみご使用下さい
※カットのご使用にあたっては日本救急医療財団（soumu@qqzaidan.jp）にお問い合わせ下さい。

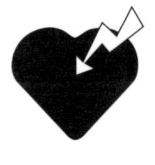

23 マーク・案内

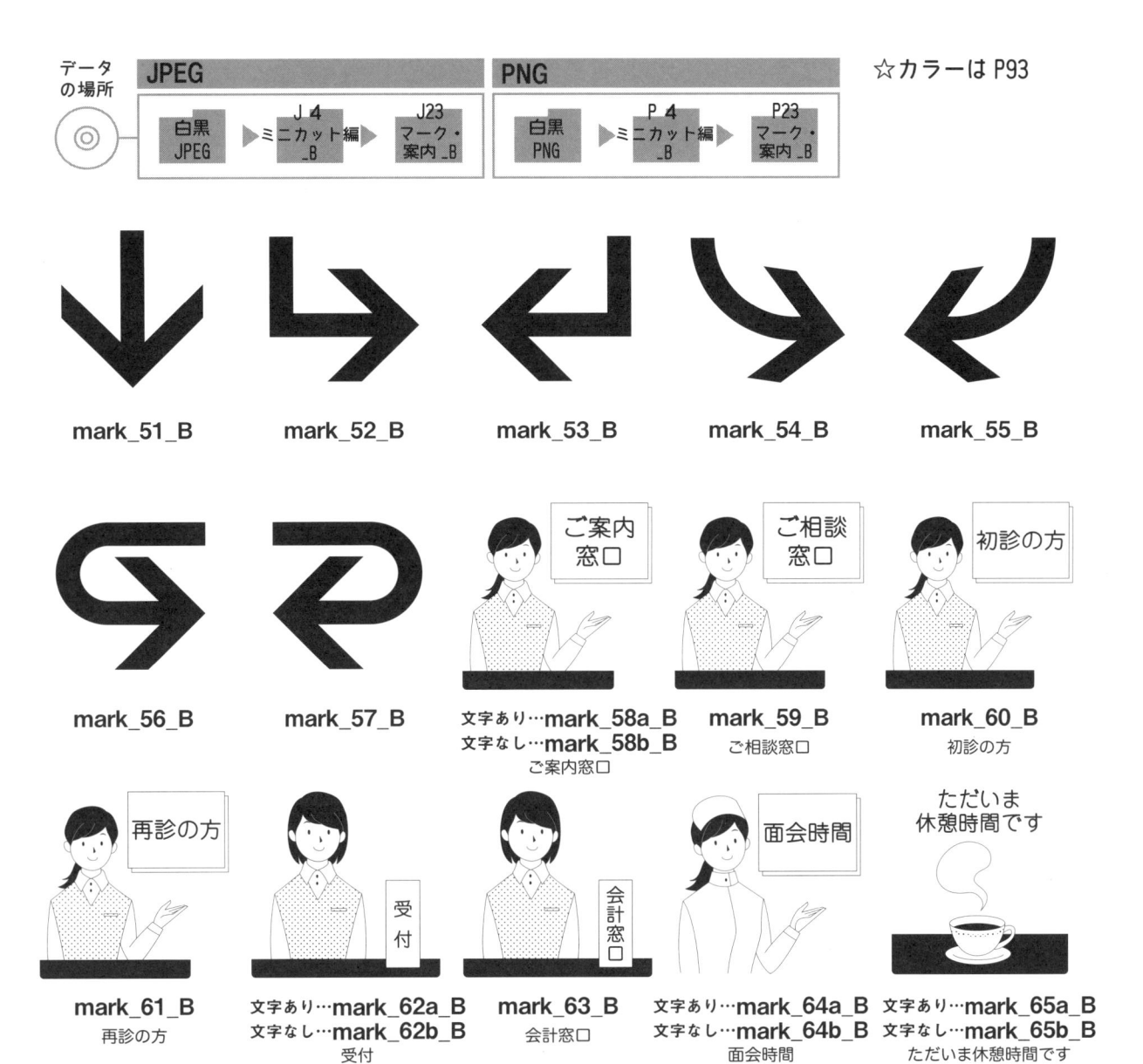

データの場所	JPEG			PNG			☆カラーは P93
◎	白黒JPEG	▶ ミニカット編_B (J 4)	▶ マーク・案内_B (J23)	白黒PNG	▶ ミニカット編_B (P 4)	▶ マーク・案内_B (P23)	

mark_51_B

mark_52_B

mark_53_B

mark_54_B

mark_55_B

mark_56_B

mark_57_B

文字あり…mark_58a_B
文字なし…mark_58b_B
ご案内窓口

mark_59_B
ご相談窓口

mark_60_B
初診の方

mark_61_B
再診の方

文字あり…mark_62a_B
文字なし…mark_62b_B
受付

mark_63_B
会計窓口

文字あり…mark_64a_B
文字なし…mark_64b_B
面会時間

文字あり…mark_65a_B
文字なし…mark_65b_B
ただいま休憩時間です

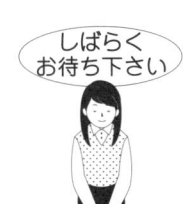

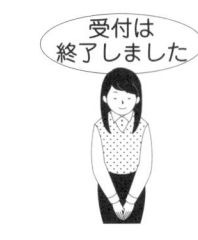

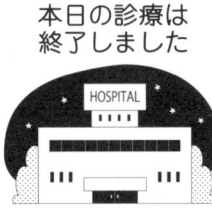

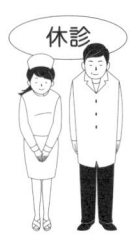

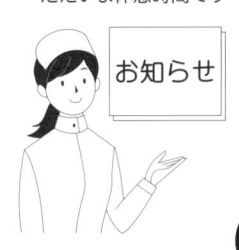

文字あり…mark_66a_B
文字なし…mark_66b_B
しばらくお待ち下さい

mark_67_B
受付は終了しました

文字あり…mark_68a_B
文字なし…mark_68b_B
本日の診療は終了しました

文字あり…mark_69a_B
文字なし…mark_69b_B
休診

mark_70_B
お知らせ

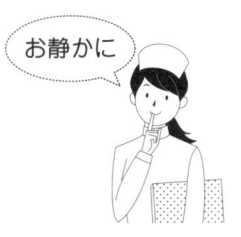

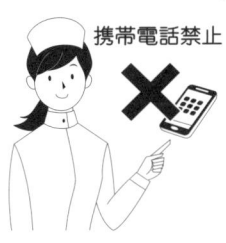

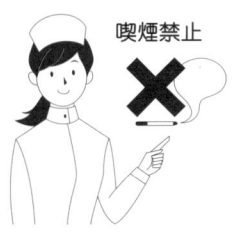

文字あり…mark_71a_B
文字なし…mark_71b_B
お静かに

文字あり…mark_72a_B
文字なし…mark_72b_B
携帯電話禁止

文字あり…mark_73a_B
文字なし…mark_73b_B
喫煙禁止

☆カラーはP94

データの場所	JPEG			PNG		
💿	白黒 JPEG	▶ ミニカット編_B	▶ J24 イメージカット_B	白黒 PNG	▶ ミニカット編_B	▶ P24 イメージカット_B

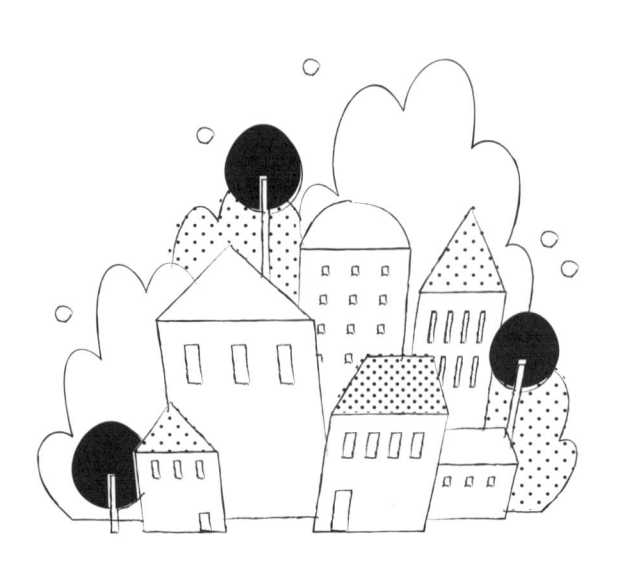

image_01_B

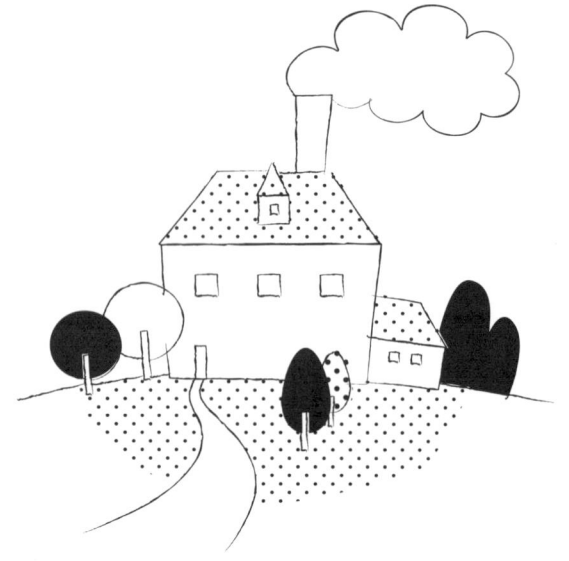

image_02_B

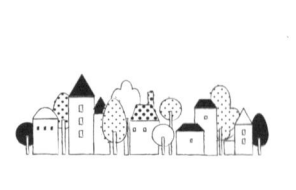

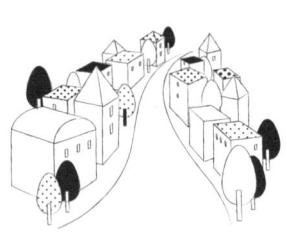

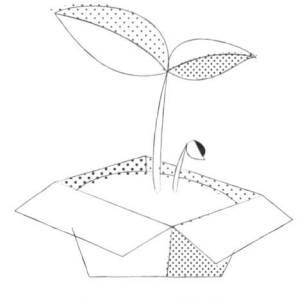

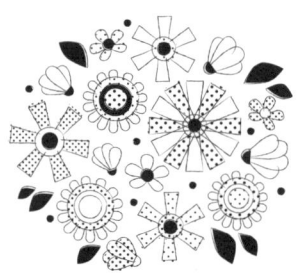

image_03_B

image_04_B

image_05_B

image_06_B

image_07_B

image_08_B

image_09_B

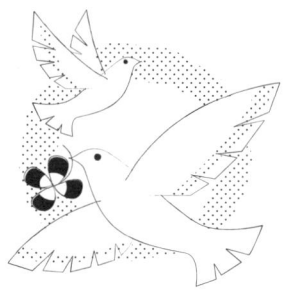

image_10_B

24 イメージカット

項目別一覧

利用頻度の高そうな項目別に、点在するイラストをまとめました。データ番号の並びは掲載順です。
(※『医師』と『看護師』は全体にわたって掲載されているので、除く)

● 妊婦関連

カラーP (白黒P)

妊婦
　ninshin_01a・01b・02a・02b・03 (_B)
　　　　　　　　　　　　　　　---29 (105)
　mark_09 (_B)　　　　　　　　---91 (167)
食事　ninshin_04a・04b (_B)　　---29 (105)
体操　ninshin_05 (_B)　　　　　---29 (105)
幸せ夫婦　ninshin_06a・06b (_B)---29 (105)
仕事　ninshin_07 (_B)　　　　　---29 (105)
リラックス　ninshin_08a・08b (_B)---29 (105)
講習会　ninshin_09・10a・10b (_B)---29 (105)
産婦人科(問診)　kakuka_39 (_B)---62 (138)
産婦人科(内診)　kakuka_40 (_B)---62 (138)
産婦人科(触診)　kakuka_41a・41b (_B)
　　　　　　　　　　　　　　　---62 (138)
産婦人科(超音波検査)　kakuka_42 (_B)
　　　　　　　　　　　　　　　---62 (138)
元気!　hyojo_23 (_B)　　　　　---82 (158)
母子健康手帳　kigu_61 (_B)　　---88 (164)
妊婦その他
　ippan_11 (_B)　　　　　　　　---72 (148)
　ippan_18 (_B)　　　　　　　　---73 (149)

● 赤ちゃん関連

歯磨き　kenko_24 (_B)　　　　---24 (100)
スキンシップ　ninshin_11～13 (_B)---29 (105)
幸せ親子　ninshin_14 (_B)　　　---29 (105)
授乳　ninshin_15・16 (_B)　　　---29 (105)
離乳食　ninshin_17 (_B)　　　　---30 (106)
おむつ替え　ninshin_18 (_B)　　---30 (106)
散歩　ninshin_19 (_B)　　　　　---30 (106)
睡眠　ninshin_20 (_B)　　　　　---30 (106)
はいはい　ninshin_21 (_B)　　　---30 (106)
おすわり　ninshin_22 (_B)　　　---30 (106)
あんよ　ninshin_23 (_B)　　　　---30 (106)
泣く　ninshin_24 (_B)　　　　　---30 (106)
喜ぶ　ninshin_25 (_B)　　　　　---30 (106)
スキンケア　ninshin_26・27 (_B)---30 (106)
誤飲　fuken_41 (_B)　　　　　---38 (114)
窒息　fuken_42 (_B)　　　　　---38 (114)
溺水　fuken_44 (_B)　　　　　---38 (114)
発熱　shojo_006 (_B)　　　　　---39 (115)
かゆみ　shojo_056 (_B)　　　　---42 (118)
発疹　shojo_061 (_B)　　　　　---42 (118)
小児科(待合室)　kakuka_44 (_B)---62 (138)

小児科(問診)　kakuka_46 (_B)---62 (138)
小児科(注射)　kakuka_53 (_B)---63 (139)
にっこり　hyojo_01・10 (_B)　---81 (157)
泣く　hyojo_12・14 (_B)　　　---81 (157)
疑問　hyojo_33 (_B)　　　　　---83 (159)
哺乳瓶　kigu_52 (_B)　　　　　---88 (164)
食事セット　kigu_53 (_B)　　　---88 (164)
沐浴セット　kigu_54 (_B)　　　---88 (164)
おもちゃ　kigu_55 (_B)　　　　---88 (164)
ベビーカー　kigu_56 (_B)　　　---88 (164)
おまる　kigu_57 (_B)　　　　　---88 (164)
赤ちゃん用シロップ薬　kigu_88 (_B)---89 (165)
赤ちゃんその他
　ippan_01・02・12 (_B)　　　---72 (148)
　ippan_35・38・40 (_B)　　　---74 (150)
　hyojo_48 (_B)　　　　　　　---84 (160)

● 高齢者関連

うがい(がらがら)　eisei_05・06 (_B)
　　　　　　　　　　　　　　　---20 (96)
うがい(ぶくぶく)　eisei_09・10 (_B)
　　　　　　　　　　　　　　　---20 (96)
マスク　eisei_14 (_B)　　　　　---20 (96)
手洗い　eisei_19 (_B)　　　　　---21 (97)
歯を清潔に　eisei_35 (_B)　　　---22 (98)
熱中症予防　eisei_43・46 (_B)　---22 (98)
早寝　kenko_07・08 (_B)　　　---23 (99)
早起き　kenko_13 (_B)　　　　---23 (99)
食事　kenko_17・19 (_B)　　　---24 (100)
歯磨き　kenko_23 (_B)　　　　---24 (100)
快便　kenko_27 (_B)　　　　　---24 (100)
入浴　kenko_32・33 (_B)　　　---25 (101)

体重チェック　kenko_40 (_B)　---25 (101)
血圧管理　kenko_43・44 (_B)　---25 (101)
ゆとりの時間　kenko_56 (_B)　---26 (102)
楽しい会話　kenko_59・61・63 (_B)
　　　　　　　　　　　　　　---27 (103)
旅行　kenko_66 (_B)　　　　　---27 (103)
仲良し家族　kenko_71a・71b (_B)---27 (103)
8020運動(80歳になっても自分の歯を
20本以上保とう)　ikiiki_01 (_B)---28 (104)
入れ歯の手入れ　ikiiki_02 (_B)---28 (104)
家事　ikiiki_03～05 (_B)　　　---28 (104)
趣味　ikiiki_06・07 (_B)　　　---28 (104)
散歩　ikiiki_08・09 (_B)　　　---28 (104)
買い物　ikiiki_10 (_B)　　　　---28 (104)
おしゃれ　ikiiki_11・12 (_B)　---28 (104)
カラオケ　ikiiki_13 (_B)　　　---28 (104)
ボランティア　ikiiki_14 (_B)　---28 (104)

パソコンに挑戦　ikiiki_15 (_B)---28 (104)
シルバー人材　ikiiki_16 (_B)　---28 (104)
体操　undo_04 (_B)　　　　　---31 (107)
ウォーキング　undo_12 (_B)　---31 (107)
水泳　undo_19 (_B)　　　　　---32 (108)
水中歩行　undo_20 (_B)　　　---32 (108)
ダンス　undo_29 (_B)　　　　---33 (109)
塩分控えめ　eiyo_13 (_B)　　---35 (111)
塩分の摂り過ぎ　fuken_09 (_B)---36 (112)
転倒　fuken_38 (_B)　　　　　---38 (114)
転落　fuken_40 (_B)　　　　　---38 (114)
窒息　fuken_43 (_B)　　　　　---38 (114)
交通事故　fuken_48 (_B)　　　---38 (114)
熱中症　shojo_005 (_B)　　　---39 (115)
発熱　shojo_011 (_B)　　　　---39 (115)
咳　shojo_015 (_B)　　　　　---39 (115)
寒気　shojo_022 (_B)　　　　---40 (116)

●高齢者関連（つづき）

腹痛　shojo_029 (_B)	---40(116)	
下痢　shojo_034 (_B)	---41(117)	
鼻水　shojo_050 (_B)	---42(118)	
かゆみ　shojo_060 (_B)	---42(118)	
胸の痛み		
shojo_077 (_B)	---43(119)	
shojo_078 (_B)	---44(120)	
息切れ　shojo_081 (_B)	---44(120)	
イライラ　shojo_091 (_B)	---44(120)	
憂鬱・不安　shojo_096 (_B)	---45(121)	
口の乾き　shojo_099 (_B)	---45(121)	
むせ　shojo_100 (_B)	---45(121)	
硬いものが食べられない　shojo_101 (_B)		
	---45(121)	
老眼　shojo_102 (_B)	---45(121)	
耳が遠い　shojo_103 (_B)	---45(121)	
もの忘れ　shojo_104 (_B)	---45(121)	
頻尿　shojo_106 (_B)	---45(121)	
尿失禁　shojo_107 (_B)	---45(121)	
腰痛　shojo_110・111 (_B)	---46(122)	
膝痛　shojo_113 (_B)	---46(122)	
肩こり　shojo_118 (_B)	---46(122)	
しびれ　shojo_120 (_B)	---46(122)	
火傷　shojo_131 (_B)	---47(123)	
安静　ryoyo_03・04 (_B)	---48(124)	
食事　ryoyo_14 (_B)	---49(125)	
服薬（飲み薬）　ryoyo_20・21 (_B)	---49(125)	
服薬（湿布）　ryoyo_25 (_B)	---49(125)	
火傷を冷やす　ryoyo_35 (_B)	---50(126)	
相談窓口　kaigo_15・16 (_B)	---51(127)	
背上げ介助　kaigo_17 (_B)	---52(128)	
寝返り介助		
kaigo_18 (_B)	---52(128)	
nyuin_58 (_B)	---68(144)	
着替え介助　kaigo_19 (_B)	---52(128)	
移動介助		
kaigo_20 (_B)	---52(128)	
nyuin_60 (_B)	---68(144)	
食事介助		
kaigo_21 (_B)	---52(128)	
nyuin_59 (_B)	---68(144)	
入浴介助		
kaigo_22 (_B)	---52(128)	
nyuin_63 (_B)	---68(144)	
トイレ介助		
kaigo_23 (_B)	---52(128)	
nyuin_61 (_B)	---68(144)	
歩行車で移動　kaigo_24 (_B)	---52(128)	
四点杖で移動　kaigo_25 (_B)	---52(128)	
車椅子で移動　kaigo_26 (_B)	---52(128)	
車椅子介助　kaigo_27・28 (_B)	---52(128)	

体操　kaigo_29 (_B)	---52(128)
送迎車　kaigo_30 (_B)	---52(128)
助け合いイメージ　kaigo_31 (_B)	---52(128)
在宅診療　zaitaku_05～07 (_B)	---53(129)
問診	
gairai_07 (_B)	---56(132)
gairai_11 (_B)	---57(133)
聴診　gairai_14 (_B)	---57(133)
視診　gairai_16 (_B)	---57(133)
触診　gairai_17 (_B)	---57(133)
脈拍測定　gairai_18・19 (_B)	---57(133)
注射　gairai_24 (_B)	---57(133)
検尿　kensa_13 (_B)	---59(135)
外科・整形外科（説明）　kakuka_01 (_B)	
	---60(136)
内科（説明）　kakuka_07 (_B)	---60(136)
眼科（眼底検査）　kakuka_32 (_B)	---61(137)
耳鼻咽こう科(ネブライザー)　kakuka_38(_B)	
	---62(138)
起床　nyuin_02 (_B)	---64(140)
安静　nyuin_04 (_B)	---64(140)
TV　nyuin_10 (_B)	---64(140)
ナースコール　nyuin_12 (_B)	---64(140)
問診　nyuin_18 (_B)	---65(141)
血圧測定　nyuin_22 (_B)	---65(141)
検温　nyuin_24 (_B)	---65(141)
採血　nyuin_27 (_B)	---66(142)
点滴　nyuin_30 (_B)	---66(142)
栄養指導　nyuin_34 (_B)	---66(142)
食事　nyuin_38 (_B)	---66(142)
服薬　nyuin_40 (_B)	---67(143)
就寝　nyuin_46 (_B)	---67(143)
歩行車で移動　nyuin_48 (_B)	---67(143)
談話室　nyuin_50 (_B)	---67(143)
快復イメージ　nyuin_51 (_B)	---67(143)
仲良し　nyuin_55 (_B)	---68(144)
外泊許可　nyuin_56 (_B)	---68(144)
清拭（せいしき）　nyuin_57 (_B)	---68(144)
尿管カテーテル　nyuin_62 (_B)	---68(144)
洗髪介助　nyuin_64 (_B)	---68(144)
見舞い　nyuin_67 (_B)	---68(144)
リハビリ	
sonota_07～09・11～13 (_B)	---69(145)
sonota_15 (_B)	---70(146)
医療相談　sonota_16 (_B)	---70(146)
薬の説明　sonota_27 (_B)	---70(146)
電話する　ippan_33 (_B)	---74(150)
にっこり　hyojo_08・09 (_B)	---81(157)
元気！　hyojo_21・22 (_B)	---82(158)
困る　hyojo_27・28 (_B)	---82(158)
疑問　hyojo_32 (_B)	---83(159)
心配　hyojo_36・37 (_B)	---83(159)
車椅子　kigu_38 (_B)	---87(163)
松葉杖　kigu_39 (_B)	---87(163)

歩行車　kigu_40 (_B)	---87(163)
L字杖　kigu_41 (_B)	---87(163)
四点杖　kigu_42 (_B)	---87(163)
ポータブルトイレ　kigu_43 (_B)	---87(163)
尿器　kigu_44 (_B)	---87(163)
介護用おむつ　kigu_45 (_B)	---87(163)
介護用ベッド　kigu_46 (_B)	---87(163)
たん吸引器　kigu_47 (_B)	---87(163)
電動リフト付き送迎車　kigu_72 (_B)	---88(164)
身障者用トイレ　mark_06 (_B)	---91(167)
車椅子　mark_08 (_B)	---91(167)
高齢者　mark_11 (_B)	---91(167)
高齢者その他	
ippan_09・10 (_B)	---72(148)
ippan_17 (_B)	---73(149)
ippan_36・38・40・41 (_B)	---74(150)
staff_09・14 (_B)	---75(151)
staff_91・92 (_B)	---80(156)
hyojo_55・56 (_B)	---84(160)

●薬剤師

薬の用法
 ryoyo_28a・28b・29 (_B) ---49 (125)
 ryoyo_30～32 (_B) ---50 (126)
服薬指導　nyuin_33 (_B) ---66 (142)
処方せん　sonota_23・24 (_B) ---70 (146)
薬の説明　sonota_25～27 (_B) ---70 (146)
薬剤師
 sonota_28・29 (_B) ---70 (146)
 staff_21・22 (_B) ---76 (152)
 staff_77 (_B) ---79 (155)
薬剤師その他　staff_91 (_B) ---80 (156)

●薬・服薬

薬物　fuken_34 (_B) ---38 (114)
安静　ryoyo_01・02 (_B) ---48 (124)
安静（発熱）　ryoyo_05 (_B) ---48 (124)
服薬（飲み薬）　ryoyo_15～21 (_B)---49 (125)
服薬（塗り薬）　ryoyo_22・23 (_B)---49 (125)
服薬（湿布）　ryoyo_24・25 (_B)---49 (125)
服薬（目薬）　ryoyo_26・27 (_B)---49 (125)
薬の用法
 ryoyo_28a・28b・29 (_B) ---49 (125)
 ryoyo_30～32 (_B) ---50 (126)
耳鼻咽こう科（ネブライザー）
 kakuka_37・38 (_B) ---62 (138)
服薬指導　nyuin_33 (_B) ---66 (142)
服薬　nyuin_39・40 (_B) ---67 (143)
処方せん　sonota_23・24 (_B) ---70 (146)
薬の説明　sonota_25～27 (_B) ---70 (146)
薬剤師
 sonota_28・29 (_B) ---70 (146)
 staff_21・22 (_B) ---76 (152)
 staff_77 (_B) ---79 (155)
お薬手帳　kigu_60 (_B) ---88 (164)
処方せん　kigu_62 (_B) ---88 (164)
お薬袋　kigu_79・80 (_B) ---89 (165)
薬各種　kigu_81・82 (_B) ---89 (165)
瓶詰めの薬　kigu_83 (_B) ---89 (165)
カプセル　kigu_84 (_B) ---89 (165)
錠剤　kigu_85 (_B) ---89 (165)
粉薬　kigu_86 (_B) ---89 (165)
シロップ薬　kigu_87 (_B) ---89 (165)
赤ちゃん用シロップ薬　kigu_88 (_B)---89 (165)
塗り薬　kigu_89・90 (_B) ---89 (165)
目薬　kigu_91 (_B) ---89 (165)
点鼻薬　kigu_92 (_B) ---89 (165)
坐薬　kigu_93 (_B) ---89 (165)
湿布薬　kigu_94 (_B) ---89 (165)
妊娠検査薬　kigu_95 (_B) ---89 (165)
ネブライザー　kigu_96 (_B) ---89 (165)
薬
 chara_11 (_B) ---90 (166)
 mark_21 (_B) ---91 (167)

●栄養士

規則正しい食事　eiyo_08 (_B) ---34 (110)
栄養指導　nyuin_34 (_B) ---66 (142)
栄養士
 staff_23 (_B) ---76 (152)
 staff_78 (_B) ---79 (155)
栄養士その他　staff_91 (_B) ---80 (156)

●食事・栄養

食事
 kenko_14～19 (_B) ---24 (100)
 ninshin_04a・04b (_B) ---29 (105)
 ryoyo_13 (_B) ---48 (124)
 ryoyo_14 (_B) ---49 (125)
 nyuin_35～38 (_B) ---66 (142)
 mark_17 (_B) ---91 (167)
離乳食　ninshin_17 (_B) ---30 (106)
一人で食事　ninshin_28 (_B) ---30 (106)
三色食品群　eiyo_01 (_B) ---34 (110)
六つの基礎食品群　eiyo_02 (_B) ---34 (110)
鉄分をとろう　eiyo_03 (_B) ---34 (110)
食物繊維をとろう　eiyo_04 (_B) ---34 (110)
カルシウムをとろう　eiyo_05 (_B)---34 (110)
主食・主菜・副菜　eiyo_06・07 (_B)---34 (110)
規則正しい食事　eiyo_08 (_B) ---34 (110)
腹八分目　eiyo_09 (_B) ---34 (110)
よくかんで食べよう　eiyo_10a・10b (_B)
    ---34 (110)
塩分控えめ　eiyo_11～13 (_B) ---35 (111)
野菜を食べよう　eiyo_14 (_B) ---35 (111)
朝食を食べよう　eiyo_15 (_B) ---35 (111)
いろいろな食材を食べよう
 eiyo_16a・16b (_B) ---35 (111)
手作りしよう　eiyo_17・18 (_B)---35 (111)
欠食　fuken_01～03 (_B) ---36 (112)
野菜嫌い　fuken_04・05 (_B) ---36 (112)
ファストフード　fuken_06 (_B) ---36 (112)
甘いお菓子とジュース　fuken_07 (_B)---36 (112)
塩分の摂り過ぎ　fuken_08・09 (_B)---36 (112)
肉の摂り過ぎ　fuken_10 (_B) ---36 (112)
脂肪の摂り過ぎ　fuken_11 (_B) ---36 (112)
不規則な食事　fuken_12 (_B) ---36 (112)
暴食　fuken_26・27 (_B) ---37 (113)
食事介助
 kaigo_21 (_B) ---52 (128)
 nyuin_59 (_B) ---68 (144)

173

● 事務員

相談
　kenko_73・74 (_B)　　　---27 (103)
　mark_15 (_B)　　　　　---91 (167)
相談窓口　kaigo_15・16 (_B)　---51 (127)
受付
　gairai_01 (_B)　　　　---56 (132)
　staff_84 (_B)　　　　　---80 (156)
　mark_12 (_B)　　　　　---91 (167)
　mark_62a・62b (_B)　　---93 (169)
会計
　gairai_03 (_B)　　　　---56 (132)
　staff_88 (_B)　　　　　---80 (156)
医療相談　sonota_16 (_B)　　---70 (146)
事務員　staff_19・20 (_B)　　---76 (152)
お電話下さい　staff_81〜83 (_B)---80 (156)
ご記入・ご提出下さい　staff_85 (_B)---80 (156)
診察券をご提出下さい　staff_86 (_B)---80 (156)
保険証をご提出下さい　staff_87 (_B)---80 (156)
事務員その他　staff_91 (_B)　---80 (156)
にっこり　hyojo_44・45 (_B)　---83 (159)
ご案内窓口　mark_58a・58b (_B)---93 (169)
ご相談窓口　mark_59 (_B)　　---93 (169)
初診の方　mark_60 (_B)　　　---93 (169)
再診の方　mark_61 (_B)　　　---93 (169)
会計窓口　mark_63 (_B)　　　---93 (169)
しばらくお待ち下さい　mark_66a・66b (_B)
　　　　　　　　　　　　---93 (169)
受付は終了しました　mark_67 (_B)---93 (169)
事務員その他
　staff_43 (_B)　　　　　---77 (153)
　staff_55・56 (_B)　　　---78 (154)

● 受付

受付
　gairai_01 (_B)　　　　---56 (132)
服薬指導　nyuin_33 (_B)　　　---66 (142)
栄養指導　nyuin_34 (_B)　　　---66 (142)
治療・結果説明　sonota_01 (_B)---69 (145)
薬の説明　sonota_25〜27 (_B)---70 (146)

● 救急車・救急隊員

救急車と救急隊員
　zaitaku_15 (_B)　　　　---53 (129)
　zaitaku_16 (_B)　　　　---54 (130)
救急活動　zaitaku_17・18 (_B)---54 (130)
救急隊員　staff_24 (_B)　　　---76 (152)
救急車
　kigu_68・69 (_B)　　　---88 (164)
　mark_05 (_B)　　　　　---91 (167)

staff_84 (_B)　　　　　---80 (156)
mark_12 (_B)　　　　　---91 (167)
mark_62a・62b (_B)　　---93 (169)
ご記入・ご提出下さい　staff_85 (_B)---80 (156)
診察券をご提出下さい　staff_86 (_B)---80 (156)
保険証をご提出下さい　staff_87 (_B)---80 (156)
初診の方　mark_60 (_B)　　　---93 (169)
再診の方　mark_61 (_B)　　　---93 (169)
しばらくお待ち下さい　mark_66a・66b (_B)
　　　　　　　　　　　　---93 (169)
受付は終了しました　mark_67 (_B)---93 (169)

● 会計

会計
　gairai_03 (_B)　　　　---56 (132)
　staff_88 (_B)　　　　　---80 (156)
　mark_13 (_B)　　　　　---91 (167)
会計窓口　mark_63 (_B)　　　---93 (169)

救急隊員その他　staff_91 (_B)　---80 (156)

● 手術

手術
　sonota_02〜04 (_B)　　---69 (145)
　mark_22 (_B)　　　　　---91 (167)
手術着　staff_25 (_B)　　　　---76 (152)
メス　kigu_12 (_B)　　　　　---86 (162)

● 相談

相談　kenko_73・74 (_B)　　---27 (103)
　　　mark_15 (_B)　　　　---91 (167)
相談窓口　kaigo_15・16 (_B)　---51 (127)
ご相談窓口　mark_59 (_B)　　---93 (169)
医療相談　sonota_16 (_B)　　---70 (146)

● 説明

講習会　ninshin_09・10a・10b(_B)---29 (105)
外科・整形外科（説明）　kakuka_01 (_B)
　　　　　　　　　　　　---60 (136)
内科（説明）　kakuka_07〜09 (_B)
　　　　　　　　　　　　---60 (136)

● 検温・体温計

発熱　shojo_009 (_B)　　　　---39 (115)
検温
　ryoyo_11・12 (_B)　　　---48 (124)
　nyuin_23・24 (_B)　　　---65 (141)
　staff_35 (_B)　　　　　---77 (153)
　staff_72 (_B)　　　　　---79 (155)
体温計　kigu_03・04 (_B)　　---86 (162)

● 血圧（計）

血圧管理　kenko_41〜44 (_B)---25 (101)
血圧測定
　kensa_06〜08 (_B)　　　---58 (134)
　nyuin_21・22 (_B)　　　---65 (141)
血圧計　kigu_22・23 (_B)　　---86 (162)
血圧検査　mark_24 (_B)　　　---91 (167)

● 注射（器）

注射
　gairai_21〜24 (_B)　　---57 (133)
　staff_36 (_B)　　　　　---77 (153)
　staff_73〜75 (_B)　　　---79 (155)
　mark_19 (_B)　　　　　---91 (167)
小児科（注射）　kakuka_53〜55(_B)---63 (139)
小児科（動物キャラクター）　kakuka_61 (_B)
　　　　　　　　　　　　---63 (139)
注射器
　kigu_26・27 (_B)　　　---87 (163)
　chara_18 (_B)　　　　　---90 (166)

● 採血

採血
　kensa_01〜05 (_B)　　　---58 (134)
　nyuin_25〜27 (_B)　　　---66 (142)
血液検査（採血）　mark_25 (_B)---91 (167)

● 点滴

在宅診療　zaitaku_07 (_B)　　---53 (129)
小児科（点滴）　kakuka_56・57 (_B)---63 (139)
小児科（動物キャラクター）　kakuka_62 (_B)
　　　　　　　　　　　　---63 (139)
点滴
　nyuin_28〜30 (_B)　　　---66 (142)
　staff_37 (_B)　　　　　---77 (153)
　staff_76 (_B)　　　　　---79 (155)
　kigu_28・29 (_B)　　　---87 (163)
　mark_20 (_B)　　　　　---91 (167)
点滴しながら移動　nyuin_47 (_B)---67 (143)
談話室　nyuin_50 (_B)　　　　---67 (143)

● 松葉杖

脚の怪我　shojo_122 (_B)　---46 (122)
松葉杖
　ryoyo_38・39 (_B)　---50 (126)
　kigu_39 (_B)　---87 (163)
松葉杖その他
　staff_03・11 (_B)　---75 (151)

● 車椅子

脚の怪我　shojo_123 (_B)　---46 (122)
車椅子
　ryoyo_40・41 (_B)　---50 (126)
　kigu_38 (_B)　---87 (163)
　mark_08 (_B)　---91 (167)
仕事　kaigo_03 (_B)　---51 (127)
家事　kaigo_04 (_B)　---51 (127)
運動　kaigo_06・07 (_B)　---51 (127)
バリアフリー　kaigo_09・10 (_B)---51 (127)
ヘルパー　kaigo_14 (_B)　---51 (127)
相談窓口　kaigo_15 (_B)　---51 (127)
移動介助
　kaigo_20 (_B)　---52 (128)
　nyuin_60 (_B)　---68 (144)
車椅子で移動　kaigo_26 (_B)　---52 (128)
車椅子介助　kaigo_27・28 (_B)　---52 (128)
体操　kaigo_29 (_B)　---52 (128)
送迎車　kaigo_30 (_B)　---52 (128)
助け合いイメージ　kaigo_31 (_B)---52 (128)
車椅子で移動　nyuin_49 (_B)　---67 (143)
快復イメージ nyuin_51 (_B)　---67 (143)
リハビリ　sonota_10～12 (_B)---69 (145)
身障者用トイレ　mark_06 (_B)　---91 (167)
車椅子その他
　ippan_38・40 (_B)　---74 (150)
　staff_05 (_B)　---75 (151)
　staff_91 (_B)　---80 (156)

● 目関連

目を清潔に　eisei_36 (_B)　---22 (98)
目薬
　eisei_37 (_B)　---22 (98)
　kigu_91 (_B)　---89 (165)
目の使い過ぎ　fuken_17・18 (_B)---37 (113)
目のかゆみ　shojo_042・043 (_B)---41 (117)
充血　shojo_044 (_B)　---41 (117)
目の疲れ　shojo_045～047 (_B)---41 (117)
眼科（視力検査）　kakuka_25～30 (_B)
　　　　　　　　　　---61 (137)
眼科（眼底検査）　kakuka_31・32 (_B)
　　　　　　　　　　---61 (137)
眼科（斜視検査）　kakuka_33・34 (_B)
　　　　　　　　　　---62 (138)
点字図書　kigu_48 (_B)　---87 (163)
水分　chara_12 (_B)　---90 (166)

● 歯関連

歯を清潔に　eisei_34・35 (_B)　---22 (98)
歯磨き　kenko_20～24 (_B)　---24 (100)
8020運動（80歳になっても自分の歯を
20本以上保とう）　ikiiki_01 (_B)---28 (104)
入れ歯の手入れ　ikiiki_02 (_B)　---28 (104)
歯の痛み　shojo_053～55 (_B)---42 (118)
歯科（診察）kakuka_10～12 (_B)---60 (136)
歯科（治療）kakuka_13・14 (_B)---60 (136)
歯科（歯医者）
　kakuka_15・16 (_B)　---60 (136)
　kakuka_17 (_B)　---61 (137)
歯科（歯キャラクター）
　kakuka_18～21 (_B)　---61 (137)
歯科（虫歯イメージ）
　kakuka_22・23 (_B)　---61 (137)
歯科（定期検診を受けましょう）
　kakuka_24 (_B)　---61 (137)
歯磨きセット　kigu_36 (_B)　---87 (163)

● 携帯電話

携帯電話禁止
　staff_79 (_B)　---79 (155)
　mark_39 (_B)　---92 (168)
　mark_72a・72b (_B)　---93 (169)
携帯電話
　kigu_74 (_B)　---88 (164)
　mark_36 (_B)　---92 (168)

● 電話

電話する
　ippan_30～32 (_B)　---73 (149)
　ippan_33 (_B)　---74 (150)
お電話下さい
　staff_80 (_B)　---79 (155)
　staff_81～83 (_B)　---80 (156)
電話機　kigu_75 (_B)　---88 (164)
電話　mark_34・35 (_B)　---92 (168)

● パソコン

いきいき仕事　kenko_34・36 (_B)---25 (101)
パソコンに挑戦　ikiiki_15 (_B)　---28 (104)
仕事
　ninshin_07 (_B)　---29 (105)
　kaigo_03 (_B)　---51 (127)
夜更かし　fuken_14 (_B)　---36 (112)
寝不足　fuken_15 (_B)　---36 (112)
目の使い過ぎ　fuken_17・18 (_B)---37 (113)
過労　fuken_23 (_B)　---37 (113)
目の疲れ　shojo_045 (_B)　---41 (117)
お電話下さい　staff_83 (_B)　---80 (156)
パソコン
　kigu_73 (_B)　---88 (164)
　mark_37 (_B)　---92 (168)
パソコンその他　ippan_34 (_B)　---74 (150)

● 煙草

喫煙　fuken_31・32 (_B)　---37 (113)
未成年の喫煙　fuken_33 (_B)　---38 (114)
誤飲　fuken_41 (_B)　---38 (114)
煙草　kigu_76 (_B)　---89 (165)
喫煙禁止
　mark_40 (_B)　---92 (168)
　mark_73a・73b (_B)　---93 (169)
喫煙可　mark_41 (_B)　---92 (168)

● 集合イメージ

仲良し　kenko_69a・69b (_B)　---27 (103)
仲良し家族
　kenko_70・71a・71b (_B)　---27 (103)
仲良しコミュニティー
　kenko_72 (_B)　---27 (103)
助け合いイメージ　kaigo_31 (_B)---52 (128)
在宅診療　zaitaku_01 (B)　---53 (129)
ドナー登録イメージ
　zaitaku_23～25 (_B)　---54 (130)
集合イメージその他
　ippan_35～41 (_B)　---74 (150)
　staff_89～92 (_B)　---80 (156)

◎参加イラストレーター（五十音順・敬称略）

あおのなおこ
naoko.aono@mac.com
http://naokoaono.moo.jp/
21　23　24

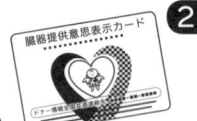

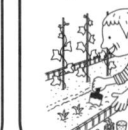

浅羽壮一郎
pipi@a.email.ne.jp
http://www.ne.jp/asahi/pipi/art/
03　11

石塚理恵（エヴィック株式会社）
info@ewig.co.jp
http://www.ewig.co.jp/
23

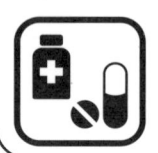

おうみかずひろ
kazuhiro.oumi@me.com
http://www.o-umi.net/
13　14　15　16　17

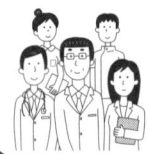

きむらまい
zakobatoto@gmail.com
http://katakotonet.oops.jp/tretree/home.html
02　04　06　10　15　21

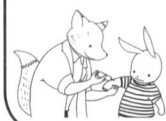

木村美穂
renroku-66@samba.ocn.ne.jp
21

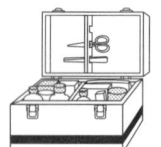

倉持寛子
fluture_matsu04@jcom.home.ne.jp
18　19　20

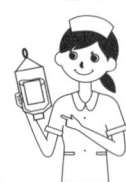

中島慶子
charmycoco@r4.dion.ne.jp
http://knpict.com/
04　05　09　15

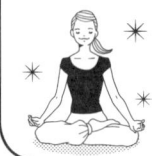

はまもりときこ
hamatoko@zpost.plala.or.jp
01　05　07　08　09　12　22

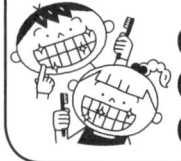

※名前／E-mail／URL／イラスト／担当したジャンル番号

病院・保健センター・福祉施設・保健室・薬局…あらゆる現場で使える

医療と健康イラストカット CD-ROM

2013年3月20日　第1刷発行

編　　者　マール社編集部
発 行 者　山崎 正夫
印刷・製本　シナノ印刷株式会社
発 行 所　株式会社マール社
　　　　　〒113-0033　東京都文京区本郷1-20-9
　　　　　Ｔ Ｅ Ｌ　03-3812-5437
　　　　　Ｆ Ａ Ｘ　03-3814-8872
　　　　　http://www.maar.com/

■装丁
　利根川 裕（glove, Inc.）

■企画・編集
　中村 愛（株式会社マール社）

ISBN978-4-8373-0778-5　Printed in Japan
©Maar-sha Publishing Co., Ltd. 2013

※乱丁・落丁の場合はお取り替えいたします。

※ Microsoft® Windows、Microsoft® Word® は、マイクロソフト社の登録商標です。

※ Macintosh® はアップル社の登録商標です。
その他記載している製品名は各社の登録商標です。